Das Wunder der Wandlung

Eine Reise in die Welt der Fünf Elemente

Sakina K. Sievers & Nirgun W. Loh

Das Wunder der Wandlung

Eine Reise in die Welt der Fünf Elemente

Mit Rezepten
von Mayoori Buchhalter

Illustrationen von Aruna Palitzsch

ShenDo Verlag Stellshagen 2009

ShenDo Verlag

Umschlagabbildung: Dandelion child: Jean Cliclac; Sprung bei Sonnenuntergang: Patrizia Tilly; Baby breastfeeding: Vladislav Gansovsky; Meditation: Bernd S.; Eyes: Ragne Kabanova: alle Fotos © www.fotolia.de

Bildquellen: Antikarium, Kasia Biel, Matthew Steen, Francois du Plessis, Jean Cliclac, Stefan Häuselmann, Stefan Richter, Czardases, Pavel Bortel, Alexander Maier, TMAK, Mark Atkins, Marilyn Barbone, Anita Zander, Melany Dieterle, Simone van den Berg, Vasily Smirnow, Ralfen Stein, Graham Taylor, Vladimir Wrangel, Maxim Petrichuk, Wolfgang Cibura, Pavel Bortel, Swetlana Wall, Tanja Hoppmann, MAXFX, Barabanschikov, Comugnero Silvana, Fotofrank, Oneworld-images, Miredi, Bifi, Son Tran Hoang, Elnur, Micheal Drager, Wafaa EL YAZID, Jeni Stockmann, AlienCat, Reinhold Föger, Route 66 Photography, Aurore Esteban, GoodMood Photo,Yann, Andreas Reimann, Salmon, Sylwia 2007, Marty Kropp, Alexander Yakovlev, Freenah, Shankha _Shubhra, Marc AZEMA, Haymo Joseph, Anyka, Kurhan, Bizroug, Fotografiche.eu, Konztanze Gruber, Foto.fritz, Lori Martin, Webdata, Iosif Szasz–Fabian, Nik Frey, Jjjhh, Ewa Kubicka, Dr. Pixel, Bornholm, Niceshot, Digital press, Martina Berg, Vladislav Gansovsky, R.-Andreas Klein, Irina Yun, Kwerensia, Otisthewolf, Dreadlock, Jaggy Boi, Ints, Galyna Andrushko, Lejavarman, Ilkka Kukko, Maxim Toporskiy, Don Taskinen, Feng Yu, Matthew Bowden, Bernd S., Nicolasjoseschirado, Oswald Kunstmann, IMAGINARIUS, Udo Kroener, Stuart Scott, Shock, Olga Lyubkina, Wolszczak, BIALAPANTERA, Paul Prescott, Loic LE BRUSQ, Augenblicke, Photo 13, Roswitha Wesiak, Baron Danielle, Elina Gareeva, Ekku, Tudor Stanica, Felipe Oliveira, Photoblueice, Bilderbox, Oleg Kozlov, Ji, Simonkr, Goce Risteski, Mypokcik, Le ChatMachine, Elisape, Gonzalo, Vásquez, Jan Will, Papo, Mr_Bond, Philippe Azzaretti: alle Fotos © www.fotolia.de

Alle „Menü"-Fotos: © Johannes Cawelius
Arpita im Mohnfeld, gelbe Sommerblumen, Rose: © Anando
Hochzeitspaar: © Petra Lieske
Raksith at Onenessuniversity: © Nirgun Loh
Shiatsufotos: © ShenDo Shiatsu Institute
Baumkreis: © Nirgun Loh

Bibliografische Information der Deutschen Nationalbibliothek:

Die Deutsche Nationalbibliothek verzeichnet diese Publikation in der Deutschen Nationalbibliografie; detaillierte bibliografische Daten sind im Internet über http://dnb.d-nb.de abrufbar.

Umwelthinweis:
Dieses Buch wurde auf chlorfrei gebleichtem Papier gedruckt.

1. Auflage

Wolfgang Loh
Dorfstraße 24 A
23948 Stellshagen

Internet: www.shendo-verlag.de

Rezepte: Mayoori Buchhalter
Illustrationen und Layout: Aruna Palitzsch
Lektorat: Michael Thomae

Druck: Legogroup S.p.A., Vicenza (Italien)

ISBN 978-3-9811184-1-4

Inhalt

Vorwort

Seit es Menschen gab, waren sie auf der Suche. Manche suchten und wussten, dass sie auf der Suche waren. Andere suchten und wussten nicht, dass sie sich längst auf die Suche begeben hatten. Es war auch nicht wichtig, ob jemand darüber nachgedacht hatte sich auf den Weg zu machen oder nicht. Jeder Suchende gelangte auf seinem Weg an viele verschiedene Türen, Tore und Pforten, die ihn oder sie zum Eintreten in fremde, andere Welten einluden.

Auch sie hatte sich wie viele andere auf den Weg gemacht, hatte vor vielen Türen und Toren gestanden. Manche waren bunt gewesen, andere schwarz, manche uralt, andere ganz neu, an manchen Türen standen Wächter, die drohend ihre Lanzen kreuzten, wenn man näher trat, andere Türen standen so weit auf, als wären sie gar nicht da. Sie hatte sich alle diese Türen angeschaut, die großen und die kleinen, die freundlichen und die abweisenden, die alten und die neuen. Doch keine von ihnen hatte in ihr den Wunsch ausgelöst wirklich hindurchzugehen, über die Schwelle zu treten.

So wollte sie schon fast aufgeben, eigentlich wusste sie gar nicht, was sie suchte, vielleicht war das Ganze ein sinnloses Unterfangen, und sie war schon sehr lange unterwegs, als sie plötzlich vor einer Tür stand, die anders als alle anderen zuvor aussah. Erstaunt blieb sie stehen und sah diese Tür an, die ihre Farben wechselte, die manchmal in strahlendem Rot aufleuchtete, dann in dunkelstem Schwarz fast zu verschwinden schien, die sich daraufhin in ein pulsierendes Grün verwandelte, das von warmem Gelb abgewechselt wurde, um dann in klarstem Weiß zu erscheinen. Diese Tür war nicht eindeutig. Sie war nicht offen, sie war nicht zu, sie war nicht nur freundlich, aber auch nicht abweisend. Irritiert setzte sie sich vor dieser Tür auf den Boden, betrachtete ihr Farbenspiel und fühlte den Wunsch, durch diese Tür hindurchzugehen. Doch wie sollte das gehen? Mitten in das Farbenspiel hinein zu klopfen, das kam ihr seltsam vor. So blieb sie sitzen. Das Rot leuchtete wie edler Samt, das Schwarz war so dunkel wie eine mondlose Nacht, das Grün schien aus Blättern des Frühlings zu sein, das Gelb sah aus wie warmer feiner Sand und das Weiß schien aus feinstem weißen Papier gemacht.

Als sie so da saß und die Tür anblickte, die nie gleich aussah, ging diese Tür auf einmal ein Stück weit auf, gerade als sie vom tiefsten Schwarz in ein kräftiges Grün wechselte.

„Wer bist du?“ hörte sie eine Frage, ohne dass irgendwo jemand zu sehen war, aber sie musste gemeint sein. „Ich bin eine Suchende.“ „Wohin willst du?“ Die Stimme klang ein wenig knarrend, aber freundlich. Sie könnte von einem kleinen Zwerg kommen, dachte sie. „Auf die andere Seite dieser Tür“, antwortete sie und merkte, wie aufgeregt sie war. „Was suchst du?“ „Ich suche das Leben und den Tod, das Laute und die Stille, die Mitte und den Rand.“

Die Tür öffnete sich noch ein wenig. Eine alte Frau mit leuchtenden blauen Augen und einem langen, grauen Pferdeschwanz erschien in der Tür. Sie lächelte die wartende Frau freundlich an. „Komm herein, Viviana.“ Berührt stand Viviana auf. So hatte sie, sie wusste gar nicht wie lange nicht, ewig niemand mehr gerufen. Woher kannte diese Frau diesen Namen?

Viviana stand nun direkt vor der Tür, die immer noch in dem hellen Grün leuchtete. Sie schaute auf die Schwelle, die, kaum einen Fuß breit, aus bunten Edelsteinen gearbeitet war. „Während du über diese Schwelle gehst, durch diese Tür, trage in deinem Herzen die Frage, die dich am meisten bewegt“, die Stimme der alten Frau war sanft und warm. Viviana spürte, wie ihr Herz wild gegen das Brustbein pochte. Ja, sie hatte eine Frage, eine große Frage. Und während sie diese Frage in sich spürte, ging sie über die Edelsteinschwelle und betrat einen sonnendurchfluteten, bunten Raum, der voller Blüten war.

„Herzlich willkommen im Land der Fünf Elemente“, die alte Frau reichte Viviana eine violette Blüte. Viviana nahm die Blüte und ihr verschlug es die Sprache. In ihr selbst leuchtete es nun auch so bunt in allen Farben, duftete es nach Fülle und Leben, klang es nach Glück und Freude. Es war, als hörte sie eine alte, bekannte Melodie. Obwohl sie noch nie hier gewesen war, schien ihr alles seltsam vertraut zu sein. „Das ist die Blüte der Intuition, Viviana“, die alte Frau sah sie an.

Viviana konnte nicht begreifen, was hier geschah. Gerade als sie fast hatte aufgeben wollen, als der ganze Weg umsonst gewesen zu sein schien, da hatte sie diese Tür gefunden. Und sie hatte keine andere gesucht als diese hier.

„Schön, dass du hier bist.“ Die alte Frau bot Viviana an, Platz zu nehmen auf einer Moosbank, die zwischen den Blüten an einem kleinen Wasserfall stand.

„Wenn du willst, zeige ich dir eine Welt, die du vielleicht schon kennst, auch wenn du sie noch nie gesehen hast. Wenn du vertraust, dann zeige ich dir fünf Räume des Lebens, in denen du das Leben und dich selbst wiederfinden kannst. Es ist eine lange Reise, und manchmal wirst du vielleicht denken, dass du nicht mehr weitergehen magst, dass du in manchen Räumen nicht bleiben willst, dass dir manches zu bekannt und anderes zu unbekannt, zu fremd erscheint. Ich kenne diese Räume und ich werde dich begleiten, damit du dich nicht in ihnen verirrst. Ich werde versuchen, dir deine Fragen zu beantworten. Wenn du magst, brechen wir auf.“

Viviana sah die alte Frau an, sah in ihre leuchtenden Augen und lächelte. Sie war angekommen. Hier endete ein Weg und begann eine Reise.

Es war nicht wichtig, ob ein Mensch wusste, dass er auf der Suche war. Es war wichtig, dass er durch die Tür ging, die auf ihn wartete.

Möge dieses Buch für viele ein Ort sein, an dem eine große Reise beginnen kann.

Gyde Callesen
Schriftstellerin und ShenDo Shiatsu Praktikerin

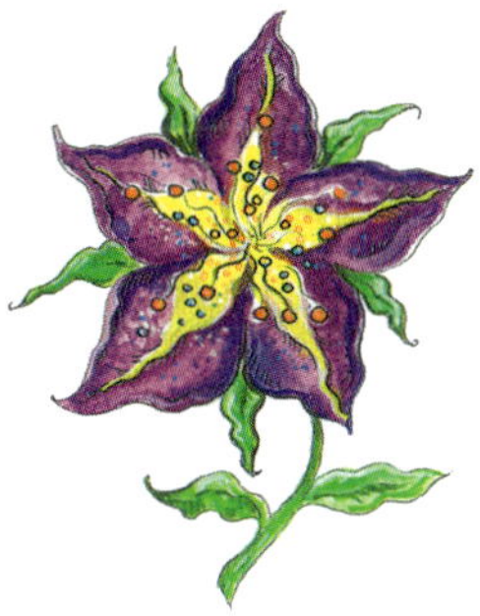

Die folgende Geschichte erzählt von einer Entdeckungsreise in fünf Landschaften, durch die wir unsere inneren Räume erfahren können.

Die Grüne Insel	Holz
Das Königreich der Freude	Feuer
Das Tal der Goldenen Mitte	Erde
Der Berg der Himmlischen Ordnung	Metall
Der Ozean der Stille	Wasser

Die fünf Länder

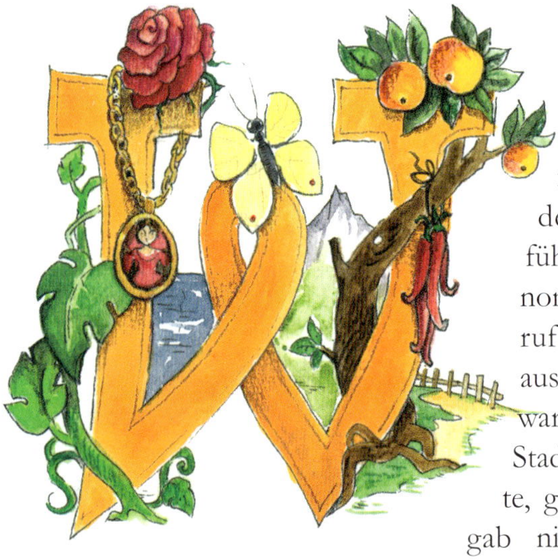

Wieder war ein Jahr vergangen, und die Unzufriedenheit mit dem Leben, das ich führte, hatte zugenommen. Mein Beruf füllte mich nicht aus, meine Wohnung war zu klein, und die Stadt, in der ich lebte, gefiel mir nicht; es gab nichts, was meine Kreativität und Schaffenskraft beflügelte. Ich war frustriert und hatte keine Vorstellung davon, wie mein Leben aussehen müsste, damit ich es sinnvoll finden könnte. Nur dies war klar: So durfte es nicht weitergehen – ich musste mein Leben wieder selbst in die Hand nehmen! Also entschloss ich mich erst einmal, die Stadt, in der ich so lange gelebt hatte, zu verlassen.

Ich machte mich auf die Suche nach einem Ort, wo ich mich endlich wieder frei fühlen und meine Wünsche erfüllen konnte. Aber wo war dieser Ort?

Auf der Suche nach einer Antwort ging ich hinunter zum Hafen. Dort gab es eine Kneipe, in der viele Matrosen verkehrten. Sie waren viel in der Welt herumgekommen – vielleicht konnten sie mir ein paar Tipps geben. Und siehe da: Gleich mehrere erzählten von der „Grünen Insel", die von ihren Ureinwohnern auch „Insel der Bestimmung" genannt wurde. Hier hätten schon viele ihr Glück gefunden, sagten die Matrosen. Der Zufall wollte es, dass schon am nächsten Morgen ein Frachter mit Kurs auf die „Grüne Insel" auslaufen sollte. Natürlich würde ich an Bord gehen! Aber die Matrosen warnten mich: Schon manch einer sei von der Insel nicht zurückgekehrt. Ich ließ mich aber nicht abschrecken, packte alles Notwendige in einen Seesack und heuerte auf dem Schiff als Küchenhilfe an.

Die Grüne Insel

Die Seereise dauerte ein paar Wochen. So hatte ich in der Kombüse beim Kartoffelschälen genügend Zeit, darüber nachzudenken, was in meinem alten Leben nicht gut gewesen war. Wie mein neues Leben aussehen sollte, konnte ich mir freilich überhaupt noch nicht vorstellen. Aber ich spürte eine kribbelnde Erregung, die mir deutlich zeigte, dass ich auf dem richtigen Weg war. Die „Grüne Insel" würde „meine" Insel sein und mir wunderbare Perspektiven eröffnen.

Dieses Gefühl verstärkte sich noch, als sich das Schiff dem Ziel seiner Reise näherte und ich das ersehnte Land zum ersten Mal sah. „Das ist die Insel meiner Träume", durchfuhr es mich. Schon vom Schiff aus erkannte ich eine wild wuchernde Natur, die in mir ein Gefühl von Freiheit und Abenteuerlust erweckte. Als wir endlich an Land gingen, hielt mich nichts mehr. Ich rannte los, um alles zu erkunden.

Es war Frühling und die üppige Vegetation leuchtete in strahlenden Grüntönen. Die Büsche hatten saftige Triebe und auch die Bäume trieben neue Knospen. Duftende Wälder mit zum Teil undurchdringlichem Gestrüpp gingen über in sanft gewellte Hügel und steile Berge. Ein leichter Wind wehte und erfrischte mich.

Ich sah nur wenige Menschen. Wie ich später erfuhr, gab es hier nur ein paar Ureinwohner und verschiedene Forscherteams, die die Geheimnisse dieser ungewöhnlichen Natur erkundeten. Wie alle Besucher zog ich in den einzigen Gasthof der Insel, in die „Wirtschaft zur Steifen Brise“. Ich teilte mein Zimmer mit einem raubeinigen Wetterforscher, der immer schon morgens um fünf wach wurde und wenig später fröhlich pfeifend unser Zimmer verließ. Auch ich stand früh auf. Nach einem herzhaften Frühstück ging ich gerne auf einen Erkundungsausflug, auch wenn es regnete oder ein Sturm heftig um meine Ohren pfiff. Der frische Wind tat mir gut. Er pustete mir den Kopf frei und gab mir neuen Schwung.

Ich liebte es, durch den Urwald zu pirschen und mir mit der Machete einen Weg durch das Unterholz zu schlagen, so wie die Abenteurer, die vor Hunderten von Jahren die Wildnis erobert hatten. Abends im Gasthaus saß ich dann mit den Naturwissenschaftlern zusammen und diskutierte mit ihnen über ihre neuesten Forschungsergebnisse. Die Männer sahen wild und abenteuerlustig aus, die Frauen waren sportlich und unkompliziert und konnten sich mit ihrer direkten, natürlichen Art in dieser Männerwelt behaupten. Und alle hatten leuchtende Augen, wenn sie über ihre Erkundungsausflüge sprachen. Sie liebten die Insel und die Freiheit, die ihnen ihre abwechslungsreiche Arbeit als Naturpioniere gab.

Obwohl ich mich mit diesen Menschen sehr wohl fühlte und das gute Gefühl hatte, Gleichgesinnte getroffen zu haben, sehnte ich mich doch danach, allein in der Natur zu leben. Also zog ich hinaus in die Wildnis und fand ein wunderschönes Plätzchen am Rande eines großen Waldes. Hier baute ich mir eine kleine Bambushütte. Zunächst verbrachte ich ein paar Tage mit der Planung und überlegte mir bis ins Detail, wie mein neues Zuhause aussehen sollte. Es sollte ein solider Bau werden, der auch einem mächtigen Sturm standhalten konnte.

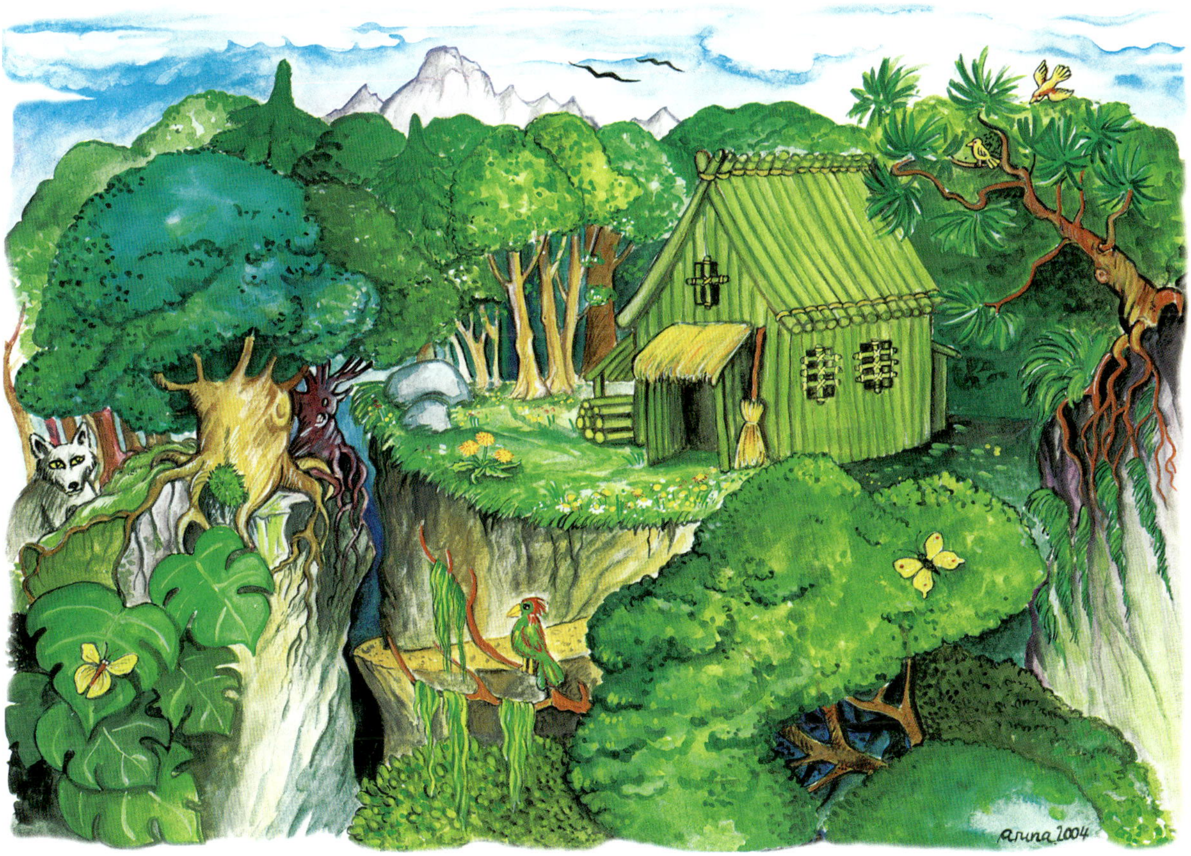

Dann ging es an die Durchführung: Jeden einzelnen Bambusstab suchte ich sorgfältig aus, prüfte ihn auf seine Belastbarkeit, sägte ihn in die gewünschte Länge und knotete ihn mit den Nachbarstäben zusammen. Ich hatte gar nicht gedacht, dass ich zu so einer kreativen Gestaltung fähig war und ging vollständig in dieser schöpferischen Arbeit auf. Den ganzen Tag über war ich mit dem Hüttenbau beschäftigt. Abends fiel ich erschöpft, aber zufrieden ins Bett. Als nach ein paar Wochen die Hütte fertig vor mir stand, war ich sehr stolz. Sie war genau so geworden, wie ich sie mir vorgestellt hatte. Es war ein herrliches Gefühl, die eigenen Ideen verwirklicht zu sehen.

Ich nahm meinen Seesack und zog noch am gleichen Abend ein. Vor dem Einschlafen hörte ich die Kojoten heulen, aber sie machten mir keine Angst. In meinem neuen Zuhause fühlte ich mich sicher, und so schlief ich tief und fest bis in die frühen Morgenstunden. Als die Vögel zu singen anfingen, sprang ich frisch ausgeruht aus meiner Schlafkoje und war neugierig darauf, mit welchen Herausforderungen der neue Tag mich wohl wieder überraschen würde.

Mit jedem Tag auf der Insel veränderte ich mich. Ich wurde von einer starken, lebendigen Kraft erfasst, die jede Zelle in meinem Körper pulsieren ließ und mir das Verlangen gab, mich zu bewegen. Es war, als würde die wilde, ungezähmte Landschaft mich von inneren Ketten befreien, die mich schon so lange eingeengt hatten. Mein altes Leben rückte immer weiter in die Ferne. Da waren keine Frustration und keine Enttäuschungen mehr, stattdessen die Freude am Leben, am Abenteuer, an lebendigen Einfällen und an meinem Mut, immer wieder Neues zu wagen. Zum ersten Mal erfuhr ich, dass es unendlich viele Möglichkeiten gab, mein Leben neu zu gestalten. Auch mein Körper veränderte sich auf dieser Insel: Ich wurde muskulös und kräftig, und meine Augen strahlten vor Lebendigkeit und Neugier. Doch nachdem ich den ganzen Frühling über meine Abenteuerlust ausgelebt hatte, meldete sich nach und nach die alte Unruhe wieder, die ich nicht erklären konnte. Meine Erkundungen wurden immer rastloser. Ziellos streifte ich durch die Gegend. Schließlich hatte ich wieder das Gefühl, in mir gefangen zu sein, und ich wusste nicht, wie ich da herauskommen konnte. Auf einer meiner ruhelosen Wanderungen entdeckte ich an einer Lichtung im Wald einen Ureinwohner der Insel an einem Lagerfeuer. Er strahlte eine große innere Ruhe und Weisheit aus, die mich magnetisch anzog. So setzte ich mich zu ihm ans Feuer.

Nach einer langen Weile des Schweigens, in der ich nervös hin und her rutschte, wendete er sich mir in meiner Sprache zu: „Du hast also den Platz in deinem Leben noch nicht gefunden. Wo gehörst du wirklich hin?“

Mit diesen Worten traf er meinen innersten Nerv. Auf einmal fiel mir wieder der Name der Insel ein: „Insel der Bestimmung“. Dieser Ort hatte meine tiefste Sehnsucht wieder geweckt. Ich wollte herausfinden, was wirklich in mir steckte. Die Landschaft hier hatte einiges in Bewegung gesetzt, aber die inneren und äußeren Abenteuer, die diese Insel bieten konnte, hatte ich schon alle ausprobiert. So wollte ich mich erneut auf die Suche machen und andere Länder kennenlernen. Ich verabschiedete mich von dem weisen Mann, der mit seinen einfachen Worten den Kern all dessen getroffen hatte, was schon lange in mir wühlte. Zurück in meiner Hütte, packte ich meine Sachen, und als der nächste Dampfer kam, ging ich an Bord und verließ die Insel.

Das Königreich der Freude

Ich kam auf meiner Reise zu einem noch fernen Land, dem „Königreich der Freude“. So etwas hatte ich noch nicht erlebt! Schon vom Schiff aus erblickte ich das farbenprächtige Schauspiel der Natur: die Wiesen mit all den bunten Blumen, die exotischen Bäume und die verschwenderisch blühenden Rosensträucher. Viele farbenfrohe Häuser waren überall im Land verteilt. In der Ferne konnte man ein prächtiges Schloss mit goldenen Türmen erkennen, die in der Sonne blinkten. Der strahlend blaue Himmel bildete zu dieser bunten Vielfalt einen fast unwirklichen Kontrast.

Als ich an Land ging, war ich überwältigt von dem betörenden Duft der Blüten, die sich an diesem warmen Sommertag vollständig geöffnet hatten. Ihr Duft erfüllte verschwenderisch die Luft.

Ich wurde von lauter fröhlichen Menschen begrüßt, die mich herzlich umarmten und mir frische Blütenkränze um den Hals legten. Ein paar kleine Kinder hopsten aufgeregt umher und untersuchten neugierig meinen Seesack, in dem sie viele ungewöhnliche Dinge fanden, die sie staunend betrachteten. Ich ließ sie gewähren. Mein Herz war unbekümmert und leicht.

Ich fühlte mich sofort wohl in diesem Land mit seinen vergnügten, lebensfrohen Bewohnern. Nachdem ich so lange allein meinen Abenteuern nachgegangen war, genoss ich diese herzliche Geselligkeit. Die Menschen hatten mich in ihre Mitte aufgenommen und führten mich zu einem großen Versammlungsplatz. Hier wurde eine große Festtafel aufgebaut, auf der es alles gab, was das Herz begehrte: pikante Gerichte, bunte Salate, Berge von Obst, süße Nachspeisen und auch frisches Quellwasser und köstlichen Wein.

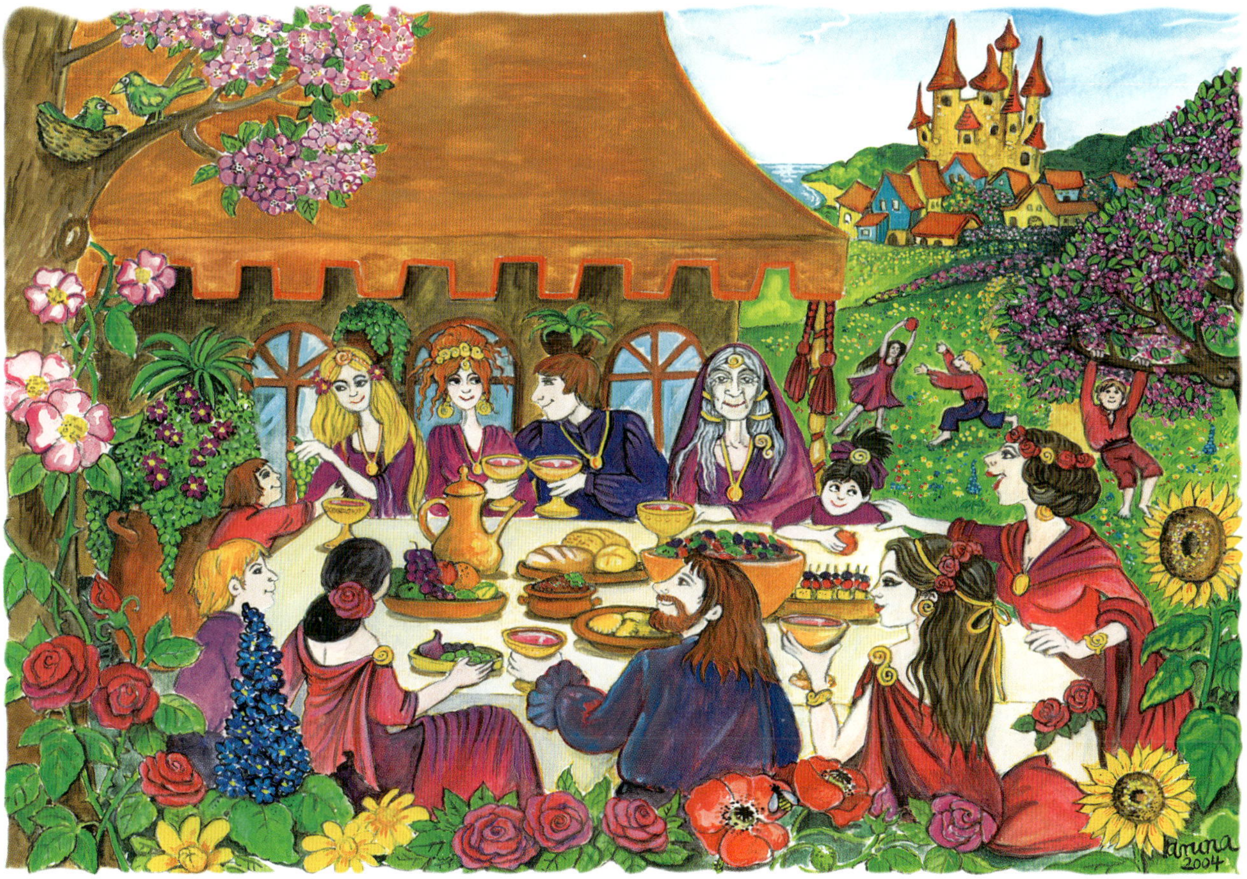

Das Nationalgetränk des Landes war eine Freundschaftsbowle, ein aufregend prickelndes Getränk, das allerlei exotische Früchte enthielt. Sie wurde überall herumgereicht und wir stießen damit an, mit Trinksprüchen auf die Freundschaft, auf die Liebe und andere schöne Dinge des Lebens. Immer wieder wurde auf das Wohl der Königin getrunken, der Herrscherin über dieses Reich. Viele trugen über dem Herzen ein goldenes Medaillon mit ihrem Bildnis, das ihnen Glück bringen sollte. Einer gab mir den Anhänger zur Ansicht in die Hand. Ich machte ihn auf und sah eine wunderschöne Frau mit liebevollen wachen Augen, die mir direkt ins Herz zu blicken schienen. Sie strahlte so viel Anmut und Liebreiz aus. Tief berührt gab ich das Medaillon zurück.

Nun klopfte eine runzlige alte Frau an ihr Glas und hielt eine humorvolle Rede. Sie war die Landesälteste und konnte mit ihren zwinkernden Augen die ganze Runde von jung und alt begeistern. Anschließend baten mich meine neuen Freunde, von meiner Reise zu erzählen. Sie hörten sehr aufmerksam zu. In ihren Augen sah ich, dass sie mich mochten, und das befeuerte mich darin, so spannend und anschaulich wie möglich zu erzählen.

Es war schon spät am Abend, als wir endlich zu Bett gingen. Eine Familie hatte mich bei sich aufgenommen und in ihrem Wohnraum eine Schlafstelle bereitet. Erfüllt von dem glücklichen und bewegenden Tag schlief ich ein und erwachte am nächsten Morgen spät, aber gut gelaunt.

Meine Gastfamilie freute sich über meinen gesunden Schlaf. Ich erfuhr, dass ein guter Schlaf in diesem Land sehr hoch geschätzt wurde. Die Großmutter sagte: „Ein Mensch, der gut schlafen kann, hat ein ausgeglichenes Herz und einen klaren Kopf. Daher achten wir auf eine friedliche und erholsame Nachtruhe.“ Welch große Weisheit! Hatte ich doch in meiner alten Heimat viele schlaflose Nächte erlebt, in denen ich mich ruhelos im Bett umherwälzte. Morgens war ich dann unausgeschlafen, reizbar und launisch aufgestanden.

Gleich am Morgen brachte mich das älteste Kind meiner Gastfamilie zu einem nahe gelegenen Hügel. Hier oben war ein kleiner, erstaunlicher Tempel errichtet worden. Er war aus weißem Marmor und hatte viele kleine Fenster und winzige Öffnungen. Meine Begleiterin kicherte und bat mich hineinzugehen. Durch eine reich verzierte Tür gelangte ich in das Innere des Tempels. Hier gab es nur Platz für eine Person. In der Mitte lag ein großes samtenes Kissen, auf dem ich es mir bequem machte. Kaum hatte ich mich hingesetzt, nahm ich einen leisen glockenhellen Klang wahr, der sich wie ein Lachen anhörte. Der Wind kam durch die kleinen Mauerspalten und Fugen und flüsterte dieses einzigartige Gelächter. Es stimmte mich sofort fröhlich und leicht und zauberte mir ein Lächeln ins Gesicht.

Nach einer scheinbaren Ewigkeit verließ ich den Tempel wieder. Das kleine Mädchen nahm mich an die Hand und führte mich zu einem versteckten Schild, das von einem riesigen Oleander überwuchert war. Darauf stand mit goldenen Lettern: „Tempel des Göttlichen Lachens“.

In diesem Land war alles so einfach. Die Menschen gingen mit unbeschwerter Leichtigkeit und warmherzig miteinander um. Sie lachten und tanzten bei der Arbeit, und sie konnten sich auch über die kleinsten Dinge freuen, wie über den Gesang eines Vogels und das Erblühen einer Blume. Abends trafen wir uns am Versammlungsplatz, der von bunten Lampions erleuchtet wurde. Manchmal kam ein Märchenerzähler und wir lauschten gebannt seinen fantastischen Geschichten. Oft wurde auch Musik gemacht, zu der wir ausgelassen tanzten oder mitsangen. Oder wir saßen an den milden Sommerabenden einfach zusammen und erzählten uns aus unserem Leben.

In diesem Land hatte ich Freunde gefunden, die mich direkt im Herzen berührten. Meine alten Hemmungen, auf andere Menschen zuzugehen, waren verschwunden. All die kleinen Wunden und Verletzungen, die mir das Leben zugefügt hatte, wurden durch die Herzlichkeit und Wärme meiner neuen Freunde geheilt. Dabei wurde ich offener und all meine Unsicherheit löste sich auf. Hier erlebte ich die glücklichste Zeit meines Lebens. Manchmal weinte ich vor Freude. Es war so, als wäre ich total verliebt – nicht in einen bestimmten Menschen, sondern verliebt in das Leben selbst. Mein Herz lief einfach über und verströmte seine Liebe so selbstverständlich wie eine aufgehende Blüte ihren Duft.

Nach einigen Monaten ergriff mich wieder die Sehnsucht weiterzuziehen, immer weiter ... Die Sommerhitze machte mir zu schaffen und ich fühlte mich ein wenig erschöpft. Schweren Herzens nahm ich Abschied von diesem einzigartigen Land und seinen Bewohnern. Meine neuen Freunde begleiteten mich noch ein Stück des Weges. Zum Abschied schenkten sie mir ein Medaillon mit dem Bild der Königin, das mir auf meiner weiteren Reise Glück bringen sollte.

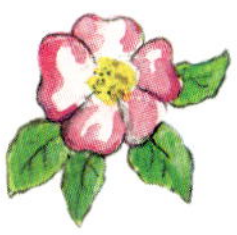

Das Tal der Goldenen Mitte

Ich wollte nun eine Zeit lang an einem ruhigeren Ort verweilen und über meine bisherige Wanderschaft nachdenken. Die Landschaft veränderte sich allmählich und wurde sanft hügelig, lieblich und weich. Es gab weite Felder, auf denen das Getreide schon reif war, große Obstplantagen mit saftigen Früchten und grüne Weiden, auf denen Kühe, Ziegen und Schafe grasten. Dieses Land schien sehr fruchtbar zu sein. Es hatte wohl auch vor kurzem heftig geregnet, denn in der warmen Nachmittagssonne stieg feuchter Dampf über Bächen und Seen auf.

In einem Tal entdeckte ich ein Dorf, dessen Häuser kreisförmig angeordnet waren. Ein Wegweiser nannte mir den Namen dieses Landstrichs: „Tal der Goldenen Mitte“. Eine Weile blickte ich, ganz versonnen auf meinen Wanderstock gestützt, auf diesen friedlichen Ort hinab, als ein Bauer neben mir auftauchte und mich ansprach. In seinem Arm ruhte eine kleine Katze, die er offenbar am Wegesrand gefunden hatte. Sie war an der Pfote verletzt und der Bauer bat mich, sie zu halten, damit er die blutende Wunde versorgen konnte. Das Tier hielt ungewöhnlich still, während der Bauer die Verletzung behutsam säuberte und mit einem Fetzen verband, den er aus der Tasche zog. Er hatte eine liebevolle Ausstrahlung, die auch mir Vertrauen einflößte. Die kleine Katze wollte sich dann auch gar nicht von ihm trennen. Wie ein kleiner Hund lief sie uns hinterher, als wir gemeinsam hinunter ins Dorf gingen. Der Bauer schlug vor, dass ich ihn zu seinem Haus begleite, und als wir dort ankamen, lud er mich zum Abendessen ein.

Er bewohnte ein gemütliches mit Efeu bewachsenes Natursteinhaus mit runden Fenstern und einem mit Stroh gedeckten Dach. In seinem üppigen Garten gab es überall farbenfrohe Blumen. Auf sorgfältig gepflegten Beeten wuchsen saftiggesundes Gemüse und frische Kräuter. Auf einer großen Wiese spielten Kinder. Als sie uns kommen sahen, liefen sie auf uns zu, umarmten ihren lieben Papa und begrüßten auch mich wie jemanden, den sie schon lange kannten. Aber dann wandten sie sich gleich dem kleinen Kätzchen zu, das uns bis hierher gefolgt war. Sie drückten es zärtlich und streichelten es, und schon kam eines der Kinder mit einer Schale verdünnter Milch herbeigeeilt. Schließlich gingen wir alle ins Haus.

Der größte Raum war die gemütliche Küche. Dort war die Frau des Bauern am Herd beschäftigt. Der freundliche Mann stellte mich vor, und als die Bäuerin mich herzlich begrüßte, fiel mir der sanfte, singende Unterton in ihrer Stimme auf, der mir ein Gefühl von Geborgenheit gab. Sie war eine mütterliche Frau mittleren Alters mit weiblichen Rundungen und einem weichen, zufriedenen Gesicht. Der große Esstisch in der Küche war bereits für das Abendbrot gedeckt, während die Bäuerin mit ruhiger Hand noch die Speisen mit den verschiedensten Kräutern und Zutaten würzte und ein wunderbares Mahl zubereitete.

Dabei hörte sie aufmerksam zu, was die Kinder von dem Kätzchen erzählten, sie erkundigte sich nach meiner Reise und blieb bei alledem ganz bei sich. Ihre harmonischen Bewegungen kamen aus ihrer Mitte und waren fließend und weich.

Es dauerte nicht lange, da war der Tisch mit vielerlei dampfenden Leckereien gefüllt, und wir nahmen ringsherum Platz. Das Essen war köstlich. Jeder Bissen war ein Genuss. Die Speisen schmeichelten nicht nur meinem hungrigen Magen, sie nährten auch meine Seele. Ich hatte ein Gefühl von Heimat, eine Ahnung, endlich zuhause angekommen zu sein.

Der Bauer hatte sich in seinem Stuhl zurückgelehnt und die Hände über dem Bauch gefaltet. Er lächelte mich an. Er schien zu spüren, was in mir vorging. Dann blickte er fragend zu seiner Frau, die ihm wortlos zustimmte. Ich wurde eingeladen, als Gast in ihrem Haus zu bleiben, und nahm die Einladung dankbar an.

Schon nach Tagen fühlte ich mich wie ein Mitglied der Familie. Ich schlief in einer gemütlichen klei-

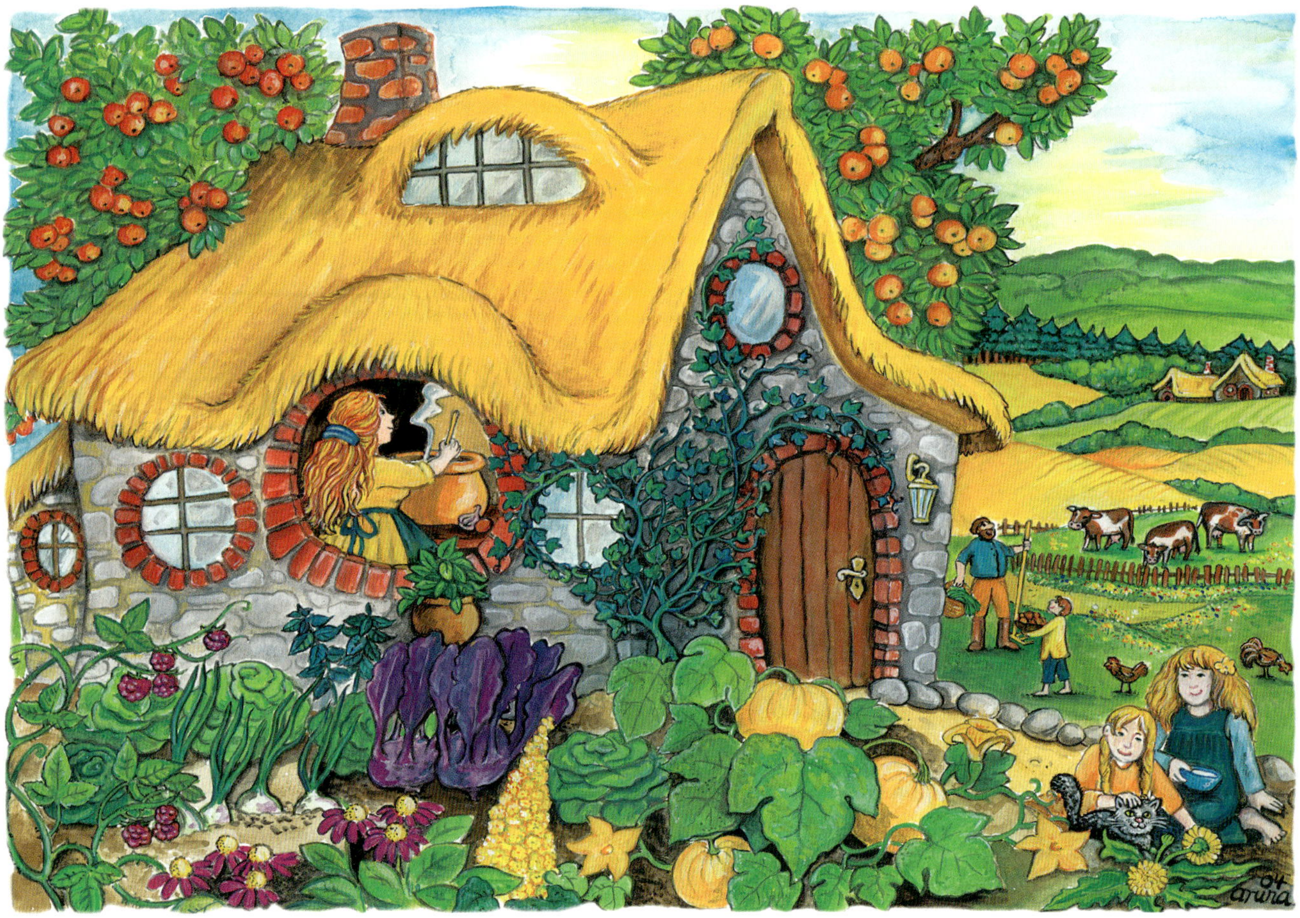

nen Kammer unter dem Dach. Tagsüber arbeitete ich mit dem Bauern und vielen anderen Dorfbewohnern auf den Feldern und half bei der Ernte. Früchte und Getreide waren reif und wurden für die bevorstehende kalte Jahreszeit eingelagert. Die Äcker wurden mit Hilfe von Pferden und einem Ochsen umgepflügt und es wurde neu ausgesät. Es war eine ruhige, gleichmäßige Arbeit und oft sangen wir dabei gemeinsam ein Lied.

Zur Mittagszeit kehrten wir nach Hause zurück und bekamen ein aus einfachen Zutaten liebevoll bereitetes, schmackhaftes Essen. Danach legten wir uns noch für ein Stündchen hin. Wenn wir nachmittags ausgeruht und erfrischt wieder aufs Feld gingen, saß die Katze neben der Gartenpforte auf einem Stein. Sie ließ ihren Pelz von der Sonne wärmen, während sie sich ausgiebig putzte. Auch sie hatte hier ein Zuhause gefunden. Die Wunde an ihrer Pfote war schnell verheilt. Abends kroch sie dann zu uns aufs Sofa und ließ sich schnurrend den Rücken kraulen.

Wir alle führten ein regelmäßiges Leben, das durch eine tiefe Verbundenheit mit der Natur geprägt war. Die Menschen hier waren so friedlich und ausgeglichen, dass dieser innere Gleichmut auch auf mich überging. Ich fühlte, wie sich in mir eine große Ruhe ausbreitete. Bei meinen täglichen Abendspaziergängen nahm ich erstaunt meinen Körper und besonders meine Füße wahr. Nie zuvor hatte ich so sehr den Boden unter meinen Füßen gespürt. Oft zog ich meine Schuhe und Strümpfe aus, um den feuchtwarmen Boden direkt zwischen meinen Zehen zu spüren, und stapfte satt und zufrieden durch die Felder.

Als sich aber nach der Apfelernte zum Herbst hin das Laub verfärbte, ergriff mich meine alte innere Unruhe wieder. Es hatte viele Tage geregnet und die Feuchtigkeit machte mich grüblerisch und schwer. Das kleine Tal kam mir jetzt zu eng vor und ich sehnte mich nach Weite. Auch wollte ich mich für eine Weile zurückziehen und allein sein.

Der Berg der Himmlischen Ordnung

Der Bauer schien meine Veränderung zu bemerken und nahm mich eines Tages zu einem weit entfernten Acker mit. Hier konnte ich in der Ferne einen großen, faszinierenden Berg erkennen. Fragend sah ich den Bauern an. Er sagte: „Das ist der ‚Berg der Himmlischen Ordnung'. Er wartet auf dich." Er gab mir einen prall gefüllten Rucksack mit Reiseproviant und eine Thermoskanne voll dampfendem Tee. Auch ein Schlafsack, eine Matte, warme Kleidung für die kommende kalte Jahreszeit und feste Stiefel zum Klettern waren dabei. Voller Dankbarkeit verabschiedete ich mich von diesem wunderbaren Menschen und zog weiter.

Es war ein weiter Weg bis zu diesem Berg, der sich majestätisch über die Landschaft erhob. Nachdem ich über die abgeernteten Felder gewandert war, kam ich in einen Mischwald, der jetzt im Herbst in den unterschiedlichsten Farben leuchtete. Die Kraft der Bäume und Sträucher zog sich allmählich in ihre Wurzeln zurück, um so der kommenden kalten Jahreszeit zu trotzen. Die Natur nahm Abschied von den warmen Tagen des Sommers. Eine melancholische Stimmung lag in der Luft, die entsteht, wenn wir uns von etwas Wertvollem trennen.

Viele Tage war ich unterwegs, aber der Weg zum Berg zog sich hin, und manchmal schien es so, als ob ich kaum vorankam. Das Wandern war beschwerlich. Nachts suchte ich Schutz unter einem Felsvorsprung oder einem mächtigen Baum. Zusammengerollt in meinem Schlafsack, dachte ich dann wehmütig an das gemütliche Bauernhaus.

Trübselig blickte ich auch zurück auf mein altes Leben in der Stadt und sinnierte über all die verpassten Chancen und die viele Zeit, die ich vertan hatte.

Auch tagsüber war ich immer wieder mit meinen Gedanken in der Vergangenheit. Wie mit unsichtbaren Ketten war ich mit meinem alten Leben verbunden und ging auf in Erinnerungen an unangenehme Erlebnisse. Ich seufzte immer wieder vor mich hin. Dabei nahm ich kaum etwas von der Umgebung wahr, die ich durchwanderte. Aber da war noch ein anderer Teil in mir: Ich spürte, dass es kein Zurück gab. Ich wollte mich der Herausforderung des Berges stellen, der mich magisch anzog. Ich musste sein „himmlisches" Geheimnis ergründen. So wanderte ich weiter, mal lustlos und in Gedanken versunken, aber dann auch wieder von dem Verlangen erfüllt herauszufinden, was wirklich wesentlich in meinem Leben ist. Danach wollte ich suchen und ich ahnte, dass ich hoch oben auf dem Berg, näher am Himmel, eine Antwort finden würde.

Der Weg führte nun stetig aufwärts. Manchmal kam ich ganz schön außer Atem. Der Pfad war jetzt unbefestigt und voller Steine und Geröll. Das Klettern verlangte meine volle Aufmerksamkeit. Das befreite mich ein wenig von meinem Grübeln und brachte mich mehr in die Gegenwart. Ab und zu machte ich eine Pause und blickte mich um. Den Laubwald hatte ich schon lange hinter mir gelassen. Jetzt ging es durch einen Nadelwald mit mächtigen Kiefern. Diese kräftigen, ausladenden Bäume ließen mich eine Weite und Grenzenlosigkeit spüren, die ich so lange vermisst hatte. Die Luft war klar und trocken und erfüllt von einem herzhaft-würzigen Duft. Immer wieder atmete ich tief durch. Dabei hatte ich manchmal das Gefühl, dass die frische Luft nicht nur durch die Nase in meinen Körper gelangte, sondern durch jede Pore in meinen Körper eindrang.

Mit jedem Schritt wuchs die Gewissheit, auf dem richtigen Weg zu sein. Meine Essensvorräte waren inzwischen aufgebraucht, aber das machte mir nichts aus. Nach den Wochen des guten und reichlichen Essens im Bauernhaus war ich gut genährt. Nun genoss ich das Gefühl der Reinheit des Körpers und die Klarheit des Geistes, die durch das Fasten entstand. Ich fühlte mich von altem Ballast befreit. Frisches Wasser holte ich mir aus einem kleinen Bach.

Der Berg wurde jetzt felsiger. Die Zirbelkiefern standen nur noch vereinzelt in der Landschaft, sodass ich weit um mich blicken konnte. Ganz unerwartet sah ich einen alten Mann vor mir bergan steigen. Er hatte einen aufrechten, gleichmäßigen Gang und strahlte Autorität und Würde aus. Ich schritt forsch voran, um ihn einzuholen. Langsam kam ich ihm näher, aber ich hielt zunächst einen respektvollen Abstand ein, denn ich wollte dem alten Mann nicht abgehetzt und außer Puste begegnen. Für eine kleine Weile setzte ich mich mit geschlossenen Augen auf einen Stein und versuchte mich zu entspannen. Als ich die Augen wieder öffnete merkte ich, dass der Mann sich ganz in meine Nähe gesetzt hatte und mich durchdringend, aber freundlich ansah. Ich verbeugte mich vor ihm, und vor Aufregung stotternd erzählte ich von meiner Suche.

Er antwortete mit klarer Stimme: „Der Schlüssel zu dem, was du suchst, liegt in deinem Atem. Durch den Atem wird unser Körper mit himmlischer Energie aufgeladen. Er verbindet uns mit dem gegenwärtigen Moment und wir können durch ihn wirkliche Freiheit erfahren. Folge deinem eigenen Rhythmus." Ich war überrascht und berührt von seinen Worten. Ich spürte, dass er mir auf seiner inneren Reise ein Stück voraus war und dass er mir eine große Hilfe sein könnte. Insgeheim machte ich ihn zu meinem spirituellen Lehrer.

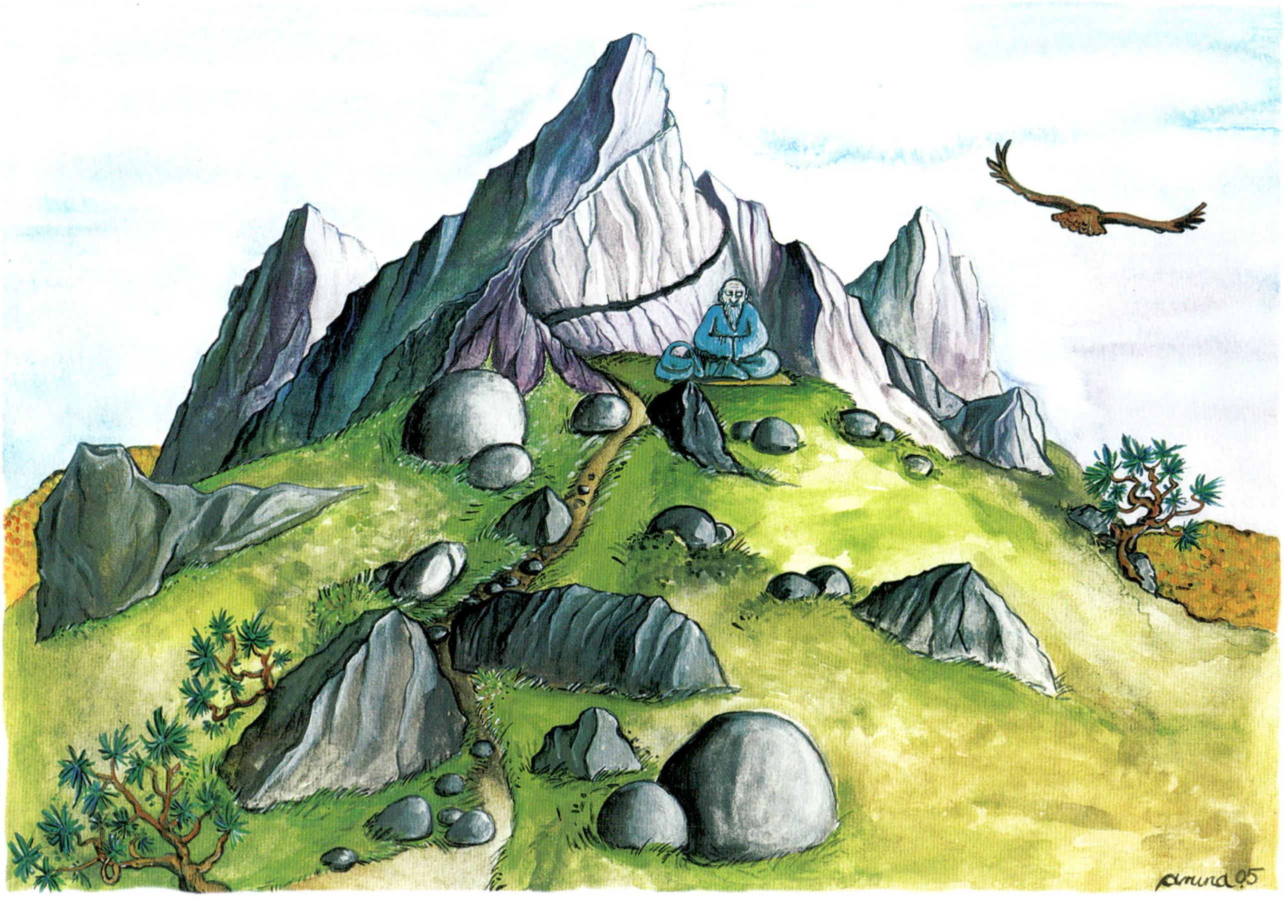

Er lud mich ein, mit ihm zu gehen. Gemeinsam kletterten wir weiter den Berg hinauf. Auf Anweisung meines neuen Lehrers machte ich eine kleine Übung: Ich atmete ein, ging dabei drei Schritte, hielt die Luft an, atmete aus und ging weitere drei Schritte und hielt wieder die Luft einen Moment lang an, immer im gleichen Rhythmus. Nach einer Weile ging der Atem wie eine Welle durch meinen Körper. Ich tauchte ein in diese gleichmäßige Bewegung des Aufnehmens und Abgebens der Luft.

Viele Stunden wanderten wir schweigend. Am Abend suchten wir eine geschützte Stelle für die Nacht und mein Begleiter bereitete für uns ein bescheidendes Mahl. Fasziniert beobachtete ich ihn. In all seinen Bewegungen lag Sorgfalt und Präsenz. Er tat nichts Überflüssiges. Als das Essen fertig zubereitet war, aß er langsam und mit Bedacht. Ich versuchte es ihm gleichzutun und führte achtsam jeden Bissen zum Mund. Aufmerksam nahm ich dabei die kleinste Bewegung wahr und genoss ihre Intensität.

Am nächsten Morgen war ich von einer Klarheit erfüllt, die ich bisher nicht gekannt hatte. Nach einem spartanischen Frühstück brachen wir auf, und ich praktizierte wieder die Atemübung wie am Tag zuvor. Ich war darin so vertieft, dass ich Zeit und Raum ganz vergaß. Als ich für einen Moment innehielt, nahm ich erstaunt wahr, dass der Gipfel des Berges ganz nahe war. Gegen Mittag erreichten wir ihn schließlich. Es war ein feierlicher Moment. Hier hatten wir einen scheinbar endlosen Ausblick in die Ferne.

Mein Begleiter zeigte mir einen Adler, der auf einem Felsvorsprung saß. Nach einer Weile öffnete dieser seine Schwingen und ließ sich von einem leichten Aufwind in die Höhe heben. Ohne Anstrengung glitt er durch die Lüfte.

Der alte Mann wandte sich mir zu, hob meine Arme himmelwärts, legte seine Hand auf meine Brust und ließ mich in dieser Position tief atmen. Schon bald fing mein Körper an zu zittern, denn ich wurde überwältigt von einer unfassbaren Energie, die auf mich herabzuregnen schien. Ich empfand eine große Dankbarkeit, eine Dankbarkeit für alles, was ich an Geschenken und auch an Herausforderungen erhalten hatte. Tränen liefen über mein Gesicht, und ich wusste, dass ich mich dem Leben, so wie es im Hier und Jetzt geschah, voller Vertrauen hingeben konnte. Ich schaute meinem Weggefährten, der mir diese bewegende Erfahrung geschenkt hatte, in die Augen und fand keine Worte.

Wir blieben bis zum Sonnenuntergang auf dem Gipfel des Berges. Dann war es Zeit abzusteigen. Mein Lehrer deutete zur anderen Seite des Berges und sagte: „Da geht es für dich weiter ..." So nahm ich Abschied von meinem Begleiter und machte mich wieder allein auf den Weg.

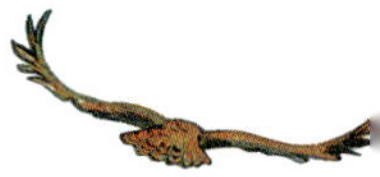

Der Ozean der Stille

Schon bald veränderte sich die Atmosphäre, der kommende Winter war zu spüren. Viele Tage war ich unterwegs, als ich von Ferne das Rauschen des Meeres wahrnahm. Da zog es mich hin. In die Nähe des Wassers wollte ich mich zurückziehen, um mich zu erholen und meine Kräfte wieder aufzufrischen. Ich wusste zwar noch nicht, wie ich allein auf mich gestellt die Kälte und Dunkelheit des Winters überstehen konnte. Aber tief in mir spürte ich, dass ich vertrauen konnte. Alles würde sich zu seiner Zeit zum Guten wenden.

Schließlich erreichte ich das Meer. Ein kleines, unscheinbares Schild nannte mir den Namen dieses Küstenstrichs: „Ozean der Stille".

Hier gab es einen breiten Strand und dahinter eine mächtige Steilküste. In den Felsen gab es viele kleine und größere Höhlen. Strandvögel hatten sich hier eingenistet. Die wenigen Vögel, die hier überwinterten, pickten sich eine karge Mahlzeit zusammen oder sie hatten den Kopf unter die Flügel gesteckt und verharrten in Stille.

Noch bevor die Sonne unterging, hatte ich eine Felsgrotte gefunden, in der ich übernachten wollte. Wie erstaunt war ich, als ich entdeckte, dass hier vor kurzem schon einmal jemand gewohnt hatte. Die Höhle enthielt alles, was ich für die nächsten Wochen brauchte: einen Schlafplatz aus Stroh mit warmen Decken, eine Feuerstelle mit Feuersteinen, einen Wasserkessel und einen Rauchabzug nach draußen. Ich fand sogar einige getrocknete und geräucherte Lebensmittel, einen Sack Getreide und Gewürze, alles gut erhalten und unverdorben. Hier wollte ich den Winter verbringen und so richtete ich mich häuslich ein.

Die Wintertage waren kurz. In den wenigen Stunden der Helligkeit ging ich am Meer spazieren, sammelte Feuerholz, holte mir von einer nahen Quelle Wasser. So gingen die Tage gleichförmig dahin. Ich hatte viel Zeit, einfach nur zu sitzen und der Meeresbrandung zu lauschen. Wenn es dunkel wurde und die Sterne ihre Lichter am Himmel entzündeten, machte ich ein Feuer und bereitete mir ein Abendessen.

In der ersten Zeit schlief ich nach dem Essen schon bald ein. Ich genoss die lange Nachtruhe und erholte mich so von der anstrengenden Bergbesteigung. Als ich meine körperliche Kraft wieder aufgetankt hatte, brauchte ich weniger Schlaf. Jetzt nahm ich die Dunkelheit, die Stille und das Alleinsein in der Höhle stärker wahr. Es gab keine Ablenkung oder Zerstreuung, und wenn das Feuer später am Abend zu flackern begann und schließlich niederbrannte, erwachten düstere Gedanken in mir und irrationale Ängste nisteten sich wie Gespenster in meinem Kopf ein. Es war nicht so sehr die Furcht vor einer Gefahr, denn ich hatte in meiner geschützten Höhle nichts zu befürchten. Es war die Furcht vor etwas Unbegreiflichem, nicht Fassbarem, die mich immer unruhiger machte. Ich versuchte, mich an die Worte meines Lehrers zu erinnern und die Atemübungen zu machen, die er mir empfohlen hatte. Meistens fiel ich darüber nach einer Weile in einen tiefen Schlaf.

Im Laufe der Zeit wurde es immer kälter und eines Tages fiel lautlos der erste Schnee vom Himmel. Wenn ich tagsüber unterwegs war, hörte ich nur das Knirschen meiner Schritte und die Stille war mir unheimlich. Es war jetzt nur wenige Stunden am Tag hell. In den langen Nächten war ich ganz und gar mit mir selbst konfrontiert, mit meinen Ängsten und mit meinen Hirngespinsten. Ich hatte auch schon daran gedacht, hier wegzugehen, aber der Schnee hatte inzwischen den Pass über den Berg versperrt. Damit war ich von der Außenwelt abgeschnitten. Es gab kein Entrinnen mehr und auch keine Hilfe von außen. Blitzartig wurde mir klar, dass das größte Abenteuer meines Lebens begonnen hatte. Ich stand an der Schwelle zum Nichts.

Eines Nachts, als meine Furcht am größten war und mich meine Wahnvorstellungen ganz gefangen hielten, saß ich zusammengekauert in einer Ecke und blickte auf die tanzenden Schatten, die das Feuer an die Höhlenwand warf.

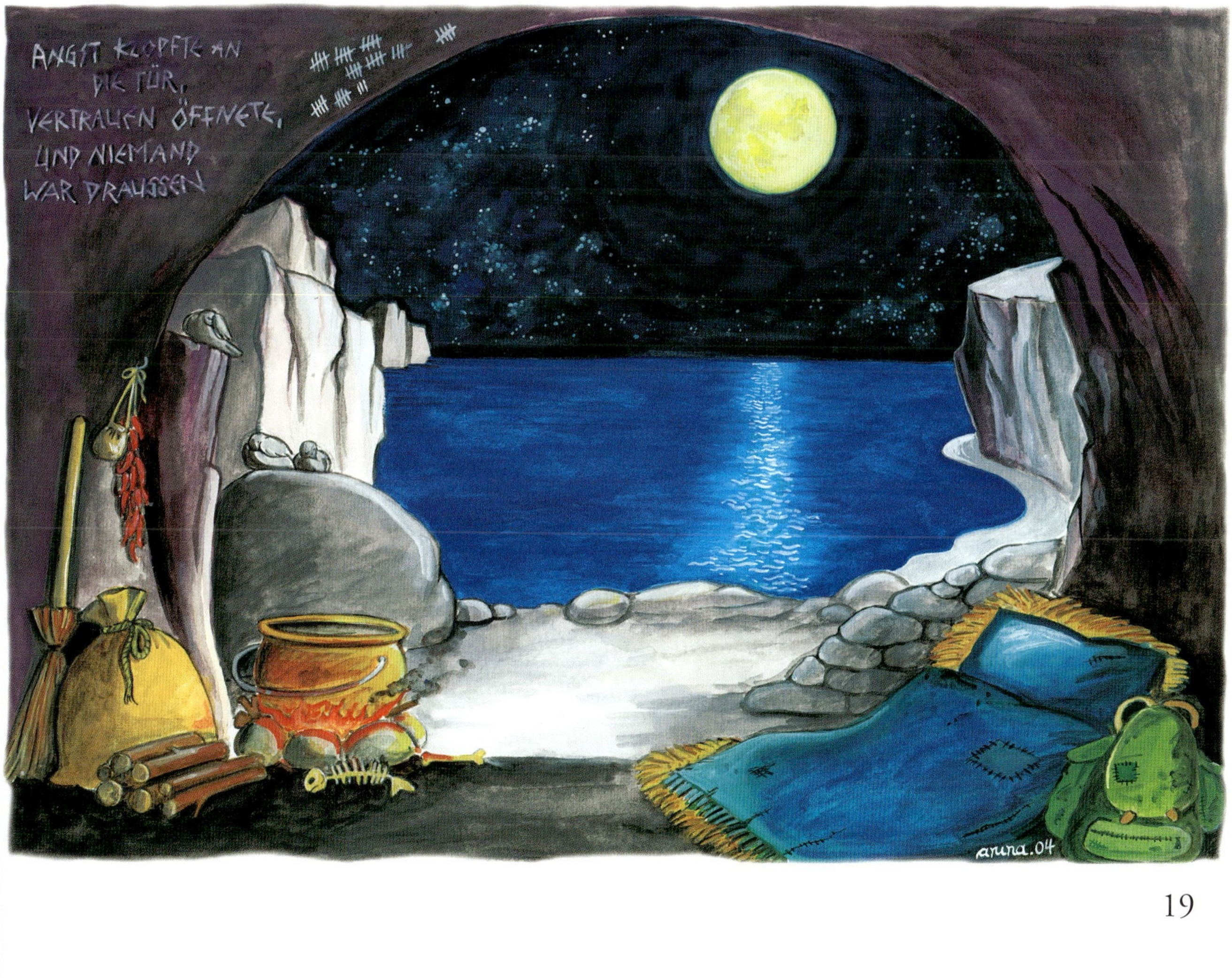

Plötzlich ging das Feuer aus. Ich starrte ins Leere. Panik ergriff mich. Am liebsten wäre ich in einen bewusstlosen Schlaf versunken. Aber dann hörte ich ganz tief in mir eine Stimme: „Bleibe wach und ganz aufmerksam!" Ich umfasste das Medaillon der Königin und atmete tief durch.

Auf einmal drang das Licht des vollen Mondes in meine Höhle und beleuchtete die Felsenwand vor mir. Schon oft hatte ich auf die Wand gestarrt, aber jetzt erst sah ich dort Schriftzeichen. Hatte mein Vorgänger sie hier eingeritzt? Zum Teil waren die Zeichen vom Ruß des Feuers überdeckt, und so ging ich nach draußen, um etwas Schnee zu holen. Damit wusch ich den Ruß von der Wand, so dass ich schließlich alle Schriftzeichen entziffern konnte: „Angst klopfte an die Tür, Vertrauen öffnete, und niemand war draußen", las ich und mir wurde bewusst, dass all meine Ängste und Befürchtungen mich nur beherrschen konnten, solange ich mich mit ihnen identifizierte. Sobald ich sie beobachtete, verschwanden sie.

Diese Erkenntnis war unglaublich erleichternd. Es war, als würde ich aufwachen. Der Vorhang aus Ängsten und Panik, der mein Gehirn verdunkelt hatte, öffnete sich. In diesem Augenblick der Klarheit nahm ich einfach nur wahr: die Höhle, die Stille und mich selbst. Eine große Ruhe breitete sich in mir aus. Zum ersten Mal in meinem Leben fühlte ich mich völlig allein und gleichzeitig in tiefer Verbundenheit mit allem, was mich umgab. Ich stand vor dem Nichts. Aber das Nichts war nicht leer, sondern reich und erfüllend. Ich spürte eine tiefe Ehrfurcht vor dem Leben. Die dunklen Schatten aus der Tiefe hatte ich bewältigt. Ich war erlöst. Und aus diesem Verständnis entstand ein großes Vertrauen in die Existenz und in meine innere Stärke. Ich konnte entspannen und einfach loslassen.

Als wenige Wochen später die Kraft der Sonne wieder zunahm und der Schnee geschmolzen war, kamen mehr und mehr Vögel in die Bucht und kündigten mit ihrem Gezwitscher das Ende des Winters an. Ich war ein Jahr lang unterwegs gewesen. Nun wollte ich mich auf den Weg nach Hause machen. Wo auch immer ich meinen Platz in dieser Welt finden würde, ich würde die Schätze dieser Reise, die Erfahrung der fünf Länder mit mir nehmen. Und ich wusste, dass ich nicht mehr reisen musste, sondern diese Landschaften jederzeit erfahren konnte, wenn ich nur nach innen ging.

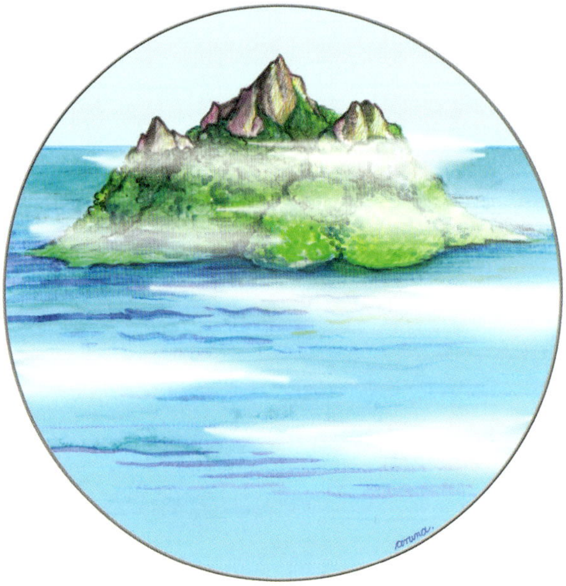

Die Organe: Aufgaben und Fähigkeiten der zwölf Hausbewohner

Schon vor einigen Tausend Jahren verglichen die Taoisten den menschlichen Organismus mit einem Hofstaat, in dem die einzelnen Organe – die Minister und Würdenträger – spezifische Aufgaben und Fähigkeiten haben. Die Kraft oder die Schwäche von einem oder mehreren Organen beeinflusst nicht nur unser körperliches Wohlbefinden, sondern prägt auch unser Verhalten, unsere Persönlichkeit und unseren geistig-seelischen Zustand. Diese Betrachtungsweise vom reibungslosen Funktionieren des „Hofstaates" – unseres Körpers – ist die Grundlage der folgenden Geschichte. Hier entsprechen die zwölf Hausbewohner den zwölf inneren Organen.

Leber (Holz): Vision und Kreativität

Die Leber ist die Quelle der Visionen, des Wachstums und der Kreativität. Sie gibt uns Ideenreichtum und Organisationstalent. Als Visionär und Stratege hilft die Leber, ein Bild davon zu machen, wie unser Leben aussehen soll. Sie bringt uns in Kontakt mit unserem Lebensplan. Um unsere schöpferische Tätigkeit und Kreativität frei entfalten zu können, braucht die Leber viel Freiraum, so wie ein Baum, der sich in alle Richtungen ausbreiten will.

Gallenblase (Holz): Entscheidung und Durchsetzungskraft

Was nützen die besten Ideen, wenn Entscheidungskraft und Durchsetzungsvermögen fehlen, um sie zu verwirklichen. Die Gallenblasen-Energie unterstützt die Ideen und Visionen der Leber und trifft die notwendigen Entscheidungen. Die Gallenblase setzt mit viel Mut und Initiative die Pläne der Leber um. Es ist die Tat, die zählt. Leber und Gallenblase sorgen für einen freien und harmonischen Fluss der Energie und der Gefühle. Wann immer wir uns angespannt fühlen oder unsere Gefühle feststecken, sind diese beiden Funktionen eingeschränkt.

Herz (Feuer): Geistesfrieden und Liebe

Das Herz ist der Herrscher über das ganze Körperreich. Es wird in alten Schriften mit einem weisen Monarchen verglichen. In unserer Geschichte ist es die Herzkaiserin. Das Herz, der Sitz des göttlichen Lichts, ist das Selbst, das wir wirklich sind. Es repräsentiert das Bewusstsein des Menschen, das bestrebt ist, im Reich Frieden und Harmonie aufrechtzuerhalten. Es regiert über alle Organe durch Liebe, Mitgefühl, Einsicht und Verständnis. Die Kraft des Herzens zeigt sich in strahlenden, wachen Augen, die innere Klarheit und Freude am Leben vermitteln. Um ungestört arbeiten zu können, muss die höchste Herrscherin vor Angriffen, Verletzungen und seelischen Traumata beschützt werden. Dabei wird sie unterstützt durch eine Leibwache, das Perikard.

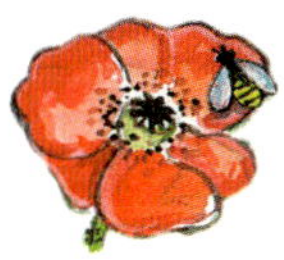

Perikard (Feuer): Lebensfreude und Intimität

Der Herzbeutel (Perikard) ist in der Geschichte die „Beschützerin des Herzens". Eine ihrer Hauptaufgaben besteht darin, wie ein Puffer äußere schädliche Einflüsse, Verletzungen und Beleidigungen vom Herzen fernzuhalten. Die Beschützerin des Herzens verhindert, dass wir uns alles „zu sehr zu Herzen nehmen". Ist diese Funktion geschwächt, sind wir sehr verletzlich. Es schleichen sich Misstrauen, Kälte und Verbitterung in unser Leben ein. Ist das Perikard aber stark, können wir befreit lachen, wir sind glücklich und verbreiten Freude, Zufriedenheit und Sonnenschein.

Dünndarm (Feuer): Unterscheiden und Einteilen

Der Dünndarm klärt durch sein Unterscheidungsvermögen und nimmt das auf, was Körper, Geist und Seele brauchen. Das Unbrauchbare wird von ihm aussortiert. Er entzieht den festen und flüssigen Speisen die wertvollen Bestandteile und leitet das Überflüssige zur Ausscheidung an den Dickdarm und zur Blase weiter. Dieser Auswertungs- und Trennungsprozess geschieht nicht nur auf körperlicher, sondern auch auf geistiger und emotionaler Ebene, wo unbrauchbare, „unwahre" oder schädliche Gedanken und Gefühle ausgefiltert und ausgeschieden werden. „Wichtige" Informationen und Gedanken werden assimiliert und in unsere Weltanschauung integriert. Der Dünndarm entscheidet immer wieder neu, was wirklich gebraucht wird und was entbehrlich ist.

Dreifacher Erwärmer (Feuer): Ausgleich und Wärme

Der Dreifache Erwärmer verkörpert ein Energiesystem, das wir in der westlichen Medizin in dieser Form nicht kennen. Er koordiniert in den drei „Brennräumen" – Brust, Bauch und Becken – alle energetischen Abläufe, vor allem die Umwandlungskraft des Feuers. Alle Organe – in der Geschichte die Hausbewohner – brauchen für ihr Wohlergehen in ihrem Funktionsbereich eine angemessene Temperatur. Der Dreifache Erwärmer macht Kontakt, er kommuniziert mit allen Bereichen des Körpers und bemüht sich um ein harmonisches Gleichgewicht.

Milz (Erde): Geborgenheit und Mitgefühl

Die Milz – als Einheit zusammen mit der Bauchspeicheldrüse – ist als die „Große Mutter" die Ernährerin aller Organe. Wie die Leiterin eines großen Transportunternehmens versorgt die Milz den ganzen Körper mit Energie. Jedes Organ bekommt von der Milz genau das, was es zum Leben braucht. Die Nähressenz, durch die Milz gebildet, wird von ihr im ganzen Körper verteilt.

Magen (Erde): Stabilität und Fürsorge

Der Magen ist die Kochstelle des Körpers. Hier wird die Nahrung aufgenommen und verarbeitet. Der Umwandlungsprozess der aufgenommenen Nahrung in körpereigene Substanzen und Energie beginnt im Magen. Durch die Funktionen von Magen und Milz wird der ganze Körper und auch der Geist ernährt – auch unser Verstand braucht gutes Essen. Unser „intellektueller Magen" befähigt uns, Projekte und Erfahrungen zu durchdenken und abzuwägen. Das kann bei manchen Menschen zum „Grübeln" führen. Ist der Magen geschwächt, werden auch leichte Speisen und harmlose Erlebnisse immer wieder hin und her gewälzt bei dem Versuch sie zu verdauen. Ein gut gefüllter Magen gibt wohlige Zufriedenheit.

Lunge (Metall): Freiraum und Klarheit

Die Lunge gilt als eine Autoritätsperson, als der „Richter“ des Hofstaates, der die Moral, Pflichten und Gesetze, die Struktur in der Gesellschaft prägt. Als Meister über die Atmung herrscht die Lunge über den Rhythmus des Lebens, über Expansion und Kontraktion, Empfangen und Abgeben, Aufnehmen und Loslassen. Dieser beständige Atemrhythmus folgt einer höheren Ordnung, dem Gesetz von Leben und Sterben.

Dickdarm (Metall): Abschiednehmen und Loslassen

Der Dickdarm sorgt für die Ausscheidung und den Abtransport des Abfalls von Körper, Geist und Seele. Als Abfallsammler ist er die letzte Instanz, die zwischen Unschädlichem und Schädlichem unterscheidet. Er absorbiert die letzten reinen Flüssigkeiten, führt sie zum Körper zurück und scheidet den Abfall aus. Der Dickdarm ist dafür zuständig, dass das Unbrauchbare losgelassen und abgegeben werden kann. Dabei geht es nicht nur um den körperlichen Müll, sondern auch um den der Seele. Ein starker Dickdarm vermittelt das gute Gefühl, innerlich klar, rein und leer zu sein.

Niere (Wasser): Ruhe und innere Kraft

Die Niere verwaltet die „Schatzkammer der vitalen Essenz“, die Quintessenz und Kraft des Menschen. Sie speichert und bewahrt die Lebensenergie. Hier ist der Ursprung der Widerstandsfähigkeit und Willensstärke. Die Niere ist die Quelle des Lebens, aus der auch unsere Sexualkraft entspringt. Die sogenannte vorgeburtliche Energie, die in den Nieren gespeichert wird, ist ein Geschenk, das wir von unseren Eltern erhalten haben. Bei entsprechendem Lebenswandel können wir sie erhalten, bewahren oder schnell verbrauchen.

Blase (Wasser): Anpassungsfähigkeit und Entspannung

Die Blase hat neben der physiologischen Funktion der Aufnahme, Sammlung und Ausscheidung des Harns eine wichtige Funktion in der Regulierung der Aktivitäten des zentralen und autonomen Nervensystems. Ihre wesentliche Aufgabe ist es dafür zu sorgen, dass der Körper entspannen und regenerieren kann.

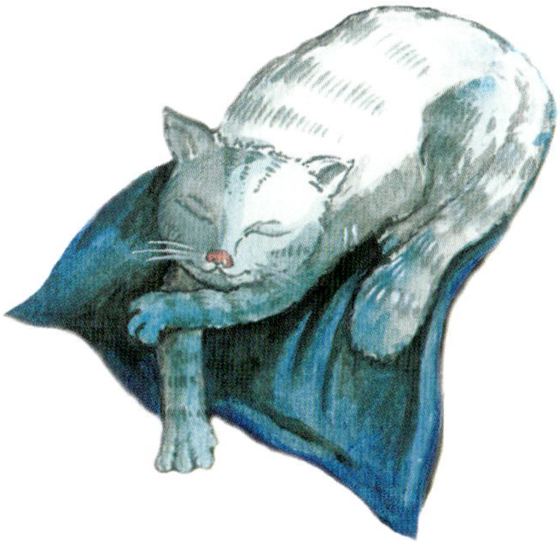

Die zwölf Hausbewohner

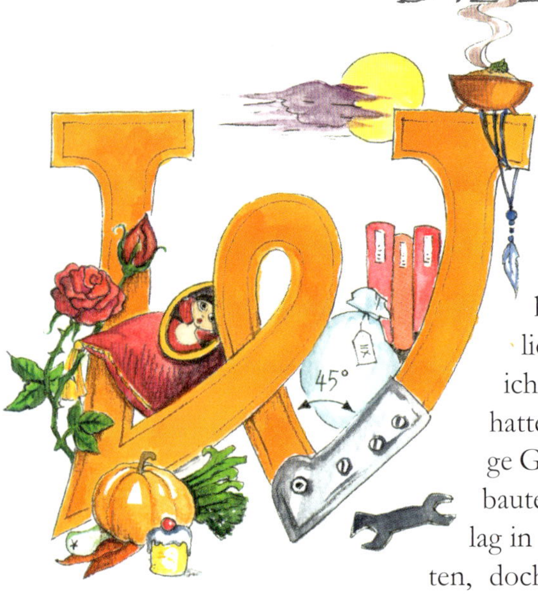

Wie jeden Morgen machte ich einen Spaziergang durch die Stadt, als mein Blick auf eine hochherrschaftliche Villa fiel, die ich noch nie gesehen hatte. Das zweistöckige Gebäude mit ausgebautem Kellergeschoss lag in einem kunterbunten, doch sehr gepflegten Garten. Dort wuchsen mächtige Bäume, Gemüse und viele farbenprächtige Blumen. Ich fühlte mich von dem Haus magisch angezogen. Also folgte ich dem Pfad, der sich durch den Garten schlängelte, und klopfte an die Tür. Sie öffnete sich wie von selbst und ich trat ein.

Ich gelangte in einen großen, goldgelb gestrichenen Raum. In der Mitte standen ein großer Tisch mit einer bunten Obstschale darauf und zwölf gepolsterte Stühle. Die Atmosphäre hier im Erdgeschoss strahlte etwas Warmes und Behagliches aus, so dass ich mich gleich ungemein wohlfühlte. Ein Paar mittleren Alters kam auf mich zu und hieß mich willkommen, so als sei ich ihnen schon lange vertraut. Sie stellten sich vor als Magen und Milz und erzählten mir ein wenig von sich. Frau Milz war eine mollige Dame. Sie kümmerte sich um die praktischen Dinge des Haushalts und versorgte die Bewohner mit schmackhaftem und vorzüglich gewürztem Essen. Dabei wusste sie ganz genau, was jeder gerne mochte und brauchte. Sie war eine freundliche, mütterliche Person, die es offenbar liebte, ihre Familie zu verwöhnen. Ihr zur Seite stand der eifrige Herr Magen.

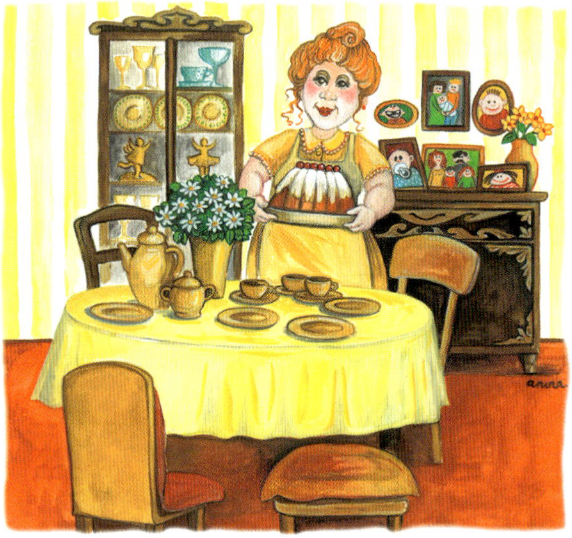

Er war ein ausgezeichneter Koch und kümmerte sich auch um den Anbau, die Ernte und Lagerung des Gemüses. Magen war ein fleißiger und gewissenhafter Arbeiter.

Die beiden boten mir einen bequemen Sessel an und verwöhnten mich mit einem warmen, mit Honig gesüßten Tee und leckeren Köstlichkeiten. Dann deckte Magen den großen runden Tisch für die nächste Mahlzeit. Bald fühlte ich mich hier so sicher und geborgen wie zuhause.

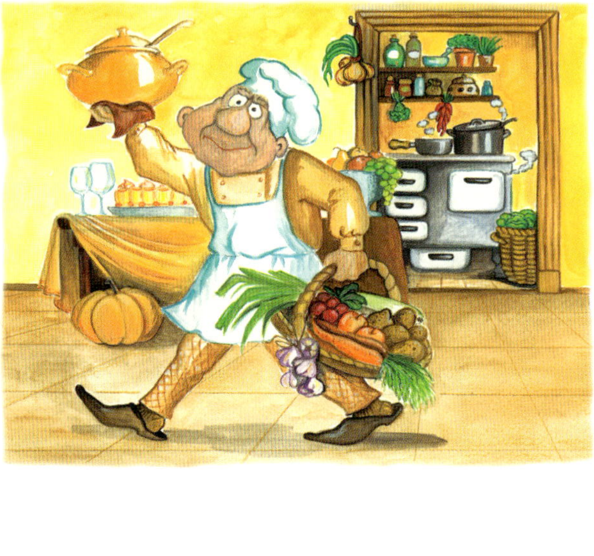

Natürlich war ich neugierig auf die anderen Zimmer und vor allem auch auf die anderen Bewohner des Hauses. Also bedankte ich mich bei den beiden und ging weiter. Der Bereich von Magen und Milz befand sich im Zentrum des Erdgeschosses. Rechts davon lag ein großes, lichtdurchflutetes Atelier. Es war in einem frischen Grün gestrichen und ausgesprochen originell eingerichtet. Ich erkannte sofort, dass hier ein freier Geist lebte, der das kreative Chaos liebte. Es war Leber, der hier neben Gallenblase wohnte. Leber war ein drahtiger junger Mann. Er stand an einem Zeichentisch und entwarf gerade ein utopisch wirkendes, großartiges Gebäude. Um ihn herum standen viele sonderbare Geräte und Apparaturen. Leber war sowohl ein genialer Erfinder voller ausgefallener Ideen als auch ein Abenteurer, der sich immer wieder auf ausgedehnte Reisen in ferne Länder begab. Seine Augen leuchteten, als er mir seine neueste Erfindung erklärte. Dann kamen ihm aber schon wieder Ideen, und er hatte es eilig, mich an seinen Freund Gallenblase weiterzuleiten, der sich in einer Werkstatt nebenan zu schaffen machte.

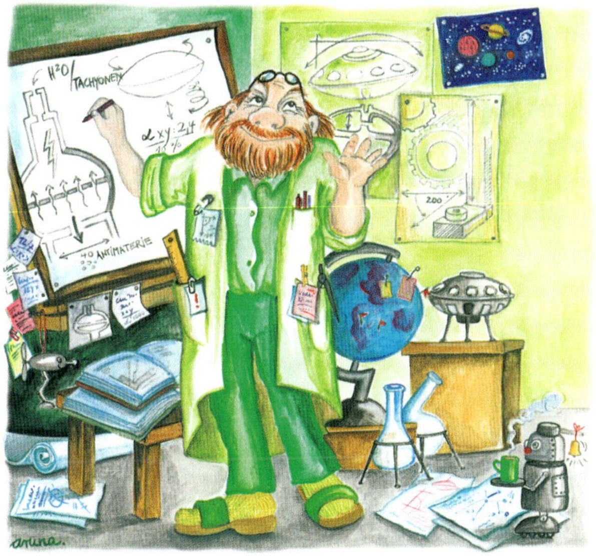

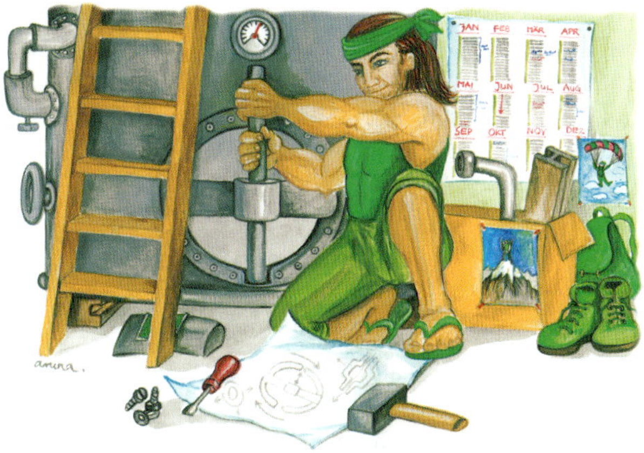

Galle war ein kräftiger Kerl mit breiten Schultern. Er half Leber bei der praktischen Umsetzung seiner Erfindungen, soweit er sie für nützlich und praktisch hielt. Kam ihm ein Plan von Leber untauglich und allzu abgehoben vor, sagte er ihm klar und deutlich seine Meinung. In dieser Weise sprach er mit jedem: direkt, ehrlich und ohne ein Blatt vor den Mund zu nehmen. So hatte er schon manch einen vor den Kopf gestoßen, und in bestimmten Kreisen war er nicht besonders beliebt, was ihm allerdings nichts ausmachte. Ihm war es wichtiger, zu sich und seiner Wahrheit zu stehen, anstatt es anderen einfach nur recht zu machen und womöglich auch noch Kompromisse einzugehen.

Milz und Magen, die ein harmonisches Miteinander liebten, hatten am Anfang ihre Schwierigkeiten mit Galle. Inzwischen hatten sie sich aber an ihn gewöhnt und akzeptierten ihn als wichtiges Mitglied der Gemeinschaft. Dazu hatte auch der Umbau des Hauses beigetragen, der von Leber geplant und unter der Leitung von Gallenblase verwirklicht wurde. Die Pläne waren auf geniale Weise durchdacht. Jeder Bewohner bekam genau den Platz, den er zum Leben brauchte. Und was Galle einmal in die Hand nahm, das klappte auch.

Die Begegnung mit den beiden war sehr interessant. Auch Galle konnte anschaulich und packend von seinen vielen Abenteuern erzählen. Es fiel mir schwer, mich von ihm zu verabschieden, um die anderen Winkel des Hauses auszukundschaften.

Nebenan erstreckte sich das Reich von Dünndarm. Es glich einem verwinkelten und riesigen Labyrinth, in dem ich mich ohne seine Hilfe nicht zurechtgefunden hätte. Dünndarm arbeitete sehr verantwortungsvoll. Er war für den Einkauf zuständig, verhandelte mit den Lieferanten, entschied, was für Produkte in welchen Mengen bestellt wurden und was nicht gebraucht wurde. Da er einen guten Überblick hatte, funktionierten Einkauf, Lagerhaltung und Verteilung reibungslos. Unwichtiges wurde sofort entsorgt. Dünndarm war sich der Wichtigkeit seiner Aufgabe bewusst und mochte sich von niemandem reinreden lassen.

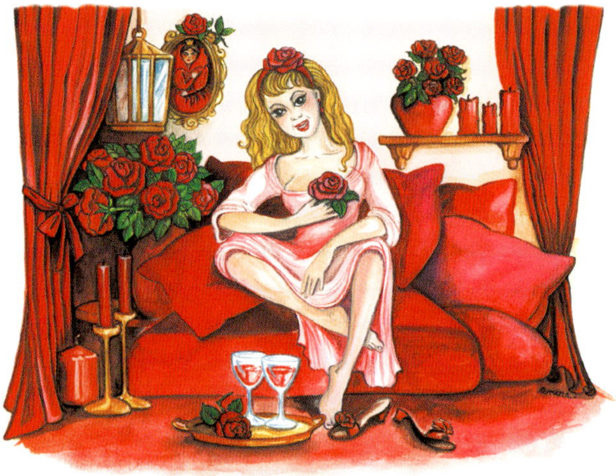

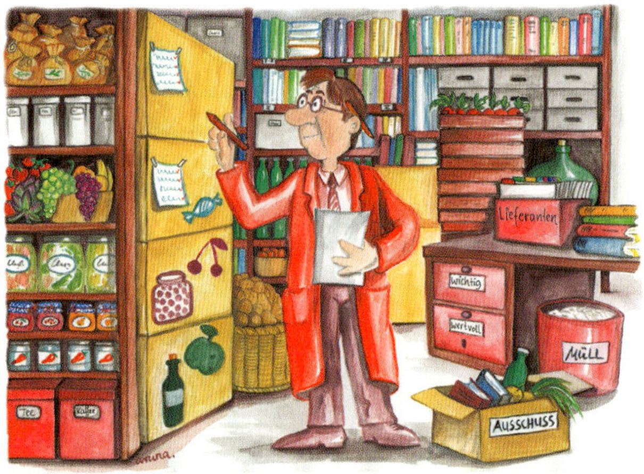

Nun kam ich zu einer großen Freitreppe, die ins Obergeschoss führte und mit einem roten Teppich ausgelegt war. Oben angekommen, gelangte ich in einen festlichen Saal voll majestätischem Glanz. Hier lebte und regierte die Herzkaiserin, Herrscherin über das ganze Haus. Zunächst aber begrüßte mich Perikard, die Sekretärin und persönliche Betreuerin ihrer Majestät. Diese bezaubernde junge Frau mit einem sonnenhaften Lächeln empfing alle Untertanen, Bittsteller und Würdenträger und hörte sich erst einmal ihre Anliegen und Wünsche an. Ich spürte sogleich ihre liebevolle Aufmerksamkeit, die sich in ihren Blicken, ihren Gesten und Bewegungen ausdrückte. Viele Sorgen und Nöte, mit denen manche Besucher herkamen, lösten sich in ihrer Gegenwart wie von selbst auf. Frau Perikard, die Beschützerin des Herzens, liebte ihre Arbeit. Es bereitete ihr große Freude, der Herzkaiserin zu dienen und für ihr Wohlergehen zu sorgen. Doch nebenbei fand sie immer noch Zeit für einen Abend mit Freunden, für ein Schwätzchen mit einem Mitbewohner, für eine Party oder sogar für ein prächtiges Fest, das sie selbst organisierte. Perikard war überall sehr beliebt und auch ich hatte sie gleich in mein Herz geschlossen.

Als ich tiefer ins Innere des festlichen Saales vordrang, gelangte ich zur Herzkaiserin selbst. Sie ruhte auf dem roten Samt eines prächtig mit Gold verzierten Sofas und lächelte mich freundlich an. Ich trat näher. Einem inneren Impuls folgend, verbeugte ich mich tief. Ihre Ausstrahlung, ihre Anmut und Würde waren überwältigend und ich war sehr berührt von ihren glänzenden, wachen Augen, die so viel Bewusstheit, Güte und Liebe ausstrahlten – eine unvoreingenommene Liebe, die, wie mir schien, alle Wesen einschloss. Die Präsenz der Herzkaiserin prägte die Atmosphäre im ganzen Haus. Hier fühlte ich mich akzeptiert und angenommen, so wie ich war. Darüber war ich sehr glücklich und ein Lachen brach aus mir hervor, ein Lachen, das ich nicht kontrollieren konnte und das immer lauter und lebendiger wurde und in das auch Perikard einstimmte. Die Beschützerin des Herzens kugelte sich vor Freude, während die Herzkaiserin uns lächelnd beobachtete.

Als das letzte Kichern verklungen war, verabschiedete ich mich voller Dankbarkeit und ging weiter.

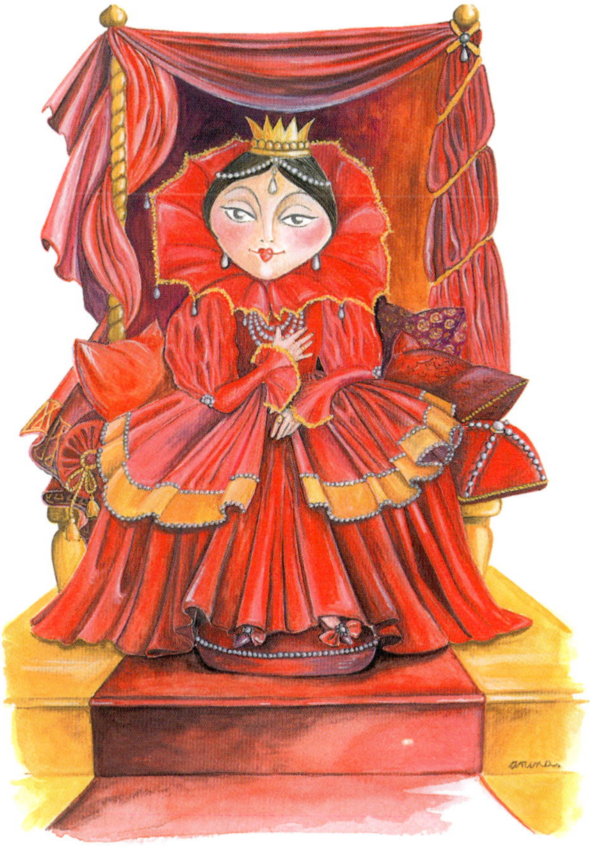

Rechts und links lagen große Flügelzimmer, die von Lunge bewohnt wurden. Die Räumlichkeiten, in reinem Weiß gestrichen, waren ästhetisch und klar eingerichtet. Ein angenehm kühles Lüftchen wehte hier und ließ mich gleich tiefer durchatmen. Lunge, ein großer, würdevoller älterer Herr, war der Richter des Hauses. Man traf ihn häufig mit einem Stapel Gesetzbücher oder wichtiger Schriftrollen unter dem Arm, die er genauestens studierte. Durch seine natürliche Autorität und seinen ausgeprägten Gerechtigkeitssinn gab er ein Beispiel von Recht und Ordnung. Alle anderen zollten ihm Respekt. Am liebsten jedoch war er in seinem Zimmer und meditierte. Hierher kamen auch die anderen Hausbewohner zur stillen Einkehr. Ihre Schuhe stellten sie ordentlich vor den japanischen Schiebetüren ab und betraten dann schweigend den Raum. Lunge begann die Meditation häufig mit einer rituellen Räucherung von Kampfer und Weihrauch, welche die Umgebung reinigte und den Weg zu Sammlung und Meditation bereitete. Mit tiefer Hochachtung verließ ich Lunge und gelangte zurück in den Eingangsbereich.

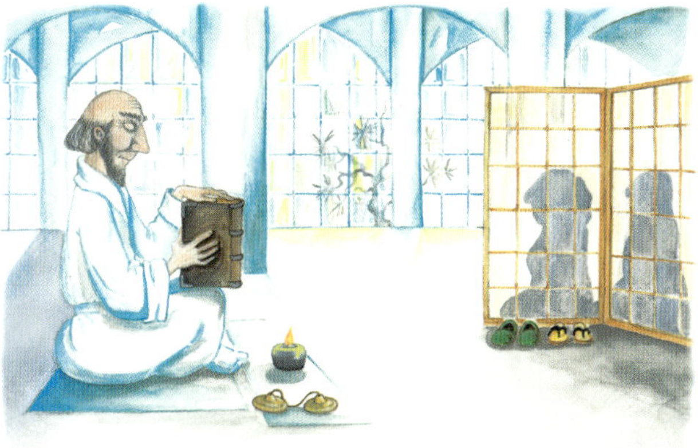

Dort traf ich einen geschäftigen, rot gekleideten Mann: Dreierwärmer, der Bruder von Frau Perikard, war hier der Hausmeister. Er hatte kein eigenes Zimmer, übernachtete mal hier, mal da und war wegen seiner offenen Art und seiner freundlichen Hilfsbereitschaft bei allen im Haus ein gern gesehener Gast. Für seinen Beruf als Hausmeister brachte er vielseitige Talente mit: Er stand in Verbindung mit allen Mitgliedern der Gemeinschaft und sorgte dafür, dass überall genügend Wasser und Wärme vorhanden war. Er bediente und wartete die Heizungsanlage des Gebäudes, sodass jeder Bewohner die optimale Temperatur in seinem Zimmer hatte.

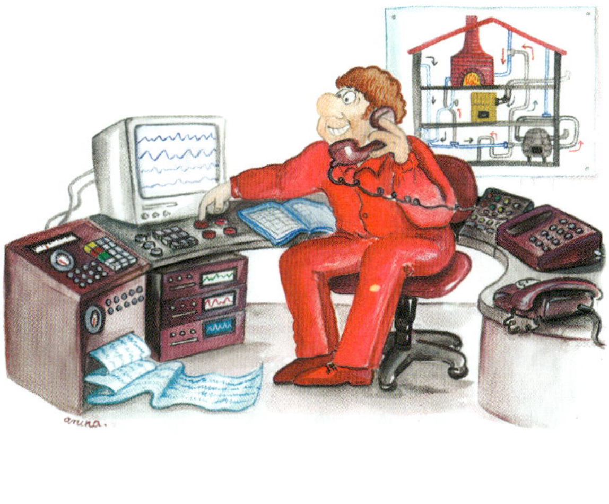

Auf sein Anraten hin wurde das Haus gut isoliert. Keine Wärme sollte nach außen hin verloren gehen und Kälte von draußen nicht eindringen. Ohne Übertreibung kann man sagen, dass das Wohlbefinden aller Mitbewohner von seiner Arbeit abhing. Dreierwärmer erzählte mir von dem Kellergeschoss, das ich mir unbedingt noch anschauen sollte. So ging ich zurück in die untere Etage. Da entdeckte ich eine verborgene Tür, die mir bisher noch nicht aufgefallen war. Von dort aus führte eine steile Treppe in den Keller hinab.

Schon auf den ersten Stufen umfing mich eine merkwürdige und geheimnisvolle Stimmung. Hier unten herrschte Dunkelheit, nur ein paar Kerzen gaben ein wenig Licht, und es war unglaublich still. Außer dem heftigen Klopfen meines Herzens nahm ich keine anderen Geräusche wahr. Die drei Bewohner, die hier unten lebten, nahmen zunächst gar keine Notiz von mir. Das verunsicherte mich etwas, und fast wäre ich wieder umgekehrt und hätte diesen Ort wieder verlassen. Aber dann siegte meine Neugierde über meine Angst, denn Dreierwärmer hatte mir erzählt, dass ich hier wahrhaft wertvollen Menschen begegnen würde.

Hier unten war das Reich von Dickdarm – ein lang gestrecktes Gewölbe, das sich einmal um das ganze Kellergeschoss schlängelte. Es war sehr sauber und ordentlich. Dickdarm arbeitete für die

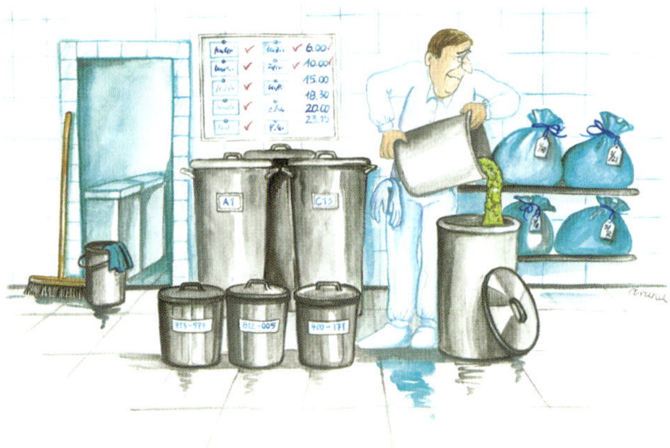

Müllabfuhr und war für die Reinigung des gesamten Hauses zuständig. Er achtete darauf, dass die Dinge, die noch brauchbar waren, optimal recycelt wurden und der Restmüll möglichst schnell nach draußen geschafft wurde. Eine wichtige Aufgabe – und nur dumme Leute sahen auf ihn herab und wussten seine Arbeit nicht zu würdigen. Er hingegen war stolz auf seinen Beruf und verrichtete seine Arbeit sehr gewissenhaft. Er freute sich immer, wenn er das Haus blitzblank geputzt hatte, und brachte so Reinheit und Glanz in alle Räume, wo alter Schmutz das Haus und seine Bewohner vergiftet hätte. Alles Überflüssige wurde entsorgt. Die leeren Abfalltonnen reinigte er sorgfältig und stellte sie schön gerade in einer Reihe auf.

Weiter hinten lag ein Doppelzimmer, das von Niere bewohnt wurde, einer außergewöhnlichen und mysteriösen Persönlichkeit. Diese weise, ältere Frau mit den kräftigen silbrigweißen Haaren

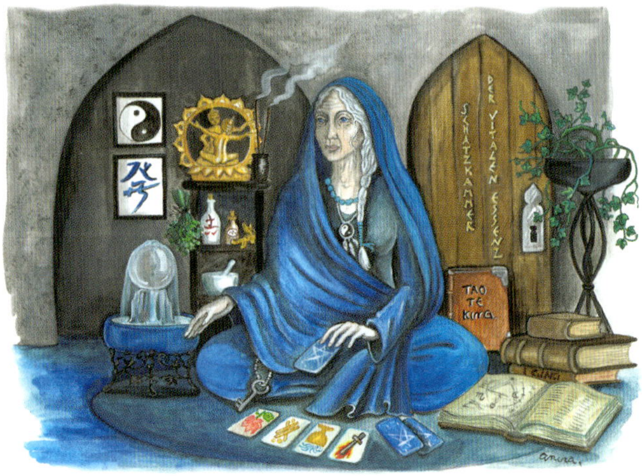

verwaltete das Geld und die energetischen Schätze des Hauses. Jeder Hausbewohner erhielt von ihr genau das, was er brauchte. Niere verschwendete nichts und ermahnte jeden, sorgsam mit seinem Hab und Gut umzugehen. Niere hatte aber auch noch eine andere wichtige Funktion. Als Tantra-Meisterin unterrichtete sie die Haubewohner in der tantrischen Liebeskunst. Mit einem schönen und kräftigen Jüngling zog sie sich in ein eigens für sie eingerichtetes Gemach zurück, um ihre Liebeskünste zu praktizieren und zu vertiefen.

Eine weitere Mitbewohnerin des Untergeschosses war Blase. Sie hatte einen recht kleinen Raum ganz unten in einer Ecke. Wenn man aber näher hinsah, fiel auf, dass der Raum genau die richtige Größe für Frau Blase hatte, denn sie war sehr bescheiden und brauchte nicht viel Platz.

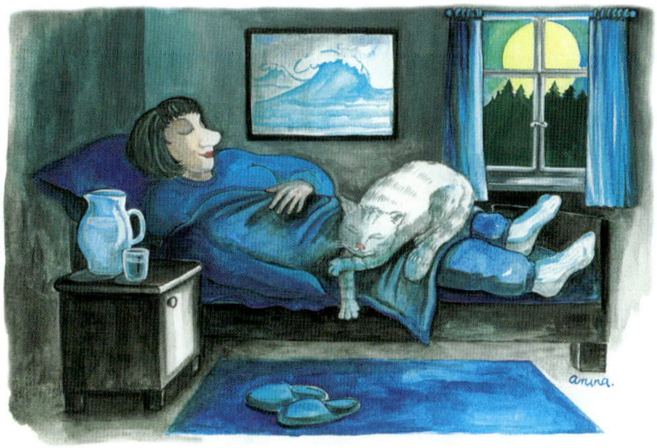

Ihre Kammer schien sich immer exakt ihren Bedürfnissen anzupassen. Blase war Klempnerin von Beruf. Da die Abflüsse im Hause meist reibungslos funktionierten und die Wasserleitungen nur selten verstopft waren, hatte sie viel freie Zeit. Darüber war Blase glücklich. Sie hatte zwar eine Menge Energie, aber sie mochte keine Aufregung und Hektik und liebte es, sich auszuruhen. So war denn auch das wichtigste Möbelstück in ihrem schlichten Zimmer ein riesiges Bett. Dort lag sie gern lang ausgestreckt auf dem Rücken und tat nichts. Da ruhte sie auch, als ich ihr Zimmer betrat. Mir selbst fällt das Nichtstun schwer, und als ich Blase so völlig entspannt vor mir sah, bewunderte ich sie ein wenig für ihre Gelassenheit.

Nun hatte ich alle Ecken und Winkel der Villa und ihre Bewohner kennengelernt. Mir wurde bewusst, dass dieses scheinbar ganz normale Haus in Wahrheit ein großartiges Wunderwerk war! Jeder einzelne Bewohner war ein wichtiges Mitglied der Gemeinschaft und erfüllte genau die Aufgabe, die zu ihm passte. Dabei war jeder auf den anderen angewiesen. Alle schwangen im gleichen Rhythmus, alle durchströmte der gleiche Puls und ihre Zusammenarbeit vollzog sich in einer wunderbaren Harmonie.

Als ich mich von allen verabschiedete, dachte ich: „In so einem Haus möchte ich auch gerne leben."

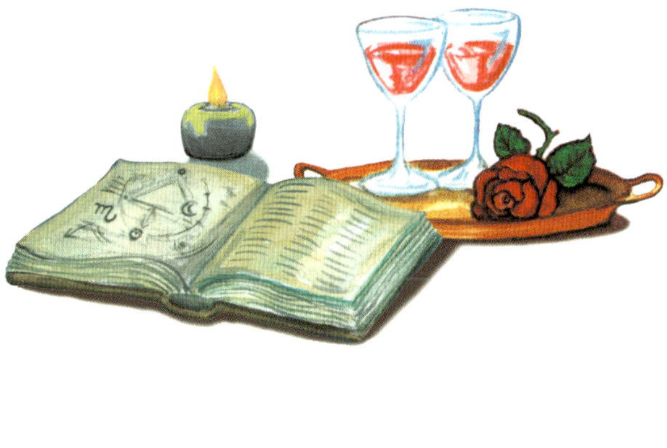

Erläuterungen zu den Elemente-Kapiteln

In den folgenden Kapiteln werden die Fünf Elemente beschrieben – jedes für sich. Alles was in den Kapiteln **„Was du tun kannst ...“** vorgestellt wird, unterstützt und stärkt das jeweilige Element. Wenn wir uns in einer Wandlungsphase besonders zuhause fühlen, werden wir uns wahrscheinlich von den hier vorgestellten Möglichkeiten auch besonders angesprochen fühlen. Am spannendsten und wirkungsvollsten ist jedoch immer die Förderung der Wandlungsphase, die am wenigsten Teil unseres Lebens ist.

Zu jedem Element gibt es:

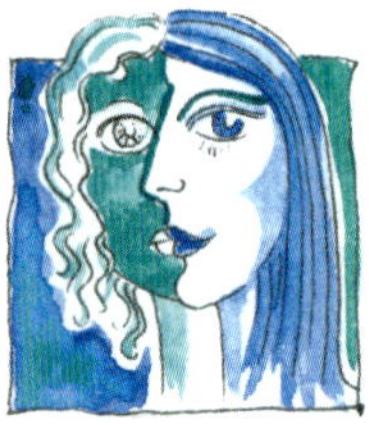

Persönlichkeiten

Es folgen Aufzählungen von Menschen, Organisationen oder Völkern, die in ihren Charaktereigenschaften, ihrem Typus und in ihrer Lebensweise die Qualität des entsprechenden Elements deutlich widerspiegeln.

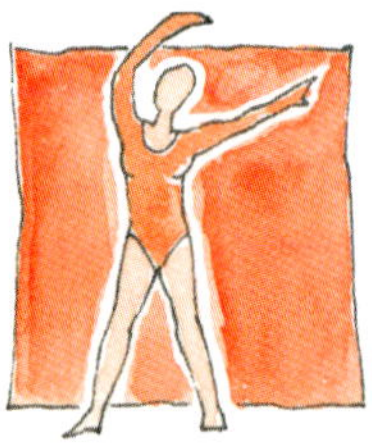

Körperübungen und Sportarten

Hier werden Übungen und Methoden beschieben, mit denen wir das Element in uns beleben und die entsprechende Meridianenergie aktivieren können.

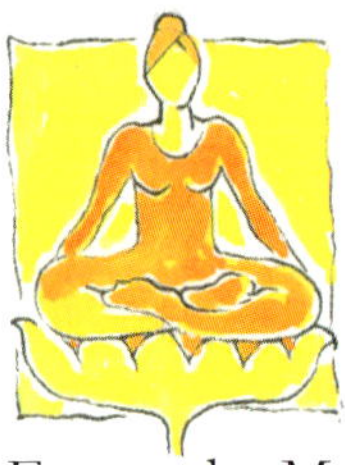

Meditationen

Die Meditationstechniken, die an dieser Stelle aufgeführt sind, ermöglichen die lebendige Erfahrung von Stille und Präsenz – die Essenz der Meditation – und unterstützen gleichzeitig das jeweilige Element. Es empfiehlt sich, eine bestimmte Meditationsform eine Weile regelmäßig zu praktizieren. Die Basis jeder Meditationstechnik sind folgende drei Grundelemente: entspannt sein; das wahrnehmen was ist; nicht bewerten.

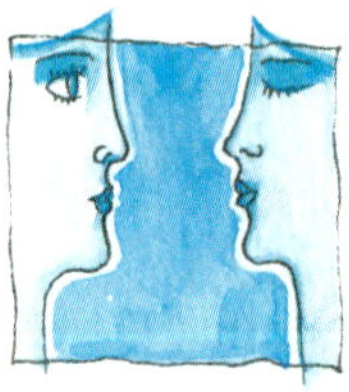

Psychotherapie

Jede Form der Psychotherapie kann natürlich helfen, frei zu werden von einschränkenden Verhaltensmustern und inneren Begrenzungen. Aber nicht jeder, der Therapie sucht, fühlt sich von der gleichen Methode angesprochen oder findet nicht mit jeder therapeutischen Richtung Heilung. Die vorgeschlagenen Formen der Psychotherapie unterstützen ganz besonders das jeweilige Element. Ob eine Psychotherapie-Methode die gewünschte Wirkung zeigt, hängt jedoch wesentlich von der Erfahrung und der Präsenz des Therapeuten ab.

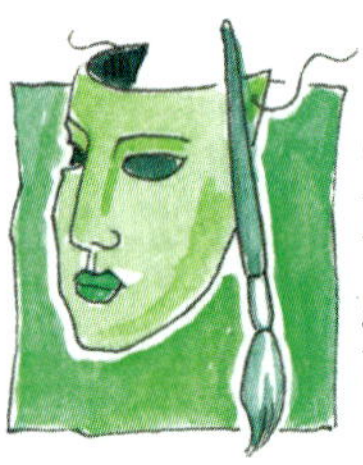

Und sonst noch ...

Diese Sparte versammelt Anregungen, die in keiner der anderen Rubriken ihren Platz gefunden haben.

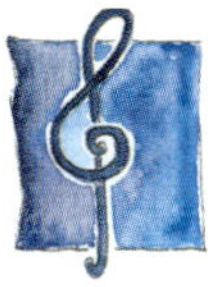

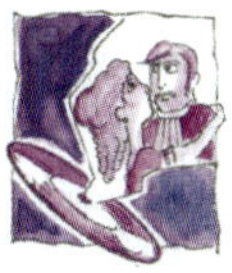

Musik, Bücher, Filme

Die Auswahl der Musikrichtungen und Musikstücke, Bücher und Filme fangen die Atmosphäre der Elemente stimmig ein. Sie weisen verschiedene Aspekte der Wandlungsphasen auf wie etwa die Dokumentation von der Verwirklichung einer Vision (Holz), ein Gefühl von Lebensfreude (Feuer) oder eine melancholische Gemütsverfassung (Metall).

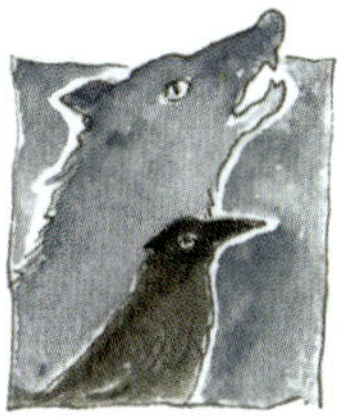

Krafttier

Krafttiere gelten als Symbole für besondere Eigenschaften und Fähigkeiten. Der Adler ist beispielsweise ein Sinnbild für Freiheit, Raum, Weite und Losgelöstsein; der Tiger für machtvolle Stärke und Durchsetzungsvermögen und der Bär für Stabilität und Erdverbundenheit. Wenn wir uns ganz in das Krafttier hineinfühlen, können wir seine Fähigkeiten auch in uns erfahren. In den taoistischen Überlieferungen finden wir je nach Tradition oder Schule unterschiedliche Krafttiere zu den jeweiligen Wandlungsphasen.

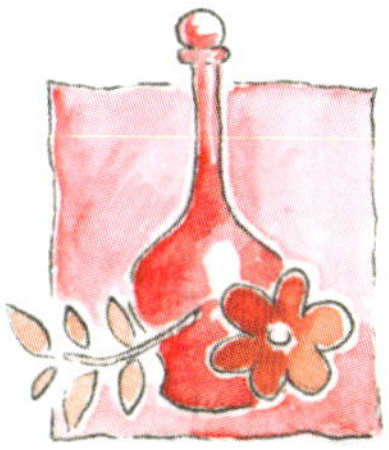

Düfte

Die Indikationen der Aromen beziehen sich ausschließlich auf den Gebrauch in der Duftlampe. Die Essenzen sollten niemals ohne die Begleitung eines erfahrenen Therapeuten eingenommen werden.

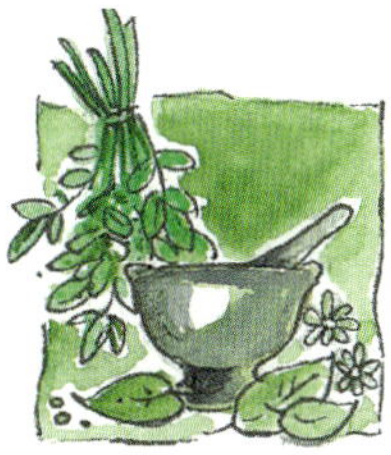

Kräutertees

Die hier genannten Tees sind nur allgemeine Empfehlungen. Keiner davon ist für die dauerhafte Einnahme geeignet. Bei anhaltenden Beschwerden sollte unbedingt ein Arzt oder Heilpraktiker aufgesucht werden, der nach einer entsprechenden Diagnose individuelle Rezepturen empfehlen kann. Die hier genannten **Kräuterteemischungen** wurden von Claude und Ina Diolosa zusammengestellt, Nirguns Lehrern für „Energetische Ernährungslehre".

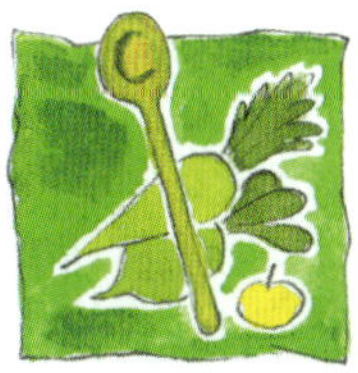

Kochen

Die Menüs beinhalten Zutaten, die allen fünf Wandlungsphasen entsprechen, da eine ausgewogene Mahlzeit die Vielfalt aller Geschmacksrichtungen braucht. Sie enthalten zudem schwerpunktmäßig Obst- und Gemüsesorten, die in den jeweiligen Jahreszeiten gereift sind und die unterstützende Elemente-Farbe aufweisen, wie beim „Menü im Frühling", bei dem die Farbe Grün des Holz-Elementes überwiegt. Zur Stärkung des Elements wurden nicht nur die Zutaten, sondern auch die dem Element entsprechenden Kochmethoden und Zubereitungsarten ausgewählt.

Die Zutaten sind auch nach ihrem Temperaturverhalten zusammengestellt. Für das Menü im Sommer werden erfrischende Nahrungsmittel verwendet, während die Menüs im Winter uns von innen her erwärmen.

Die Menüs sind vegan, werden also ohne tierische Produkte zubereitet. Die Rezepte sind für vier Personen berechnet.

* * *

Die hier vorgestellten Methoden, Kochrezepte und Kräutertees sind nach bestem Wissen und Gewissen dargestellt; die Informationen sollen aber Rat und Hilfe eines Arztes nicht ersetzen. Die Autoren und der Verlag übernehmen keinerlei Haftung für die Beeinträchtigung der Gesundheit, die sich aus dem Gebrauch oder Missbrauch der in diesem Werk dargestellten Methoden ergeben.

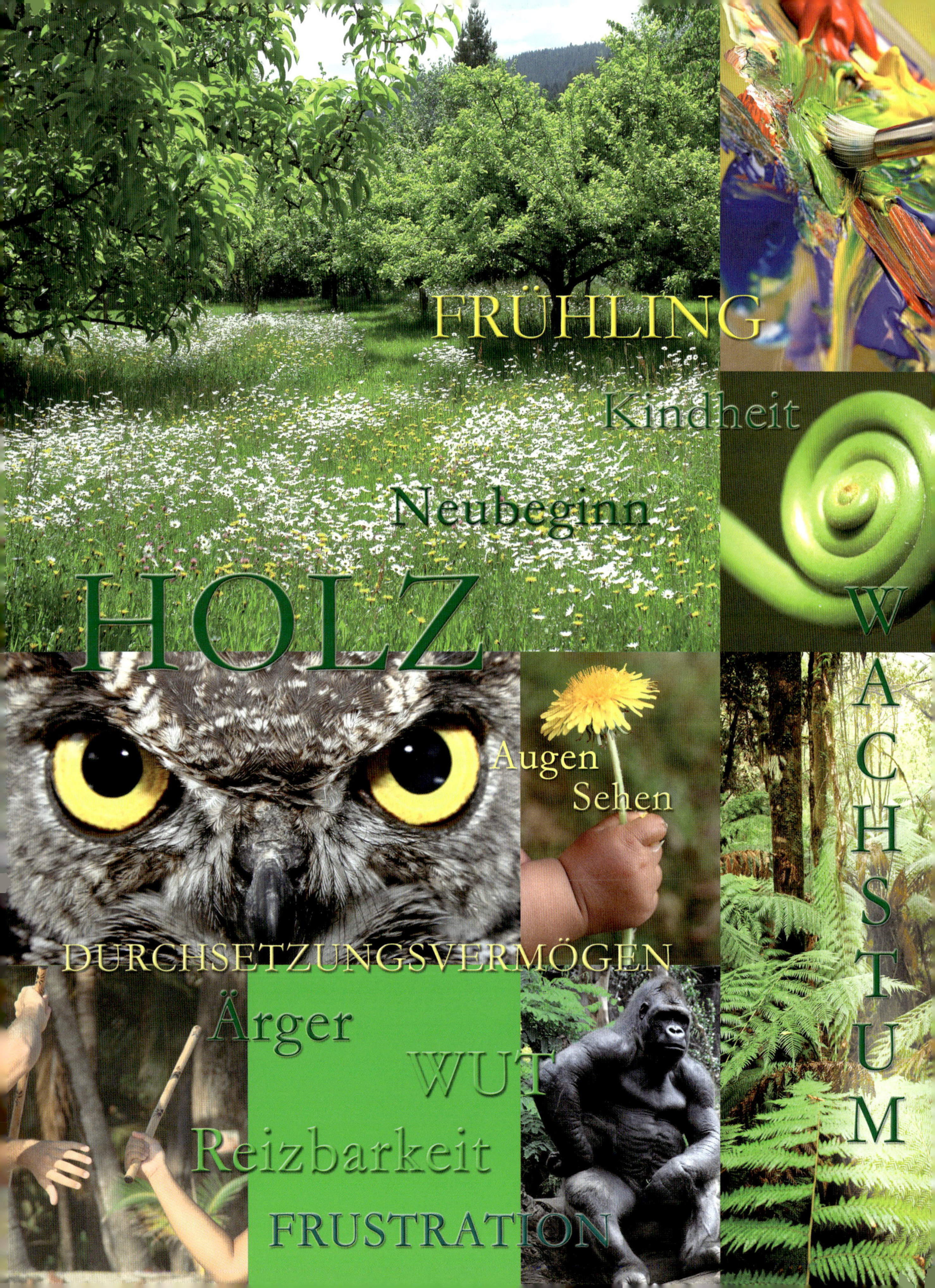
FRÜHLING
Kindheit
Neubeginn
HOLZ
WACHSTUM
Augen
Sehen
DURCHSETZUNGSVERMÖGEN
Ärger
WUT
Reizbarkeit
FRUSTRATION

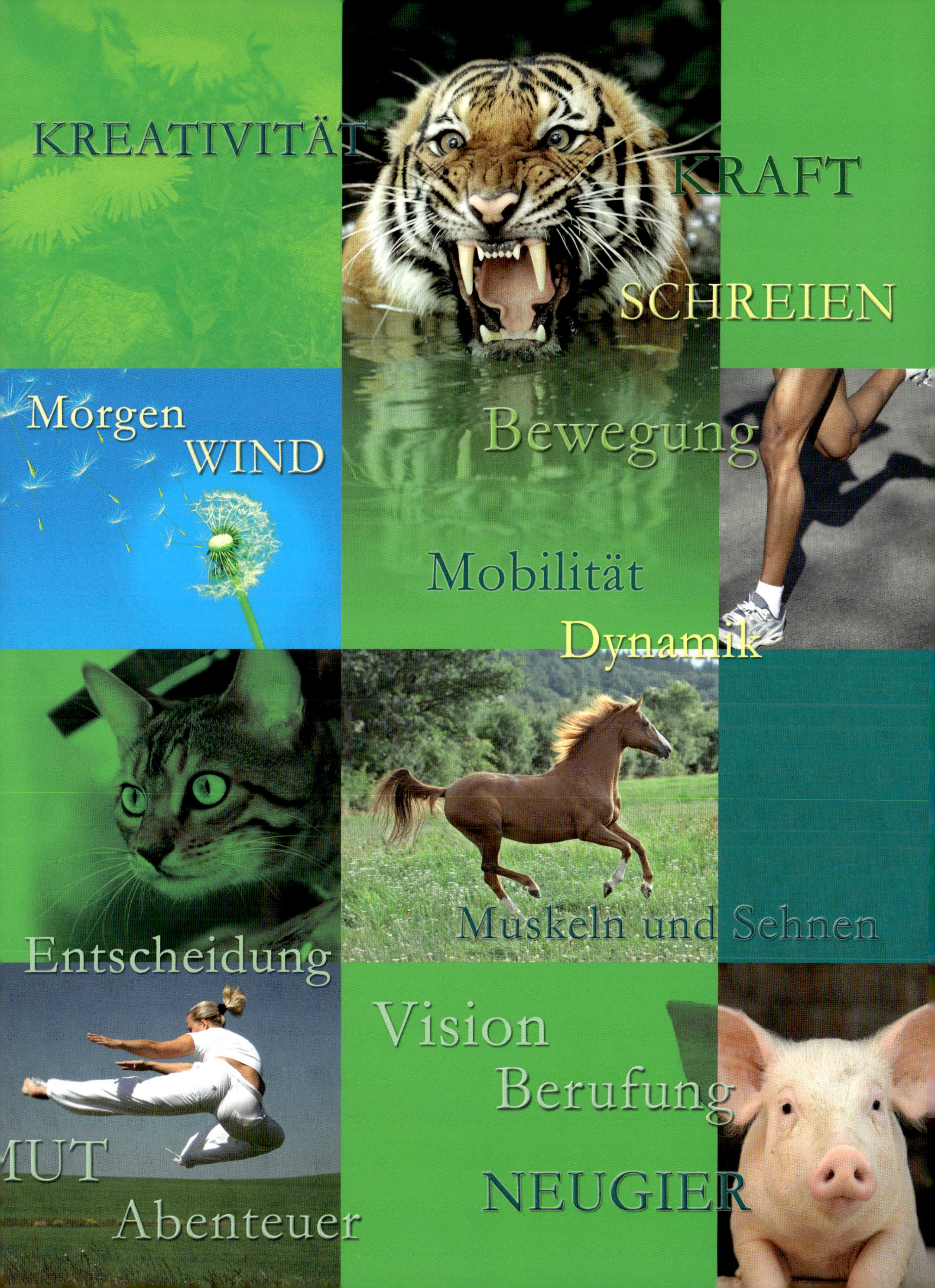
KREATIVITÄT
KRAFT
SCHREIEN
Morgen
WIND
Bewegung
Mobilität
Dynamik
Entscheidung
Muskeln und Sehnen
Vision
Berufung
MUT
NEUGIER
Abenteuer

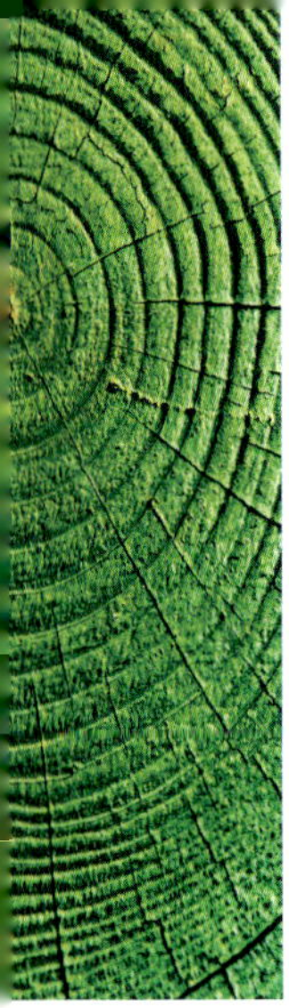

Holz – Vision und Verwirklichung

Die Qualität des Holzes können wir am besten im Frühling erfahren, wenn nach einem langen Winterschlaf das Leben wieder erwacht. Winde fegen über das Land und pusten das letzte Laub des vergangenen Jahres fort. Überall in der Natur sprießt es und wird grün. Mit den ersten Sonnenstrahlen weckt uns am Morgen lautes Vogelgezwitscher. Die Natur ist lebendig; es liegt Frische und Dynamik in der Luft.

Durch die Frühlingsenergie gedeiht ein junger Keimling und entwickelt sich zu einem Baum, der ein Leben lang wächst, blüht und Früchte trägt. Auch wir können mit dieser aktiven Kraft unser Potenzial entfalten und das verwirklichen, was in uns steckt. Wie in einem Samenkorn sind in der Kraft des Holzes die Möglichkeiten gespeichert, mit denen wir unser Leben gestalten können. Und genau wie der wachsende Keimling welkt, wenn er nicht genug Nahrung, Sonnenlicht und Raum zur Entfaltung bekommt, verkümmern auch wir, wenn unsere Entwicklung behindert wird und wir in unserem Ausdruck und unserer Lebendigkeit gebremst werden. Die Lebensenergie gerät dadurch ins Stocken, und die Gedanken stecken fest. Frustration und Ärger stellen sich ein, wenn wir unnötige Beschränkungen erfahren – ob von uns selbst oder von außen – und die in uns schlummernden Talente nicht verwirklichen.

Die Kraft der Wandlungsphase Holz kann uns aus diesem Zustand befreien: Sie ermöglicht, eine Vision zu entwickeln, wie unser Leben aussehen soll, und sie motiviert uns, die notwendigen Schritte in die Wege zu leiten, um diese Vision zu verwirklichen. Sie gibt die Fähigkeit, zu planen, zu entscheiden, Konflikte zu lösen und sich durchzusetzen. Im Holz ruht unsere Kreativität und Gestaltungskraft sowie der Mut, wir selbst zu sein und das auch auszudrücken. Die Frühlingsenergie ermutigt, uns innerlich vorwärts zu bewegen und unseren Lebensplan zu verwirklichen. Sie lässt uns Hindernisse aus dem Weg räumen und immer wieder Grenzen überschreiten.

Themen und Aufgaben auf der Reise in die Wandlungsphase Holz: „Den Tiger reiten“

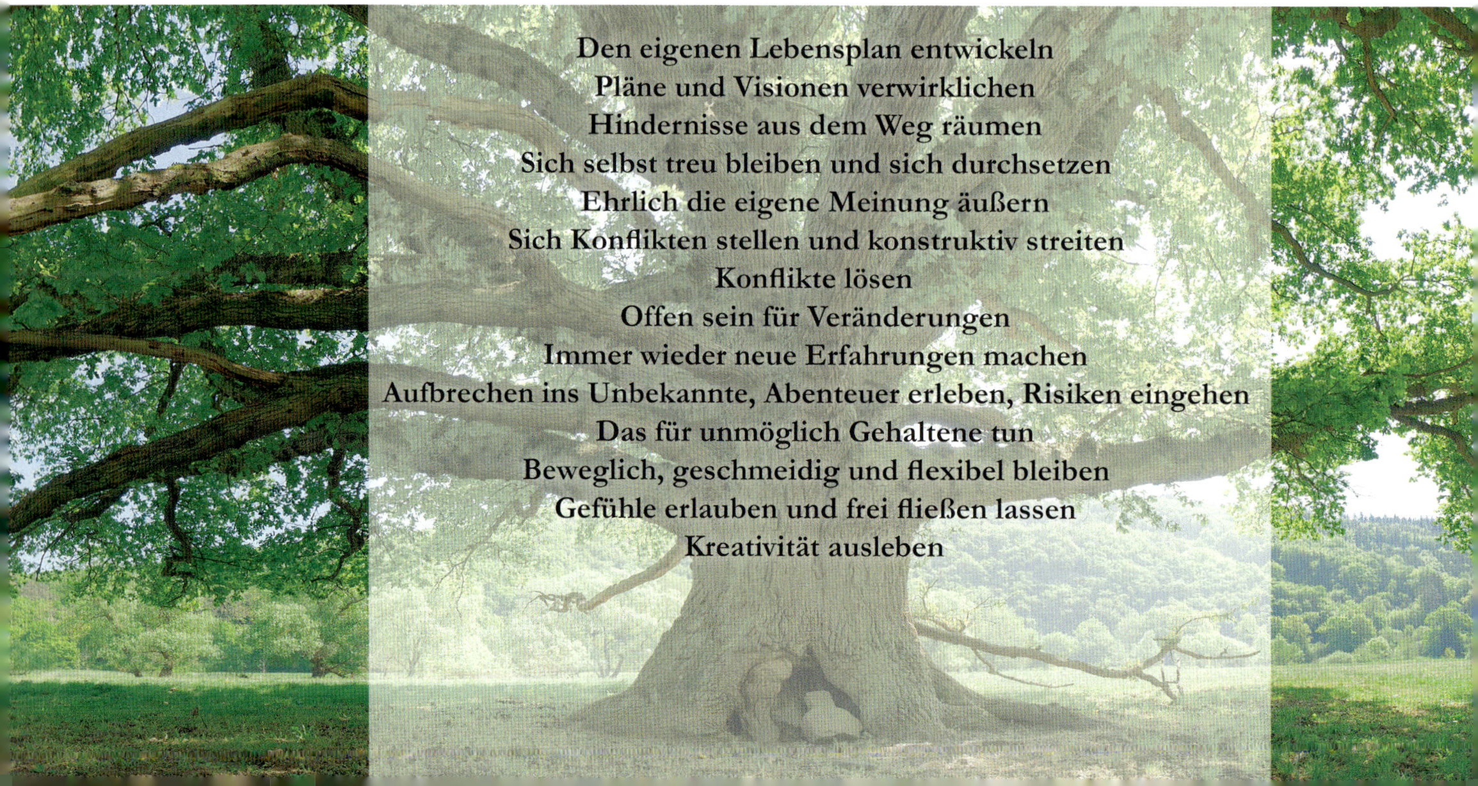

Den eigenen Lebensplan entwickeln
Pläne und Visionen verwirklichen
Hindernisse aus dem Weg räumen
Sich selbst treu bleiben und sich durchsetzen
Ehrlich die eigene Meinung äußern
Sich Konflikten stellen und konstruktiv streiten
Konflikte lösen
Offen sein für Veränderungen
Immer wieder neue Erfahrungen machen
Aufbrechen ins Unbekannte, Abenteuer erleben, Risiken eingehen
Das für unmöglich Gehaltene tun
Beweglich, geschmeidig und flexibel bleiben
Gefühle erlauben und frei fließen lassen
Kreativität ausleben

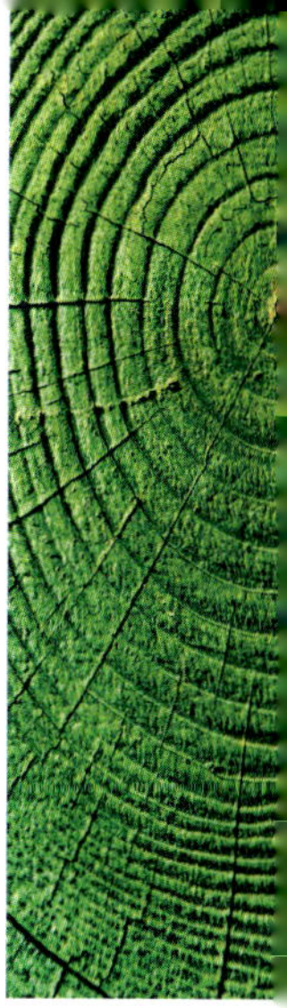

Holz-Persönlichkeit

Erscheinung

sportlich, drahtig, muskulös
breite Schultern
kräftig, dynamisch
offene, leuchtende Augen
laute, schreiende Stimme

Holzkind

aufgeweckt, neugierig, spontan
kreativ, phantasievoll
voller Tatendrang, vital, wild
selbstständig, selbstbewusst
kämpferisch, eigener Kopf
liebt Bewegung

Eigenschaften und Qualitäten

flexibel, spontan, motiviert
engagiert, entscheidungsfreudig
tatkräftig, dynamisch
sportlich, kreativ
voller Ideen, visionär
geht den eigenen Weg, schreitet mutig voran
kann sich durchsetzen
liebt das Abenteuer, risikobereit
braucht es, unabhängig zu sein
äußert mutig die eigene Meinung
steht gerne früh auf

Beispiele für Holz-Persönlichkeiten

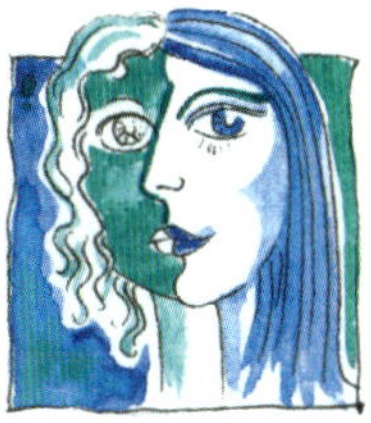

Oliver Kahn, die Torwartlegende, der kraftvoll und risikobereit sein Tor verteidigte. Ohne Scheu hat er seinen Teamkollegen seine Meinung verkündet – selbstbewusst, oft draufgängerisch, wütend und schreiend.

Greenpeace, die Organisation, die für die Vision von einer gesunden harmonischen Welt steht. Viele ihrer Mitglieder sind Abenteurer, die beherzt und heroisch für diese Vision einstehen.

Die 68er-Generation führte einen unerschrockenen Kampf gegen das spießige „Establishment“, den „kleinbürgerlichen Mief“ ihrer Zeit.

Donald Duck, der sich immer wieder schwungvoll in neue Abenteuer stürzt und jede Herausforderung annimmt. Wenn etwas schief gegangen ist, regt er sich maßlos auf. Aber er lässt sich nicht entmutigen und macht immer weiter.

Pippi Langstrumpf, ein starkes, kreatives, erfinderisches, ehrliches Mädchen, das mutig und selbstbewusst ihr Leben lebt, ohne sich von gesellschaftlichen Konventionen (Schule, Kinderheim) daran hindern zu lassen.

Monika Hauser, eine Ärztin, die sich mutig und engagiert für vergewaltigte Frauen in Krisengebieten einsetzt. Mit Wut und Entschlossenheit kämpft sie für die Rechte der misshandelten Frauen. Für ihre Arbeit erhielt sie 2008 den alternativen Nobelpreis.

Tatortkommissar „Schimanski“, der raubeinig, oft rüpelhaft oder frustriert und dann wieder couragiert und unkonventionell seine Fälle aufklärt.

Sicher haben alle **Forscher** und **Pioniere** eine gute Holz-Energie, wenn sie mit Neugier und Abenteuerlust immer weiter forschen, bis sie etwas Neues entdeckten.

Fußballfans, freche Straßenjungs

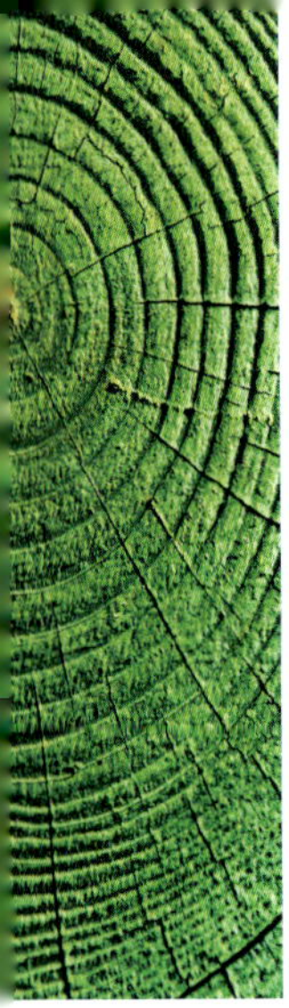

Verhalten bei einem Ungleichgewicht der Holz-Energie

bei Fülle:

angespannt, gestaut, fühlt sich beengt
unausgeglichen, emotional sprunghaft, launisch
frustriert, reizbar, wütend, aggressiv
überreagierend, streitsüchtig
trifft vorschnelle Entscheidungen
möchte die Situation und andere kontrollieren
möchte unbedingt gewinnen
hat Angst vor Einschränkung oder Begrenzung

bei Leere:

unentschieden, unentschlossen
kann sich nicht durchsetzen
hat Schwierigkeiten, Hindernisse zu überwinden
blockierte Kreativität
verträumt, idealistisch
antriebslos, kraftlos, ohne Initiative
planlos, chaotisch, ziellos

Körperliche Symptome bei einem Ungleichgewicht der Holz-Energie

seitlicher Kopfschmerz/Migräne
Schwindel
Verspannungen
Schulter- und Nackenverspannungen
Beckenschiefstand, Ischias
Muskelzerrungen
Sehnenscheidenentzündungen
Krankheiten, die zu Bewegungseinschränkungen führen
Zuckungen, Krämpfe
prämenstruelles Syndrom
trockene bzw. gerötete Augen
Bindehautentzündung
Sehstörungen
Völlegefühl unter dem rechten Rippenbogen
Gallensteine, Gallen- bzw. Lebererkrankungen
Durchschlafstörungen, vor allem zwischen 23 und 3 Uhr
brüchige Nägel
Zugluftempfindlichkeit

Redewendungen

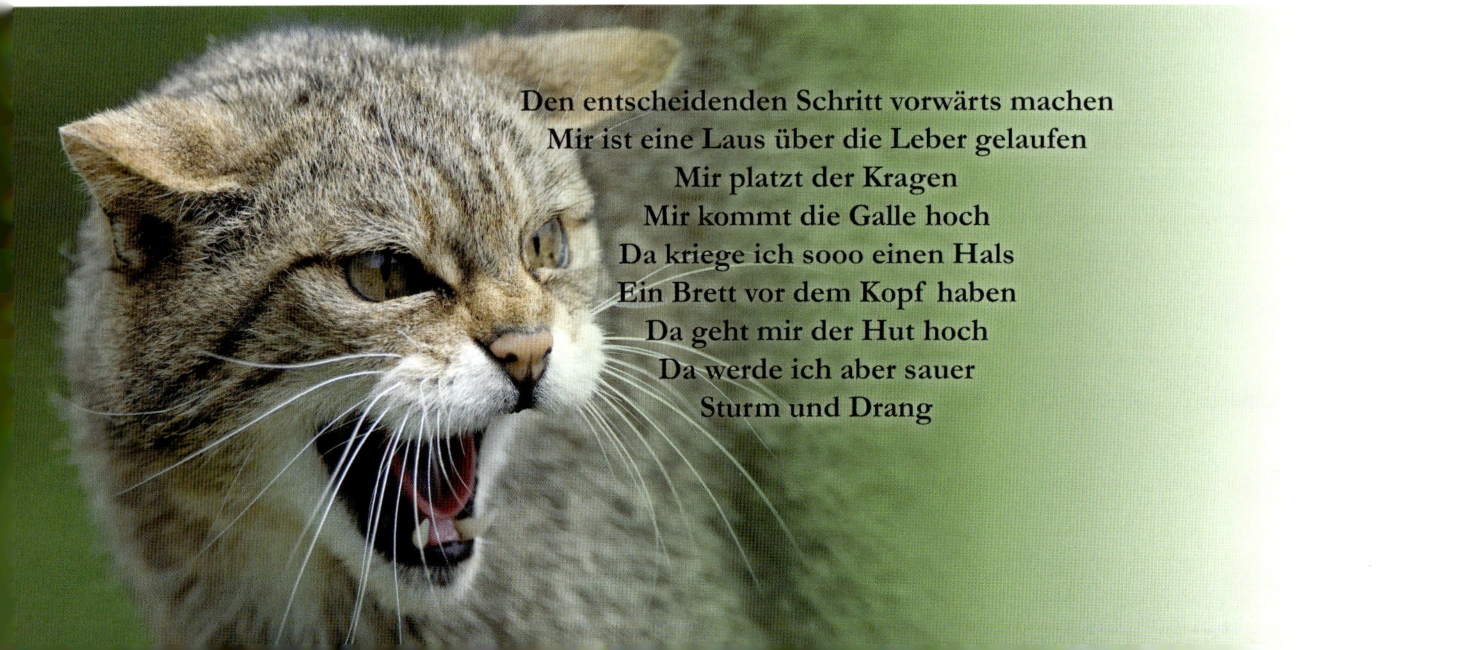

Den entscheidenden Schritt vorwärts machen
Mir ist eine Laus über die Leber gelaufen
Mir platzt der Kragen
Mir kommt die Galle hoch
Da kriege ich sooo einen Hals
Ein Brett vor dem Kopf haben
Da geht mir der Hut hoch
Da werde ich aber sauer
Sturm und Drang

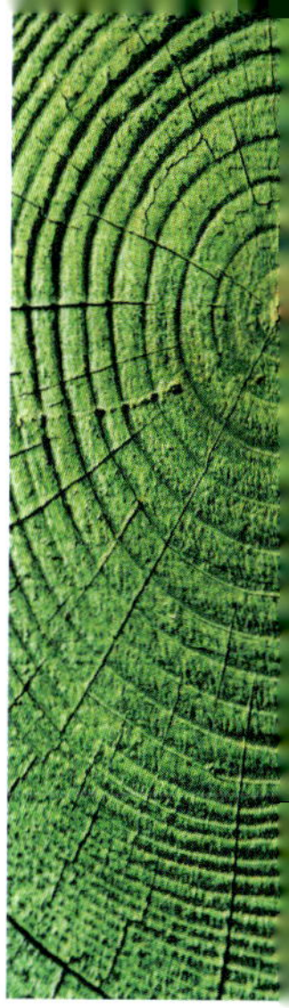

Was du tun kannst, um deine Holz-Energie zu stärken

Körperübungen und Sportarten

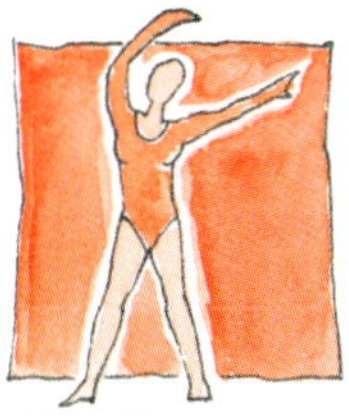

Die dynamische Kraft des Holz-Elements verlangt nach Bewegung. Wer sich im Holz zuhause fühlt, wird Sport lieben und Freude daran haben, sich zu verausgaben. Für Menschen mit einer Holz-Schwäche ist der Aufbau von Muskelkraft und Ausdauer sehr wichtig – auch wenn es ihnen zunächst an der nötigen Motivation fehlt! Körperliche Bewegungen wie Laufen, Hüpfen, Springen oder Tanzen bringen gestaute Holz-Energie in Schwung und helfen, körperliche und seelische Anspannung zu lösen. Es eignen sich alle Übungen, bei denen die eigene Kraft spürbar wird und man körperlich an seine Grenzen gehen kann. **Ballsportarten** wie Handball, Fußball, Basketball oder – typisch Holz – Rugby sind gut, um sich austoben. Diese schnellen Spiele helfen zudem, ärgerliche Gefühle abzubauen und einfach mal Dampf abzulassen.

Auch **asiatische Kampfsportarten** wie Aikido, Judo oder Karate sind gut zum Abreagieren. Sie lehren außerdem noch direkte Konfrontation und Durchsetzungsvermögen, ohne dass der Partner dabei verletzt wird.

Zum Aufbau von Muskulatur und Körperkraft kommen **Aerobic**, sinnvolles **Krafttraining** im Fitnessstudio und viele andere Trainingsarten infrage.

Alle **Stretchings** und Lockerungen sind positiv für die Holz-Energie, da die Leber die Herrscherin über die Sehnen und Bänder ist. Ein gesundes Holz hält den Körper geschmeidig und flexibel, sodass er sich bewegen kann wie ein Baum, der sich im Wind wiegt.

Lockern der Schulter: Die Schulterregion wird von der Energie der Gallenblase wesentlich beeinflusst. Kreise die Schultern in beide Richtungen. Ziehe sie dann mit dem Einatmen so weit es geht nach oben und lasse sie mit dem Ausatmen herunter fallen.

Energieklopfen, ein „Energiewecker" für eine kleine Pause zwischendurch: Klopfe im Verlauf der Energieleitbahnen (Meridiane) mit der rechten lockeren Faust auf die linke Schulter, dann die Innenseite des Arms herunter zur Hand und dann auf der Außenseite zurück zur Schulter. Jetzt klopfe die Flanke und die Außenseite des Beins herunter bis zum Fuß und die Innenseite wieder zurück. Klopfe weiter über die Mitte der Körpervorderseite. Wiederhole diese Sequenz auf der rechten Seite. Klopfe nun mit beiden lockeren Fäusten den unteren Rücken, den Po und die Rückseite der Beine herab.

Richtige „Holz-Typen" lieben natürlich Sportarten, die auch ein wenig Nervenkitzel beinhalten wie Surfen, Wildwasser-Rafting, Freeclimbing ...

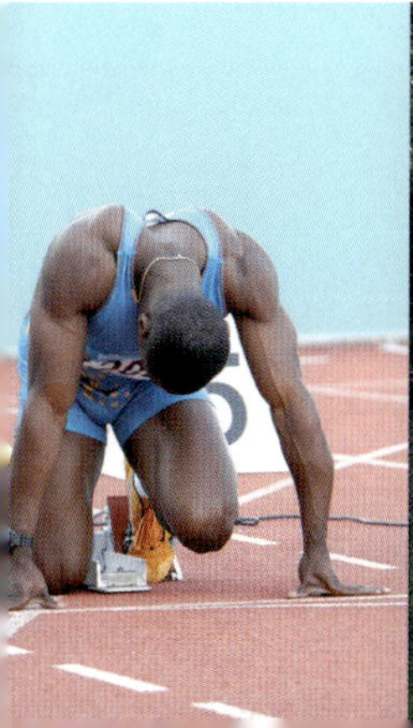

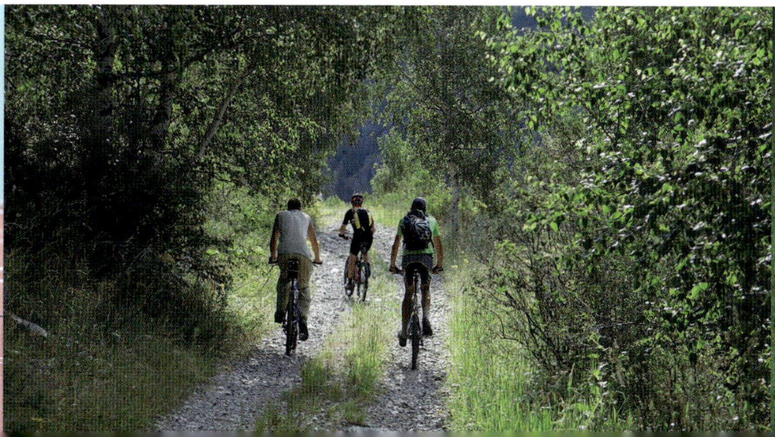

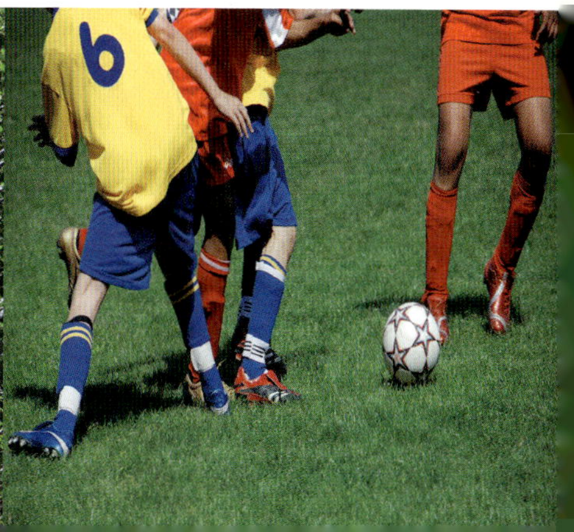

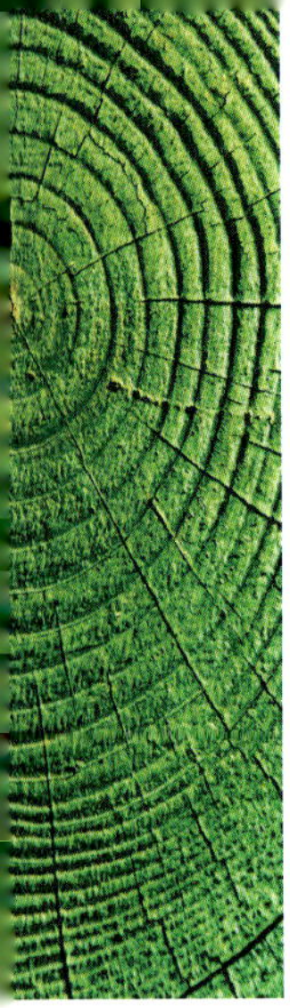

Meditationen

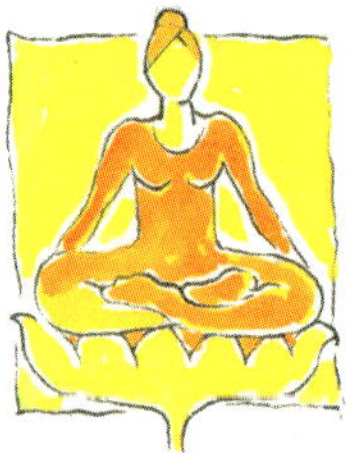

Dynamische Meditation: Die einzigartige Meditation wurde von dem indischen Mystiker Osho vor allem für Menschen der „westlichen" Zivilisation entwickelt, die noch wenig Erfahrung mit Meditation und Stille haben. Diese einstündige Meditation besteht aus fünf Phasen. Die ersten drei Phasen dienen dem Energieaufbau, dem Austoben und dem Bündeln der Energie. Das Austoben bietet hierbei die Möglichkeit zur Katharsis – gestaute Emotionen werden freigesetzt und der Weg gebahnt für die letzten beiden Phasen der Stille, des inneren Friedens und der Freude.

Die wahre Entdeckungsreise liegt nicht darin, neue Länder zu erkunden, sondern die Wirklichkeit mit neuen Augen zu sehen.

Marcel Proust

Psychotherapie

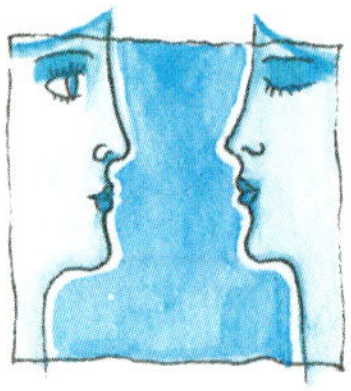

Die Holz-Energie braucht nicht nur die körperliche Bewegung, sondern auch die Bewegung der Emotionen. Das gilt nicht nur für die Gefühle der Frustration, Enttäuschung und Wut, die klassisch dem Holz zugeordnet werden, sondern für alle Emotionen. Immer wenn wir emotional feststecken, kann unsere Energie nicht richtig fließen und wir fühlen uns angespannt. Anspannung und Gefühlsstau belasten direkt die Holz-Organe Leber und Gallenblase. Unsere Gefühle wahrzunehmen und sie adäquat auszudrücken, ist die größte Heilung für die Holz-Energie.

Verschiedene Formen der Psychotherapie wie **Gestalttherapie** nach Fritz Perls oder **Bio-Energetik** nach Alexander Lowen sind dazu geeignet, dies zu lernen. Sie vermitteln auch die Fähigkeit, sich vor anderen zu äußern, Konflikte und Herausforderungen anzugehen, und sie geben Raum zur freien Entfaltung.

Die Methode **Psychodrama** nach Jacob Levy Moreno schafft die Möglichkeit, Gefühle darstellerisch auszuagieren. Handeln ist für die Holz-Energie besser als reden!

Die **Primärtherapie** nach Dr. Arthur Janov beschäftigt sich mit Konditionierungen aus der Kindheit (Holz-Phase), die uns daran hindern, die eigenen Kraftquellen zu nutzen, und die zugleich unsere Spontaneität und Authentizität verkümmern ließen. Die Primärtherapie hilft dabei, unser verletztes inneres Kind mit seinen wahrhaftigen Gefühlen anzuerkennen, damit wir dem Leben wieder mit Mut und Kraft begegnen können.

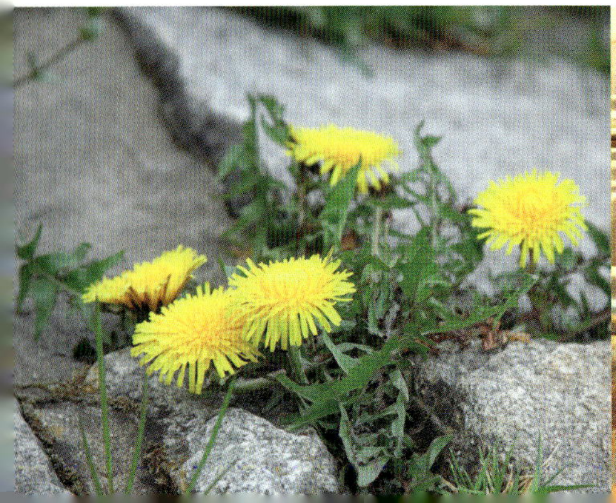
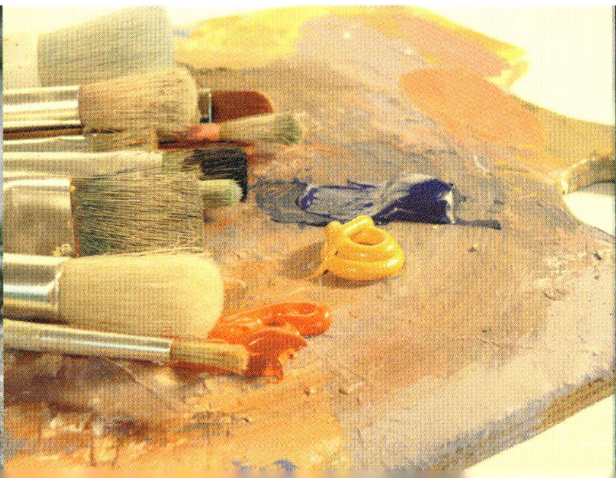
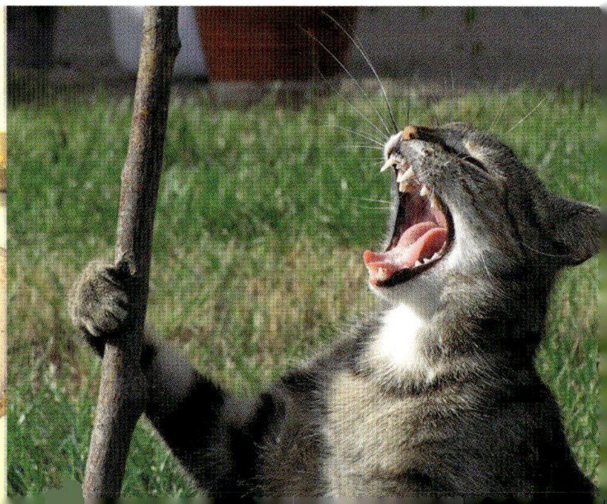

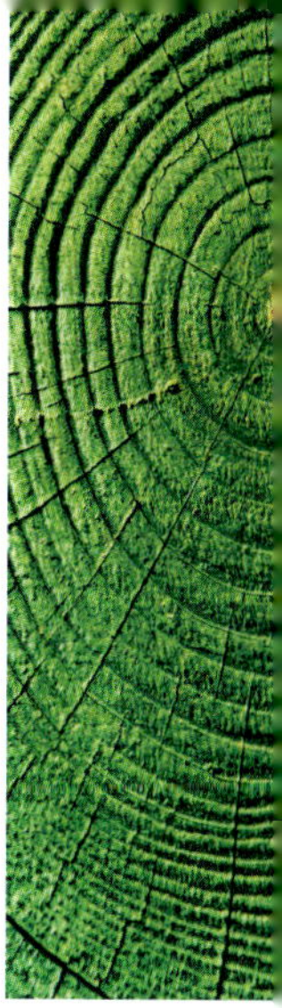

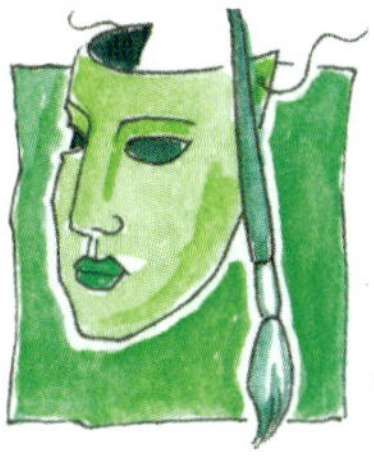

Kreativität: Künstlerisches Gestalten wie Malen, Schreiben oder Musik entspannt die Leber, da sich auf diesem Wege Gefühle ausdrücken lassen. Frustration und aufgestaute Wut kann in Kreativität umgewandelt werden. Dabei ist es wichtig, für sich selbst kreativ zu sein und nicht um Anerkennung von außen zu heischen oder Erfolg anzustreben, denn das kreiert eine neue Anspannung.

Visionssuche: Sich ein Bild davon zu machen, wie das eigene Leben aussehen soll und diese Vision dann umzusetzen, ist die ureigenste Kraft des Holzes. Eine Visionssuche ist ein Weg der Selbstfindung und ganz besonders wichtig in Phasen der Unzufriedenheit und Orientierungslosigkeit. Sie kann allein zu Hause geschehen oder in Gruppen in einem besonderen Ritual.

Konfliktlösung: Es braucht nicht immer eine Psychotherapie, sondern manchmal einfach nur eine Portion Mut, um sich Konflikten zu stellen oder sich mit anderen auseinander- und zusammenzusetzen. Jeder Konflikt lähmt die Holz-Energie, die Lösung eines Konflikts befreit.

„Kitzeltherapie“: Kitzeln hilft besonders bei Kindern, die völlig überdreht und angespannt sind. Wenn sie dann richtig durchkitzelt werden, sind sie hinterher selig entspannt und bereit, ins Bett zu gehen.

Sex: Die Leber kontrolliert den ganzen Sexualtrakt. Eine befriedigende Sexualität wirkt befreiend und ist eine wunderbare Medizin für die Leber.

Leberwickel: Fülle eine Wärmflasche mit heißem – nicht kochendem – Wasser und wickle sie in ein feuchtes Leinen- oder Handtuch. Lege dich bequem auf den Rücken und platziere die Wärmflasche auf deinen rechten Oberbauch. Lege ein trockenes Handtuch darüber und decke dich zu. Ein feucht-warmer Leberwickel fördert die Durchblutung und die Leistungsfähigkeit der Leber und wirkt sehr entspannend.

Damit das Mögliche entsteht,
muss immer wieder das Unmögliche versucht werden.

Hermann Hesse

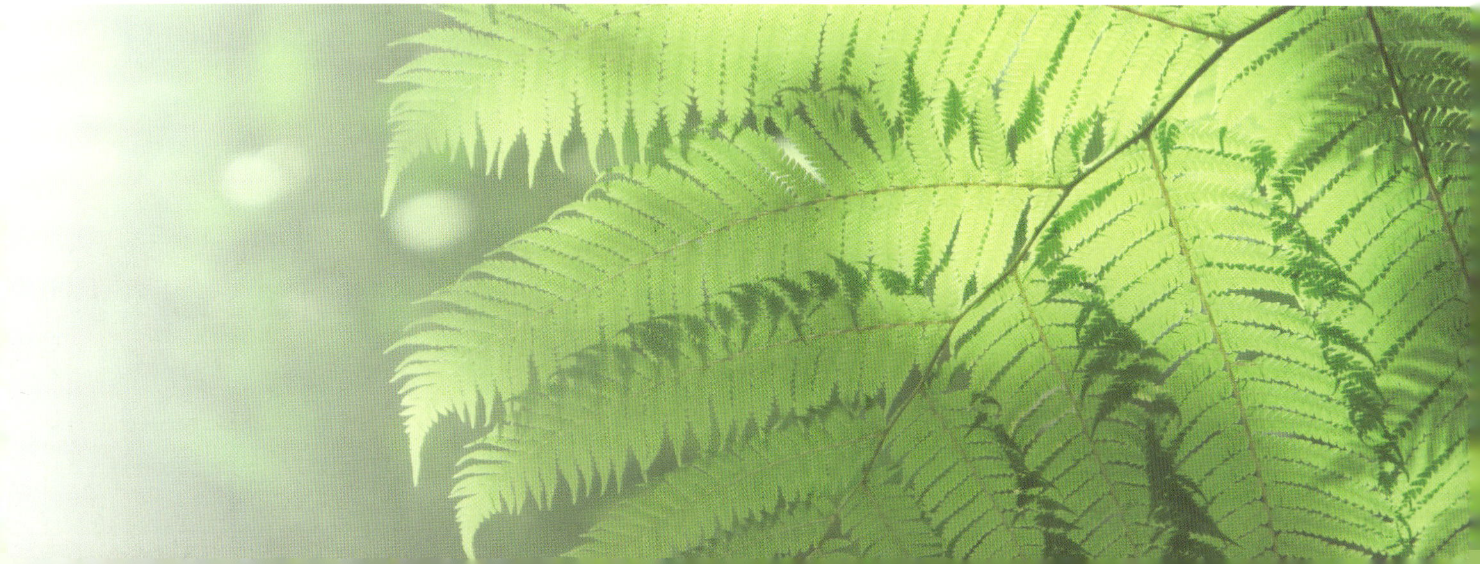

Musik

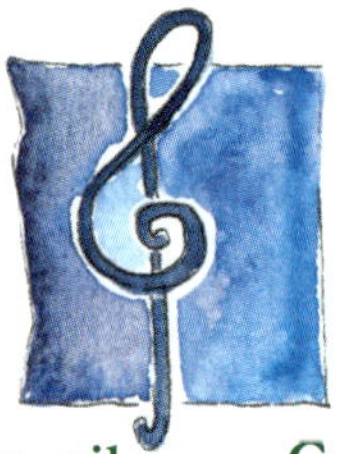

Für die Holz-Energie braucht es Musik, die antreibt und in Bewegung bringt und die Freude am hüpfen, tanzen und stampfen gibt. Da steht eine große Auswahl zur Verfügung, die auf jeder Party und in der Disco gespielt wird, insbesondere **Rockmusik** oder **Hard Rock**.

Zum Austoben können wir auch viele Interpreten der **„World Music“** auflegen, wie Didgeridoo Musik von **Outback** („Cuban Connections“), afrikanische Musik, zum Beispiel **Hamid Baroudi** („African Soul“), oder fetzige Trommeln, etwa von **Brent Lewis** („Earth Tribe Rhythm“).

Die folgenden Musikstücke vermitteln in besonderem Maße eine Holzbotschaft: **Gloria Gaynor** mit **„I am what I am“**, **Pink Floyd** auf The Wall mit **„We don´t need no education“** – ein monumentales Werk der Rockmusik – oder **„I like to move it“** von **Sacha Baron Cohen**. Weitere: **Bob Geldorf** mit **„Great song of indifference“**, **Avril Lavigne** mit **„He wasn´t“**.

Für die Yin-Aspekte des Holzes braucht es ruhigere Musik. Die Leber kann nur in Stille eine Vision entwickeln: **Peer Gynt Suite No. 1, op. 46** von **Edvard Grieg**.

Fröhliche Wanderlieder, Lieder zum lauten Mitsingen: „Kreuzberger Nächte sind lang ...“ u.v.m. bringen in Bewegung.

Wer nicht weiß, in welchen Hafen er will,
für den ist kein Wind der richtige.

Seneca

Bücher

Biografien von Menschen, die ein abenteuerliches, unkonventionelles Leben geführt haben, spiegeln die Holz-Energie wider.

Noah Levine berichtet in **„Dharma Punk“** von seinem rebellischem Leben und seiner Entwicklung vom Drogen-Junkie zum Meditationslehrer.

James Redfield: „Die Prophezeihungen von Celestine“ ist die Beschreibung einer riskanten, actionreichen Reise auf der Suche nach Wahrheit.

„Ronja Räubertochter“ von Astrid Lindgren oder **„Die rote Zora“** von **Kurt Kläber:** Beiden Geschichten handeln von einfallsreichen, eigensinnigen Mädchen, die mutig für andere einstehen und so ihre Welt verändern.

John Wood schildert in seiner Biografie **„Von Microsoft in den Himalaya“**, wie aus seiner Abenteuerreise eine Vision wurde und aus der Vision ein großes soziales Projekt, die Initiative ROOM TO READ.

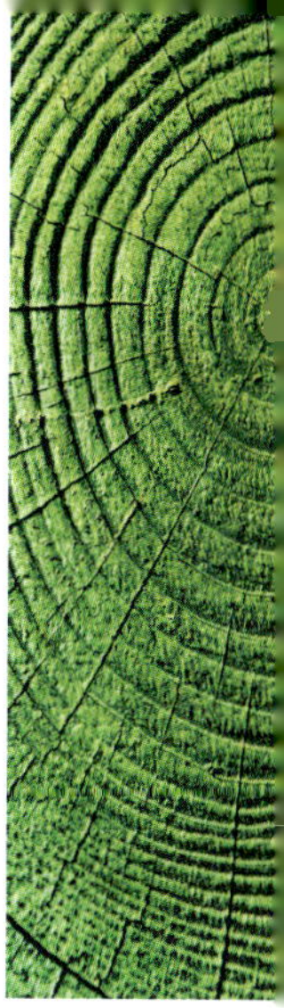

Filme

Eindrucksvolle Filme über die Verwirklichung von Träumen:

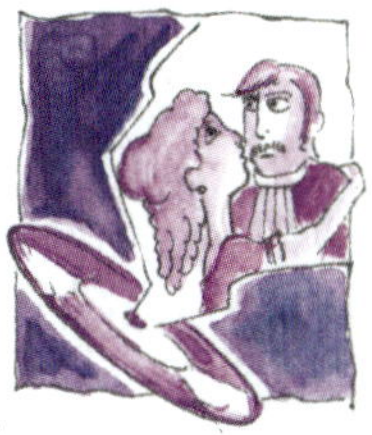

Billy Elliot: Die Geschichte von einem Arbeitersohn, der gegen allen Widerstand seinen Lebenstraum und seine innere Bestimmung verwirklicht und Tänzer wird.

Chicken Run: Die versklavten Hühner einer Hühnerfarm realisieren ihren Traum von Freiheit, indem sie immer wieder die Ausbruchspläne ihrer visionären Anführerin ausprobieren, bis es schließlich klappt.

Rhythm is it: Eine Dokumentation über die Arbeit des Tanzpädagogen und Choreografen Royston Maldoom mit Jugendlichen, die keine Perspektive, kein Selbstbewusstsein und keine Vision haben. Dabei entsteht eine Tanzperformance, die einzigartig und tief berührend ist.

Der Smaragdwald handelt von einem Jungen, der bei einem Naturvolk in Brasilien aufwächst. Besonders faszinierend ist ein Initiationsritual, bei dem aus dem Jungen ein Mann wird. Es zeigt sehr beeindruckend, wie jungen Erwachsenen auf diese Weise geholfen werden kann, ihren Lebensplan zu finden.

Blindsight: Der Dokumentarfilm zeigt eine Bergbesteigung von blinden tibetischen Kindern, die durch diese mutige Expedition mehr Selbstvertrauen gewinnen und Ideen für eine neues, selbstbestimmtes Leben entwickeln. „Viele Menschen sagen, ich schaffe das nicht, weil ich blind bin oder rote Haare habe oder meine Füße zu dick sind. Mit den richtige Leuten um dich herum setze dir keine Grenzen, sondern gehe auf dein Ziel zu." (Sabriye Tenberken, die dieses Projekt ins Leben gerufen hat).

Abenteuerfilme: Witzige, leichte Filme, bei denen die Abenteuerlust im Vordergrund steht: Indiana Jones, Sieben Tage – sechs Nächte, Crocodile Dundee, ...

Actionfilme: Schnell, spannend, voller überraschender Wendungen: Mission Impossible oder die drei „Bourne"-Filme und viele, viele mehr.

Es gibt nichts Gutes. Außer man tut es.

Erich Kästner

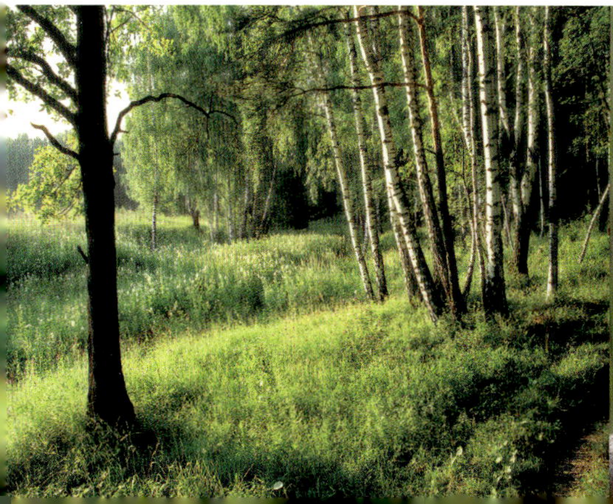
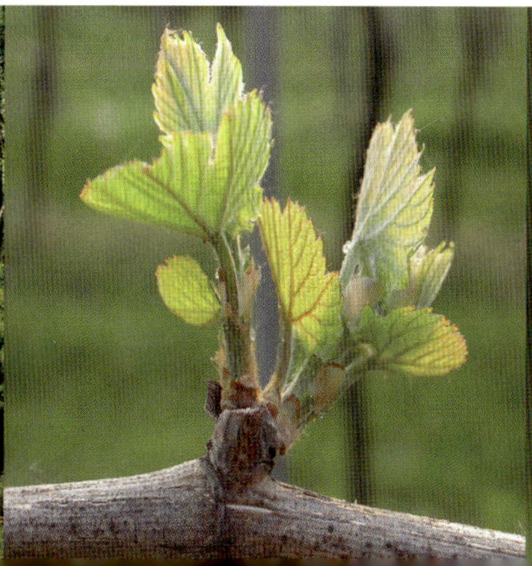
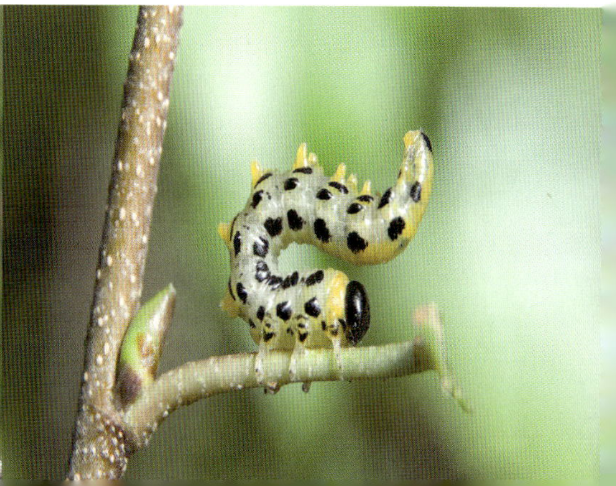

Krafttier

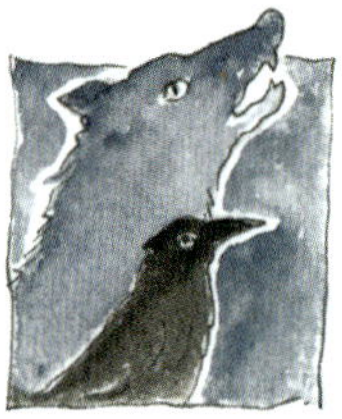

Der Tiger verkörpert die Holz-Energie, wenn er geschmeidig durch die Wildnis streift auf der Suche nach einer Beute. Wenn er sie gefunden hat, schleicht er sich lautlos an, fährt seine Krallen aus und stürzt sich auf sein Opfer.

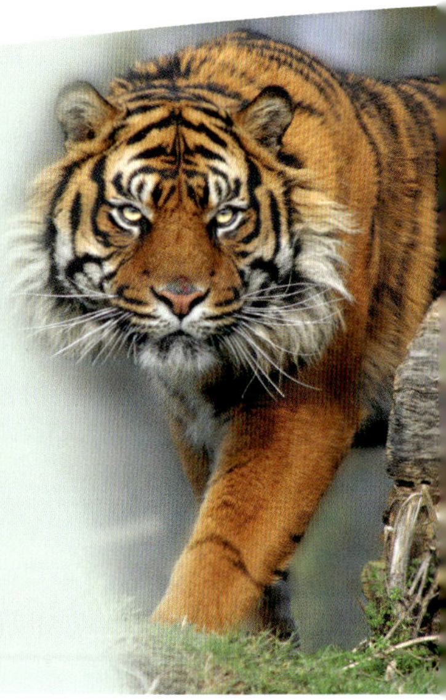

Man entdeckt keinen neuen Kontinent,
ohne den Mut zu haben, alle Küsten aus den Augen zu verlieren.

André Gide

Düfte

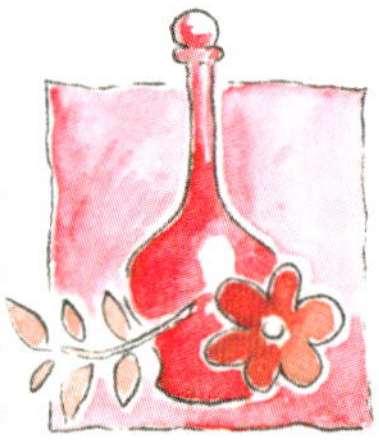

Zur Stärkung oder Anregung des Holz-Aspektes eignen sich frische, belebende und würzige Düfte, die den Geist wachrütteln, die Bereitschaft zu handeln verstärken und den Mut geben, auch unkonventionelle Wege zu gehen.

Eisenkraut
Der Geruch ist zitronenartig frisch und strahlt uns an wie die Sonne am Morgen, wenn sie durch das Schlafzimmerfenster scheint. Der Tag ist noch jung. Alle Möglichkeiten sind offen und es liegt an uns, die Herausforderung anzunehmen. Wenn uns der Schwung dazu fehlt oder die Phantasie, hilft die Essenz des Eisenkrauts. Sie wirkt erfrischend, motivierend und stimmt neugierig und zuversichtlich, wenn wir einen Sprung ins Unbekannte wagen.

Rosmarin
Dieser kräftig-würzige Duft regt zum Handeln an. Wie ein gut gemeinter (und vielleicht auch notwendiger) Tritt in den Allerwertesten fordert er uns heraus. Er hilft Trägheit, Unlust und Schwäche zu überwinden und das Leben in die Hand zu nehmen. Rosmarin duldet kein „Ich kann nicht ...“ oder „Ich trau mich nicht ...“ Rosmarin ermuntert uns, Gefahren ins Auge zu schauen und mutig voranzuschreiten, wenn sich Hindernisse vor uns auftürmen. Es geht darum, zu überlegen, wie die Schwierigkeiten überwunden werden können und wie die erforderlichen Schritte dafür zu gehen sind. Rosmarin fördert die Fähigkeit, mit klarem Kopf zu denken und zu planen, es unterstützt die Unterscheidungs- und Handlungsbereitschaft. Ohne

„wenn und aber“ und „vielleicht“ hilft dieser Duft, die geplanten Vorhaben herzhaft anzupacken – mit Selbstvertrauen und Durchsetzungskraft.

Anwendungsvorschläge: Bei Morgenmüdigkeit gib 2-3 Tropfen Rosmarinessenz ins kalte Waschwasser und wasche dich schnell damit ab.

Eine warme Rosmarinkompresse am rechten Rippenbogen löst Stauungen im Leberbereich und unterstützt die Funktion von Leber und Gallenblase. Gib dazu 2-3 Tropfen Rosmarinessenz in eine Schüssel mit warmem Wasser, tränke darin ein Handtuch, wringe es aus und lege es auf. Bedecke diese Kompresse mit einem trockenen Handtuch und decke dich zu.

Minze

Minzöl hat einen frischen, belebenden Duft. Wie ein kühler Wind pustet er durch die Windungen des Gehirns und fegt festgefahrene Vorstellungen und müde Gedanken fort. Wenn sich der Kopf dumpf und voll anfühlt, voll „galliger“ Last, klärt Minzöl den Geist, erfrischt das Denken und macht munter – wie eine kalte Dusche. So kann etwas Neues entstehen und ein „Blick über den Tellerrand“ wird möglich.

Anwendungsvorschlag: Bei Kopf- und Nackenschmerzen gib einen Tropfen Minzöl auf die Schläfen oder den schmerzenden Nacken.

Zitrone

Der lebendige, strahlende Zitrusduft erfrischt, belebt und verleiht neue Kräfte. Wenn wir müde, lust- und einfallslos sind, kommt der Duft der Zitrone spritzig und strahlend daher, muntert uns auf und ölt den Gedankenapparat, so dass wir ihn wieder zur vollen Konzentration, für neue Ideen und klare Entscheidungen nutzen können.

Anwendungsvorschlag: Für die morgendliche Dusche gib 20 Tropfen Zitronenessenz auf 100 ml duftneutrales Duschgel.

Limette

Die Essenz der Limette ist der Zitrone in ihrer Wirkung sehr ähnlich, aber noch frecher, jugendlicher und origineller.

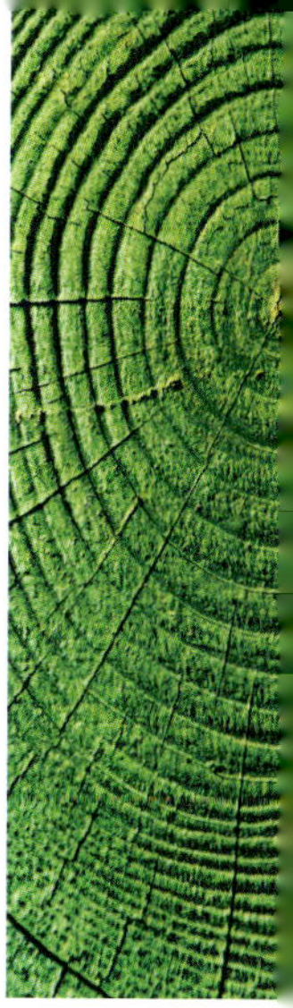

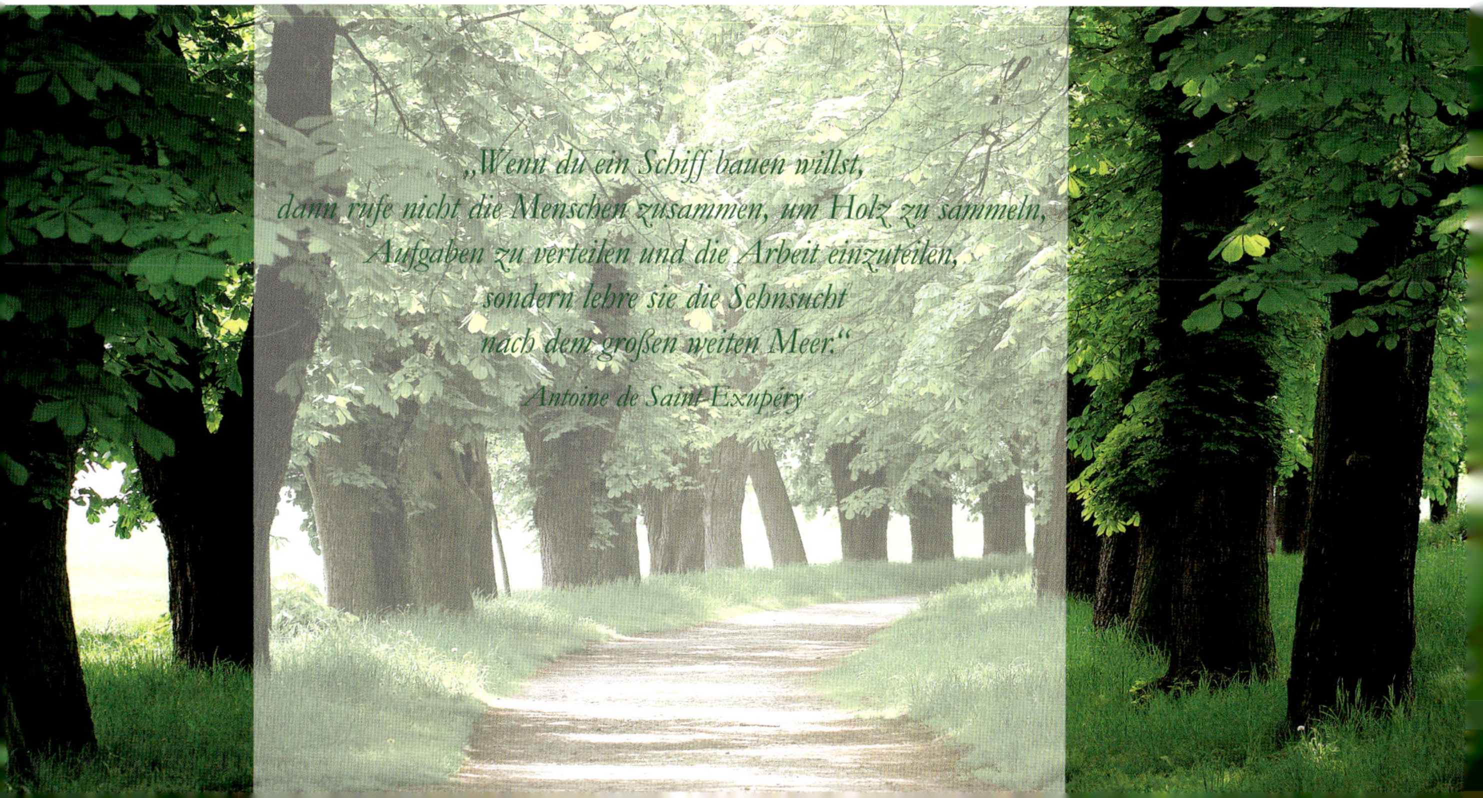
„Wenn du ein Schiff bauen willst,
dann rufe nicht die Menschen zusammen, um Holz zu sammeln,
Aufgaben zu verteilen und die Arbeit einzuteilen,
sondern lehre sie die Sehnsucht
nach dem großen weiten Meer.“
Antoine de Saint-Exupéry

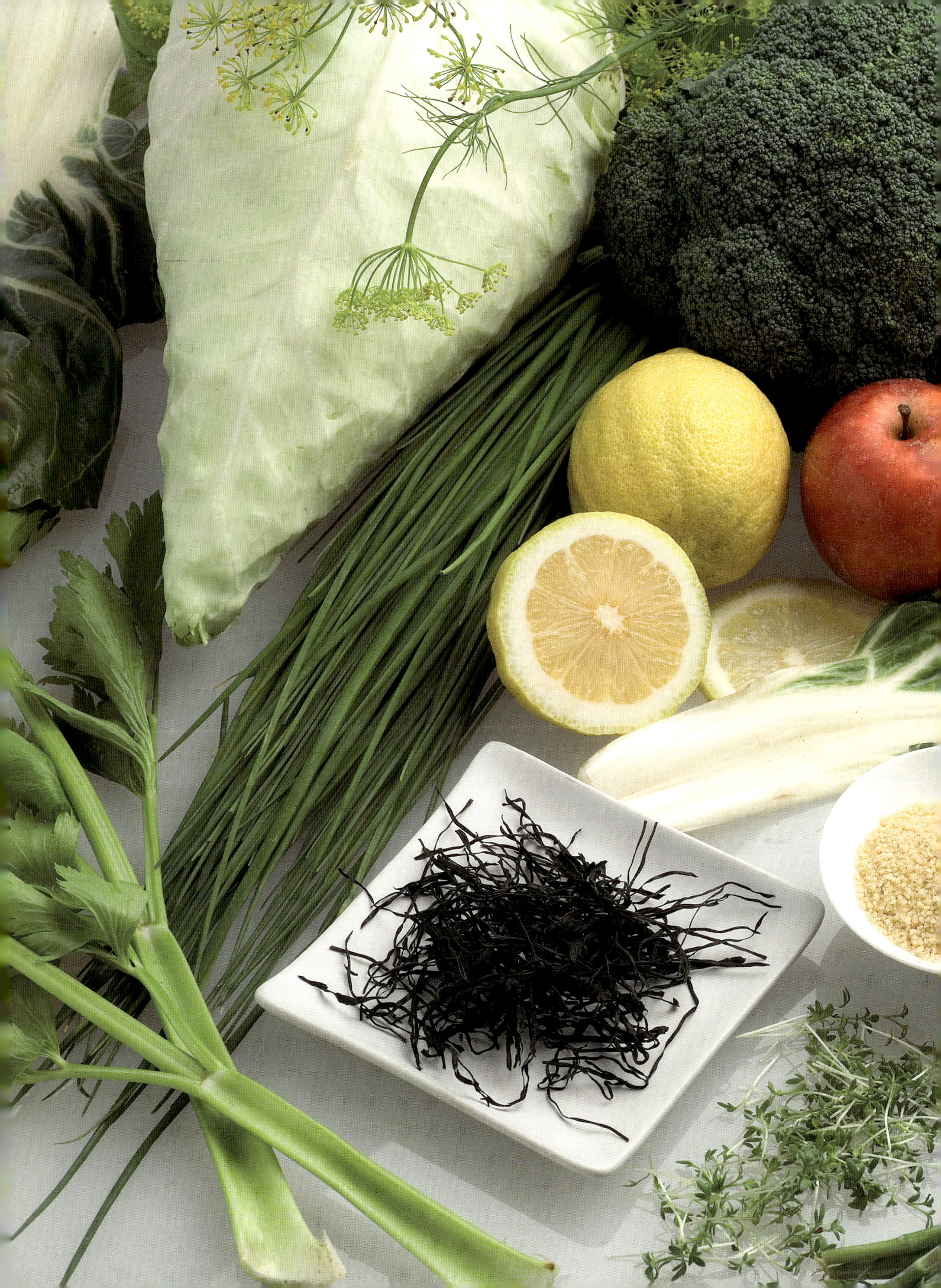

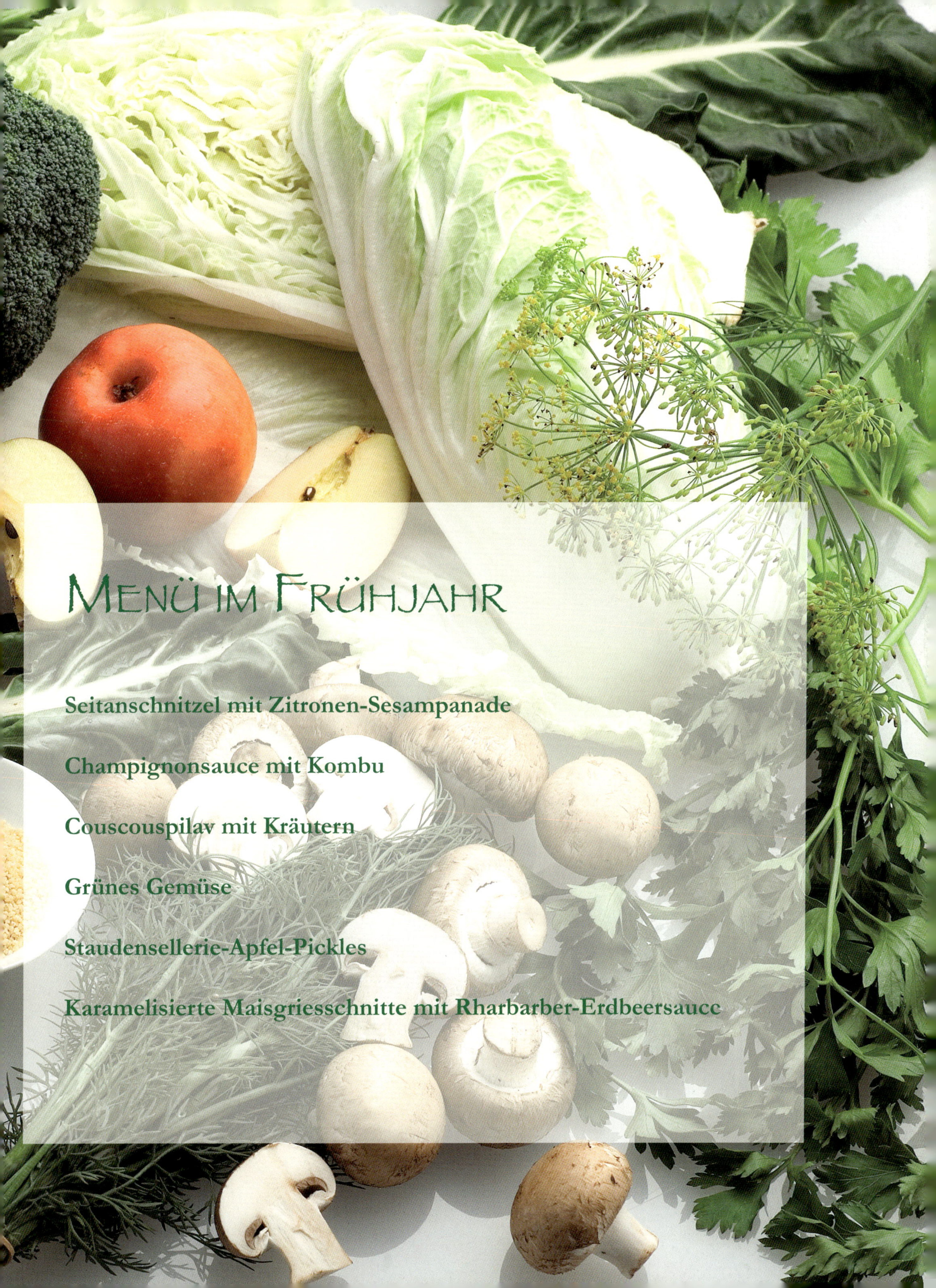

Menü im Frühjahr

Seitanschnitzel mit Zitronen-Sesampanade

Champignonsauce mit Kombu

Couscouspilav mit Kräutern

Grünes Gemüse

Staudensellerie-Apfel-Pickles

Karamelisierte Maisgriesschnitte mit Rharbarber-Erdbeersauce

Kräutertees

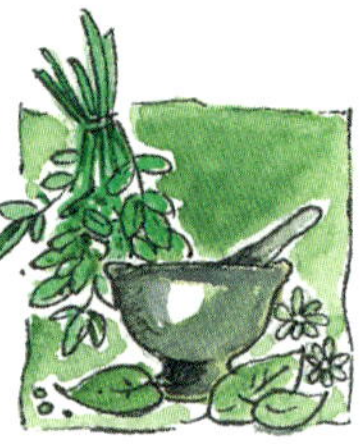

Rosenblütentee oder auch **Pfefferminztee** helfen bei einem Stau der Leber-Energie. Sie sind in ihrer Wirkung sehr leicht und pusten wie ein Hauch den Stau in den Leitbahnen von Leber und Gallenblase weg.

Eine bewegende **Kräuterteemischung***, die gestautes Qi zum Fließen bringt und die Leber entspannt: 6 g Pfefferminze, 6 g Ringelblume, 6 g Lavendel, 6 g Passionsblüte, 6 g Schafgarbe, 3 g Süßholz.

Mit heißem Wasser aufgießen, 10 Minuten ziehen lassen, 3 Tassen täglich trinken.

Frischer **Weizengrassaft** befreit die eingezwängte Leber-Energie.

* siehe Seite 31 unten

Kochen

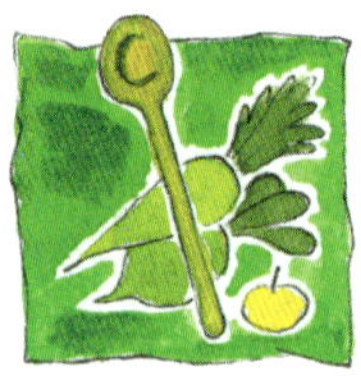

Das Holz-Element ist durch den sauren Geschmack und die grüne Farbe von frischem, jungem Gemüse, Kräutern und Wildkräutern in unserem Essen vertreten. Manche Wildkräuter wie beispielsweise Löwenzahn, Brennnessel oder Brunnenkresse werden im Frühjahr für Reinigungs- und Entgiftungskuren genutzt. Der bitter-kühlende Geschmack leitet Schlackenstoffe von Leber und Gallenblase aus und hilft, diese Organe zu reinigen und zu entlasten.

Bei der Auswahl von Obst gehören säuerlich schmeckende und grüne Früchte, Früchtetees und -säfte zum Holz. Die Holz-Energie können wir in unsere Ernährung integrieren, indem wir täglich etwas Saures in unser Essen geben, beispielsweise einen Spritzer Zitronensaft an den Salat oder in die Suppe, das Tomatenmark zu den Spaghetti oder die Pickles als Beilage.

Der **saure Geschmack** bewahrt die Säfte und zieht zusammen. Sauer regt kurzfristig Leber und Gallenblase an. Seine adstringierende, zusammenziehende Wirkung unterstützt die bewahrende Kraft der Nieren-Essenz.

Kochmethoden: Kurz kochen im Dampf bei großer Hitze ohne Deckel oder kurz in Wasser garen. Dampfgaren ist eine vitaminschonende Methode für zarteres Gemüse, das dadurch knackig und frisch bleibt. Holz-Typen mögen Essen mit Biss! Das gilt auch für das Blanchieren, das kurzzeitige Eintauchen von Blattgemüse oder Salaten in heißes Wasser.

Zubereitungsarten: Gemüse milchsauer einlegen (Pickles), in Essig marinieren; Sprossen und Keimlinge; Haltbarmachen und Veredeln von Nahrungsmitteln durch Fermentierung (Miso, Tamari, Umeboshi usw.)

„Green Smoothie“ ist ein cremiger, samtiger Powerdrink aus grünem Gemüse. Er hat eine stark revitalisierende und entgiftende Wirkung und unterstützt insbesondere die Leber. Als Zutaten eignen sich unter anderem Spinat, Mangold, Stangensellerie, Salatblätter, Petersilie und im Frühjahr auch Löwenzahnblätter. Alles wird mit etwas Wasser bei hoher Geschwindigkeit püriert. Für den Geschmack kann man etwas süßes Obst hinzugeben.

Menü im Frühling

Seitanschnitzel mit Zitronen-Sesampanade und Champignonsauce

250 g Seitan
3 El Paniermehl
1 ½ El Gomasio
1 Tl schwarzen Sesam (falls vorhanden)
2 Tl geriebene Zitronenschale
1 El Kuzu in etwas kaltem Wasser gelöst
Rapskernöl zum Braten
250 g Steinchampignons
1 Zwiebel
2 El Rapskernöl
½ Kombualge
1 El Kuzu
250 ml Wasser
1 Prise Salz
4 El Shoyu

Seitan in 0,5 cm dicke Scheiben schneiden. Paniermehl, Gomasio, Zitronenschale und schwarzer Sesam vermischen. Seitanscheiben erst in Kuzu tauchen, dann in Panademischung wälzen. Pfannenboden mit Öl bedecken und erhitzen. Schnitzel auf beiden Seiten 2-3 min anbraten, bis die Panade braun und knusprig ist.

Champignons vierteln und in Rapskernöl mit dem Salz anbraten. Die Zwiebel klein würfeln und mit braten, bis sie goldgelb sind. Die Sojasauce dazugeben und kurz köcheln. Das Wasser und die Kombualge dazugeben, und 30 min köcheln. Alge herausnehmen und in feine Streifen geschnitten in den Topf zurückgeben. Das Kuzu in wenig Wasser auflösen und nach und nach in die Sauce einrühren. Aufkochen lassen und mit Salz abschmecken.

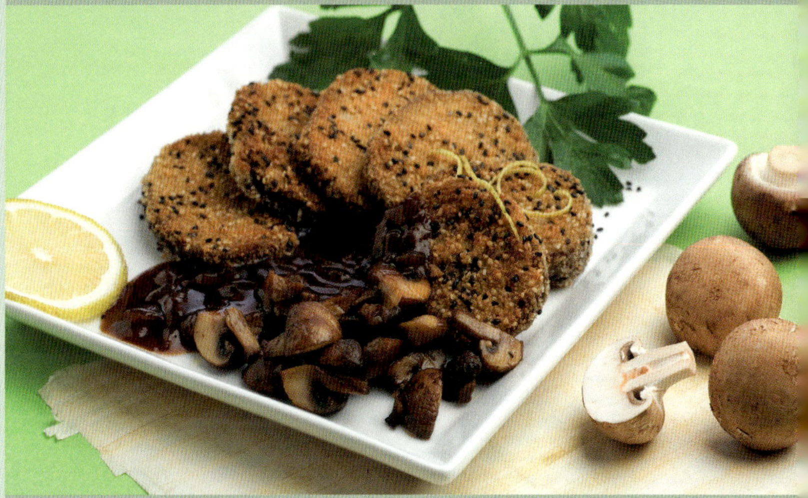

Couscouspilav mit Kräutern

1 Tasse (200 g) Couscous aus Weizen oder anderem Getreide
1 ¼ Tassen Wasser
1 Prise Kurkuma (falls vorhanden)
2 Bund frische Kräuter (z.B. Schnittlauch und Petersilie, Basilikum und Thymian, Koriander)
¼ Tl Salz

Das Couscous mit dem Salz und Kurkuma in einer flachen Schale mischen. Das Wasser kochen und darüber gießen. 5 min quellen lassen. In der Zeit die frischen Kräuter hacken und unter das Couscous mischen.

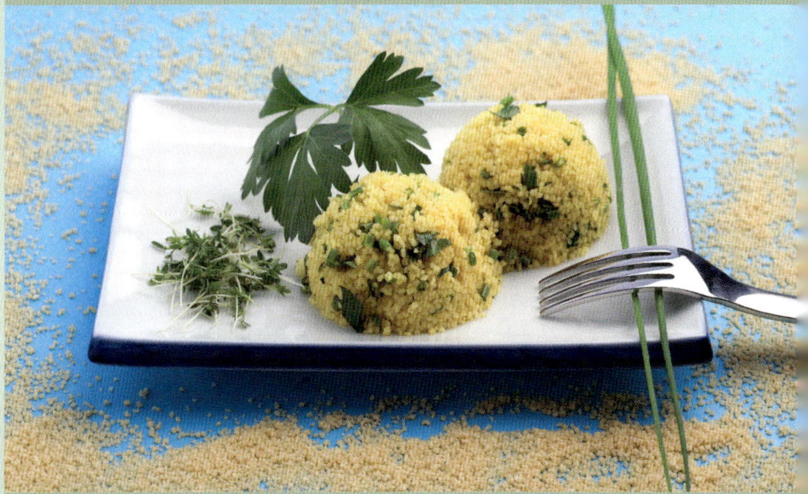

Menü im Frühling

Grünes Gemüse

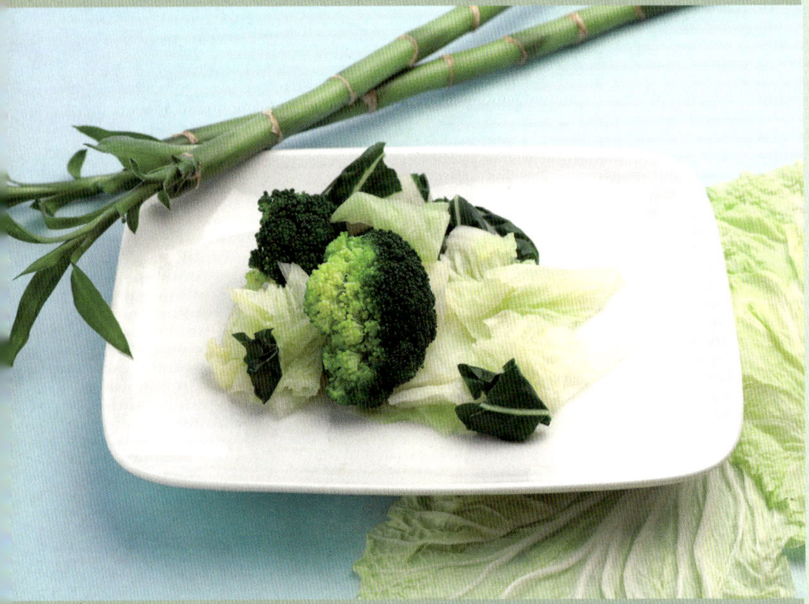

1 Brokkoli
¼ Chinakohl
2 Mangoldblätter oder entsprechende
Menge andere grüne Gemüse
1 Prise Salz
100 ml Wasser

Brokkoli in Röschen teilen, Chinakohl und Mangold in 4 cm breite Streifen schneiden. Das Wasser zum Kochen bringen, salzen und das Gemüse in den Topf geben. Bei geschlossenem Deckel ca. 5 min kochen, bis das Gemüse gar und seine Farbe am schönsten ist.

Staudensellerie-Apfel-Pickles

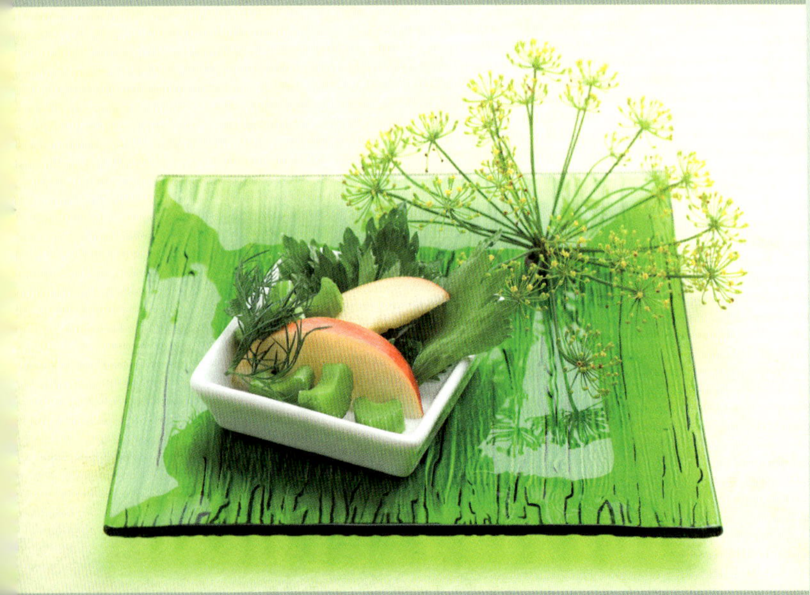

2 rotbackige Äpfel
1 Staudensellerie
250 ml Apfelsaft
80 ml Reisessig
1 Tl Salz
1 El Agavendicksaft

Die Äpfel vierteln, entkernen und in Würfel schneiden. Staudensellerie mit den Blättern in Streifen schneiden und zu den Äpfeln geben. Apfelsaft mit Reisessig, Salz und Agavendicksaft zum Kochen bringen, über Äpfel und Sellerie gießen und umrühren. Direkt als Salat essen oder in Gläsern im Kühlschrank lagern und in den nächsten Wochen als Pickles zu den Mahlzeiten essen.

Menü im Frühling

Karamellisierte Maisgriessschnitte mit Rhabarber-Erdbeersauce

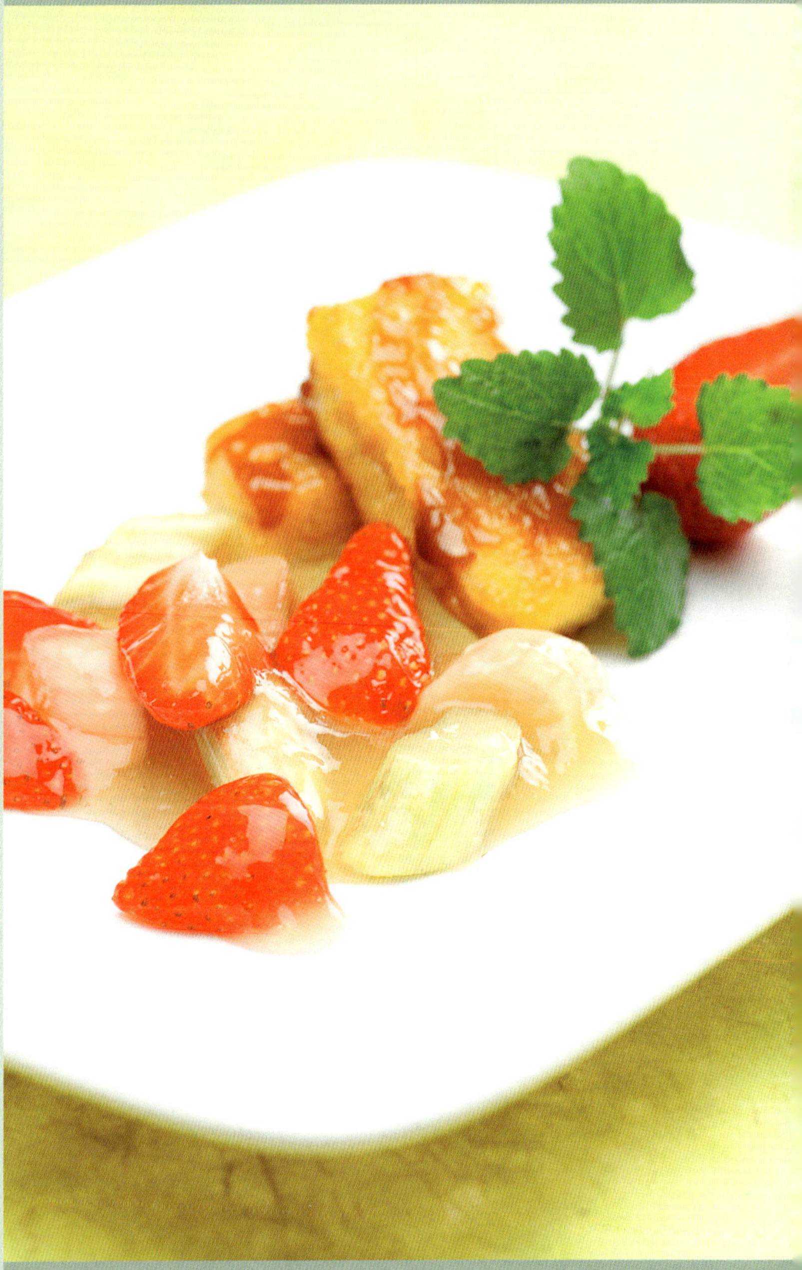

½ Tasse (100 g) Polenta (Maisgrieß)
2 Tassen (450 ml) Wasser
1 Pr Salz
2 El Rapskernöl
2 El Reismalz
2 Stangen Rhabarber
100 g Erdbeeren
250 ml Apfelsaft
2 El Kuzu

Wasser zum Kochen bringen und dann die Polenta unter Rühren hineinrieseln lassen. Salz dazugeben. Polenta unter Rühren 4 min köcheln lassen und dann in eine flache Form oder Schale geben. Einige Stunden abkühlen lassen oder am Vortag vorbereiten. Die harte Polenta in rechteckige oder rautenförmige Stücke schneiden. Rapskernöl in einer Pfanne erhitzen. Die Grießschnitten 3-4 min auf einer Seite anbraten, bis sie golden und knusprig sind, wenden und auf der anderen Seite 2 min anbraten. Reismalz darüber geben und 2 min karamellisieren lassen. Auf Dessertteller anrichten und warm servieren.

Dazu eine kalte Fruchtsauce, am besten auch am Vortag zubereitetet, beispielsweise Rhabarber-Erdbeersauce.

Dafür den Apfelsaft aufkochen, den Rhabarber schälen, in Streifen schneiden und in den kochenden Apfelsaft geben. 3 min köcheln lassen. Die Erdbeeren putzen und das Grün entfernen. Das Kuzu in wenig Wasser auflösen und langsam unter Rühren in die Rhabarbersauce geben. Aufkochen lassen. Den Topf von der heißen Platte nehmen, die Erdbeeren dazugeben und einmal unterrühren. Abkühlen lassen und mit den warmen Schnitten servieren.

Rupperts neues Leben

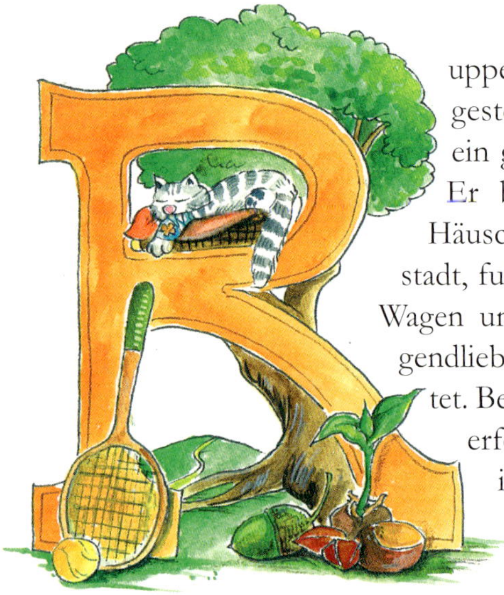

Ruppert war Bankangestellter und führte ein geordnetes Leben. Er besaß ein kleines Häuschen in der Vorstadt, fuhr einen schnellen Wagen und hatte seine Jugendliebe Isabel geheiratet. Beruflich war er sehr erfolgreich: Er sollte in Kürze zum Filialleiter befördert werden.

Ruppert hatte alles, was er brauchte – und doch war da immer wieder das unangenehme Gefühl, dass er gar nicht mehr sein eigenes Leben führte, sondern das eines anderen. Diese Einsicht erschreckte ihn. Ruppert hielt sonst immer gerne alle Fäden in der Hand und nun schien er noch nicht einmal sein eigenes Leben unter Kontrolle zu haben! Er, der seine Freiheit über alles liebte, fühlte sich hilflos und eingeengt. Oft war er darüber so frustriert und wütend, dass er heftige Kopfschmerzen bekam, die alles nur noch schlimmer machten.

Um so wenig wie möglich mit diesem Gefühl konfrontiert zu werden, suchte er sich davon abzulenken. Regelmäßig ging er zum Sport. Im Fitnessstudio konnte er sich abreagieren, und wenn er beim Tennis seinen Gegner geschlagen hatte, war er richtig gut drauf. Ganz mit sich im Reinen, war er dann sogar in der Lage, entspannt Auto zu fahren – ohne zu hupen, zu drängeln oder sich über die anderen Autofahrer aufzuregen, wie er es gewöhnlich tat. Zuhause angekommen, sprang er nach einem siegreichen Tennis-Match fröhlich pfeifend über den Gartenzaun, nahm auf der Treppe zwei Stufen auf einmal, öffnete beschwingt die Eingangstür und begrüßte liebevoll seine Frau ... In letzter Zeit war das aber nicht allzu häufig vorgekommen. Er war oft übellaunig und missgestimmt. Ruppert liebte Isabel, und dennoch knurrte er sie immer wieder an und reagierte aggressiv und reizbar. Das tat ihm hinterher jedes Mal furchtbar leid, denn er wollte sie nicht verletzen. Aber ändern konnte er es trotzdem nicht.

Isabel war eine geduldige und auch kluge Frau. Sie hatte gelernt, mit seinen Launen umzugehen. Morgens ließ sie ihn erst einmal in Ruhe und stellte ihm nur eine Thermoskanne mit Kaffee hin. Wenn Ruppert sich zwei Tassen davon runtergekippt und eine kalte Dusche genommen hatte, war er schließlich ansprechbar. An guten Tagen gab er Isabel sogar einen Kuss!

An einem dieser guten Tage war Ruppert so entspannt, dass er sich bereit erklärte, seine Frau zu einer Abendveranstaltung zu begleiten. Es war ein Diavortrag von Professor Binz im Botanischen Garten mit dem Thema: „Die Entwicklung und das Wachstum von Bäumen“. Ruppert interessierte sich nicht besonders für Pflanzen und war nur Isabel zuliebe mitgekommen. Er wollte schon auf seinem Stuhl ein kleines Nickerchen machen, doch plötzlich ließ ihn etwas aufhorchen. Der Professor beschrieb anschaulich anhand von wunderschönen Bildern, wie sich aus einem Samenkorn der Keimling ausbildet, der sich durch die Erdkruste zum Licht hin ausstreckt, wie sich dieser junge Spross seinen Weg durch die umgebenden Hindernisse erkämpft und schließlich zu einem mächtigen, ausgewachsenen Baum wird.

Professor Binz reichte eine Schale mit Bucheckern, Eicheln und Kastanien herum und erklärte: „In den Samen dieser Früchte sind alle Informationen enthalten, die es braucht, damit sich ein Baum entwickelt, blüht und Früchte trägt. Wenn die Sonne scheint und genügend Platz, Wasser und Nährstoffe im Boden vorhanden sind, gedeiht er gut. Er scheint genau zu wissen, wie er zu wachsen hat, denn er orientiert sich dabei an seinem gespeicherten Lebensplan. Diese Anlage bestimmt den Farbton seiner Blätter, die Form seiner Krone und die Maserung seines Stammes."

Professor Binz führte aus, dass die Menschen sich nicht allzu sehr von einem Baum unterscheiden würden. Auch sie seien dazu bestimmt, zu wachsen. Wie ein Baum trügen sie ein Potenzial in sich, das es zu entwickeln gelte, körperlich, geistig und auch spirituell. In diesem Moment sah der Professor Ruppert direkt in die Augen: „Es liegt an uns, ob wir unseren inneren Lebensplan umsetzen. Je genauer wir uns ein Bild davon machen, wie unser Leben aussehen soll, desto leichter fällt es uns, diese Vision zu verwirklichen. Wenn wir nicht lernen, sie zu leben, verkümmern wir wie ein Austrieb, der sich nicht weiter entwickelt."

Dieser Satz traf Ruppert direkt ins Herz. Augenblicklich wurde ihm klar, dass er sein Leben so nicht mehr führen konnte. Er schloss unwillkürlich für einen Moment die Augen: Längst vergessene Bilder aus seiner Kindheit tauchten auf. Er erinnerte sich an seine besondere Begabung im Umgang mit Tieren. Als kleiner Junge hatte er alle möglichen Tiere von der Straße aufgelesen, wenn sie krank, aus dem Nest gefallen oder einfach nur hungrig waren. Sein Zimmer war eine Art Notfallstation für verletzte Vögel, Frösche und Igel. Auch den störrischen Kater, den sein Nachbar einschläfern lassen wollte, weil er ihn immerzu kratzte, nahm er bei sich auf. Durch seine liebevolle Zuwendung und sein Einfühlungsvermögen wurde der Kater zu einem zahmen Stubentiger, dem er sogar ein paar Kunststückchen beibrachte. Die Tiere spürten instinktiv, dass sie ihm trauen konnten, und viele hatte er geheilt und wieder in die Freiheit entlassen. Später half er auf einem Gnadenhof aus, säuberte die Ställe, brachte den Tieren Futter und spielte mit ihnen. Als Beruf konnte er sich immer nur eine Arbeit mit Tieren vorstellen.

Dann erinnerte er sich daran, wie er seine Begabung im Umgang mit Tieren verloren hatte. Sie fand ein jähes Ende, als sein Vater starb. Ruppert war damals zwölf und wurde zu einer wichtigen Stütze für seine Mutter. Für ein Tiermedizin-Studium war nach seinem Abitur kein Geld mehr da, und auf das Drängen seiner Mutter hin fing er eine Lehre als Bankkaufmann an. Da er aufgeweckt, intelligent und auch flexibel war, wenn die Situation es erforderte, fiel ihm diese Arbeit leicht. Nach der Ausbildung wurde er von der Bank gerne übernommen, und schon bald hatte er ein gutes Einkommen. Er kaufte sich ein schnelles Auto, heiratete und vergaß mit der Zeit, was ihm einst so wichtig gewesen war.

Mit der Erinnerung an seine Kindheit und die vielen Geschöpfe, die er geliebt und gepflegt hatte, kamen ihm die Tränen. Hier lag seine Bestimmung, das wurde ihm klar. Endlich hatte er wieder das Gefühl, dass sein Leben in seinen eigenen Händen lag. Er war unendlich dankbar, den Zugang zu diesem vergessenen Teil in sich wiedergefunden zu haben. Dies war ein Wendepunkt. Er wollte einen neuen Anfang wagen. Wahrscheinlich würde er nicht mehr so viel Geld verdienen wie bisher, und sicherlich würde sein neues Leben sehr viel unsicherer sein, aber – und das spürte er genau – viel, viel glücklicher ...

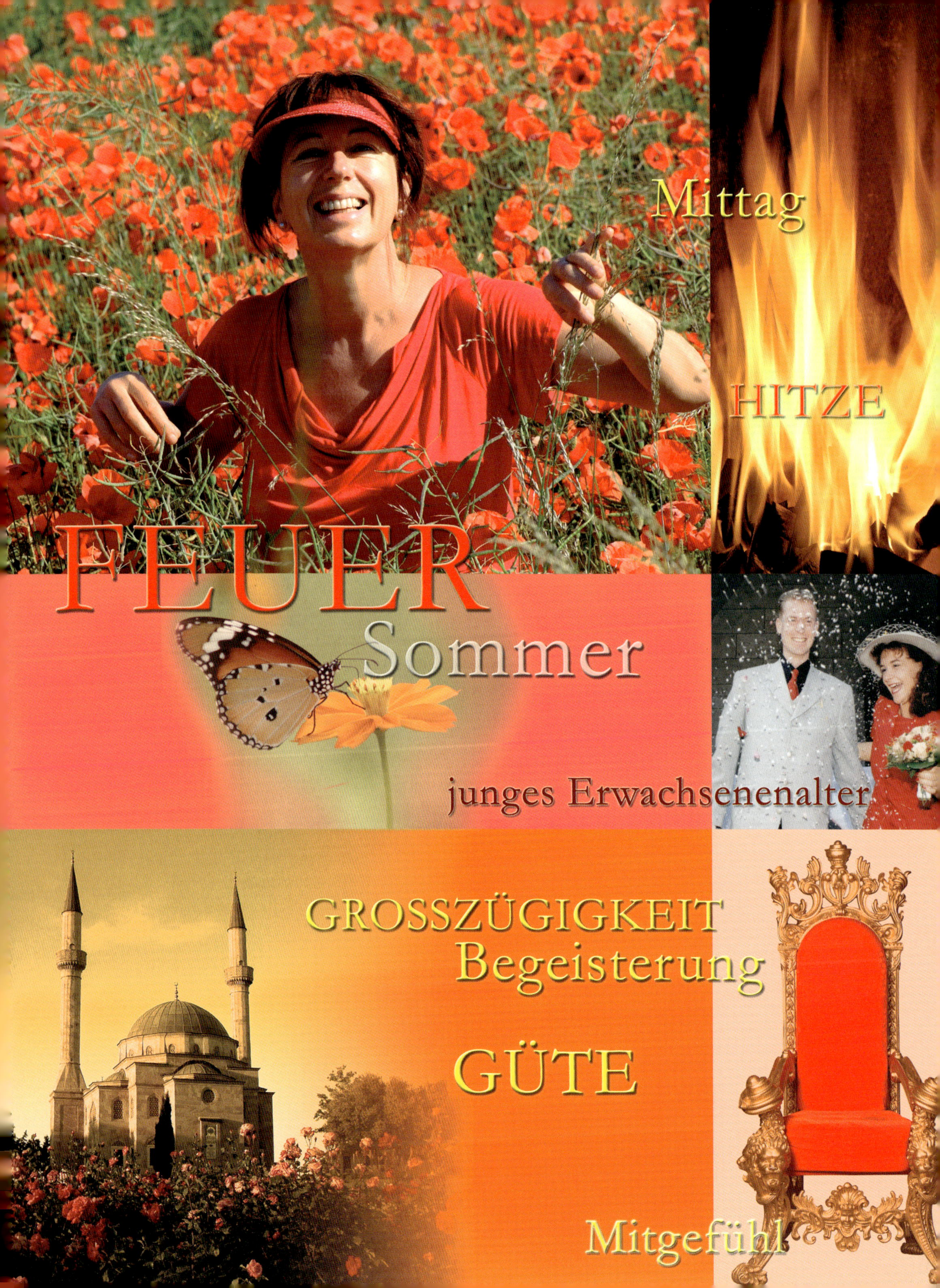
Mittag
HITZE
FEUER
Sommer
junges Erwachsenenalter
GROSSZÜGIGKEIT
Begeisterung
GÜTE
Mitgefühl

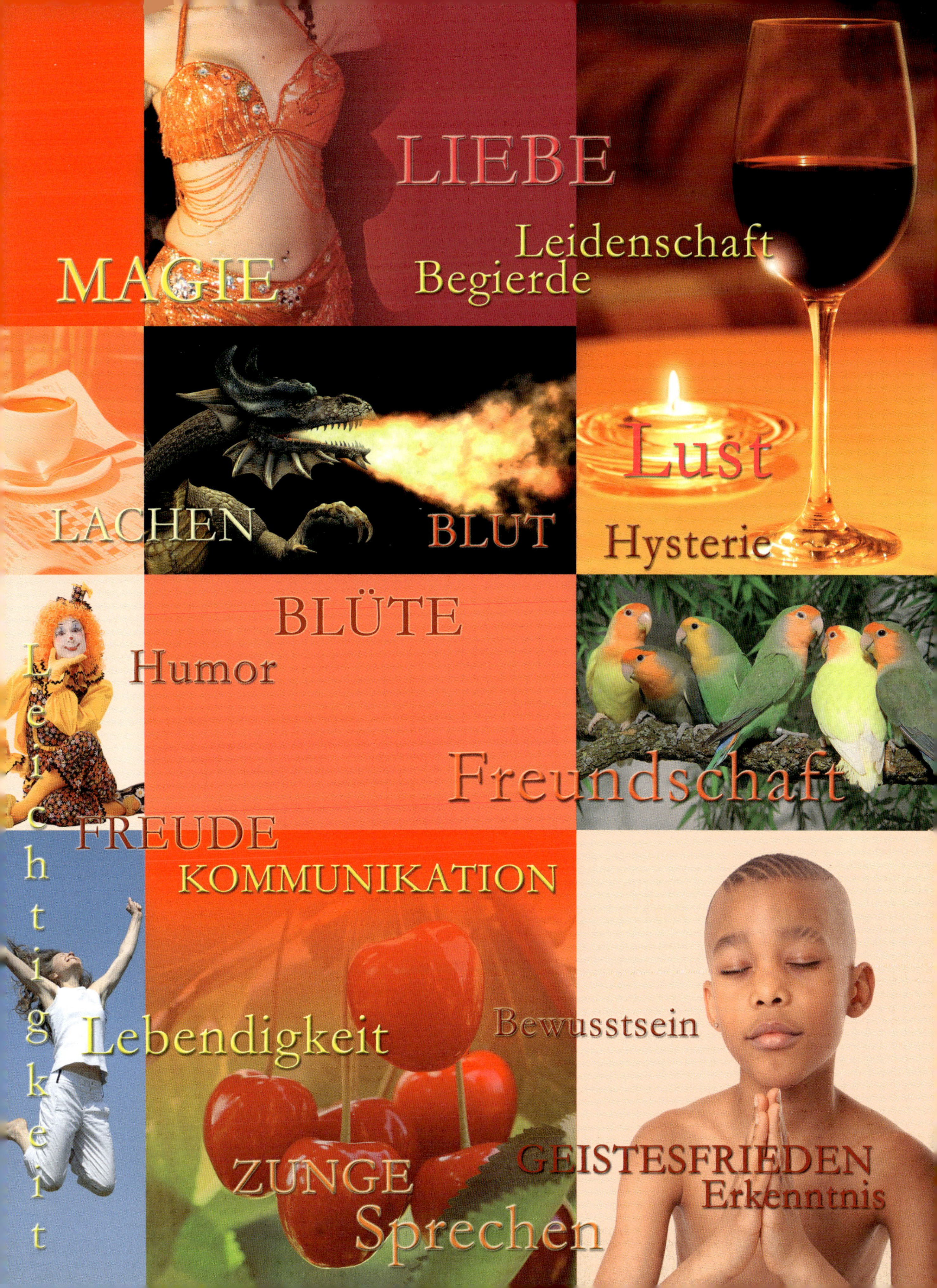
LIEBE
Leidenschaft
Begierde
MAGIE
LACHEN
BLUT
Lust
Hysterie
BLÜTE
Humor
Leichtigkeit
Freundschaft
FREUDE
KOMMUNIKATION
Lebendigkeit
Bewusstsein
GEISTESFRIEDEN
Erkenntnis
ZUNGE
Sprechen

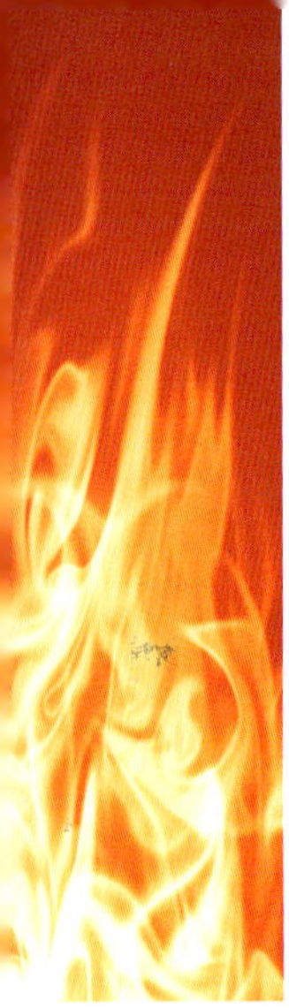

Feuer – Liebe und Bewusstsein

Die Feuer-Energie erleben wir besonders intensiv an einem heißen Sommertag, wenn wir auf einer Gartenparty alte und neue Freunde treffen, uns angeregt mit ihnen unterhalten und lachen oder flirten. Wir essen Grillwürstchen und trinken Himbeerbowle, und später wird Musik gemacht, zu der wir ausgelassen tanzen. Die Atmosphäre ist locker, leicht, fröhlich und beschwingt.

Durch die Kraft des Feuers können wir Liebe, Freude und Glück erleben. Unsere Sehnsucht nach diesen Empfindungen ist groß, und wir haben häufig eine genaue Vorstellung davon: Wir halten Liebe für ein romantisches Gefühl, das geschehen kann, wenn sich die zwei „Richtigen" treffen, die dann das „Richtige" tun. Damit wäre Liebe auf unsere intimen Beziehungen beschränkt und nur unter bestimmten Bedingungen möglich. Wahre Liebe ist jedoch bedingungslos. Sie geschieht, wenn unser Herz erblüht. Auch Freude und Glück verbinden wir oft mit fernen Zielen – beispielsweise damit, reich, schön und erfolgreich zu sein; oder wir verknüpfen sie mit außerordentlichen Ereignissen: dem Schulabschluss, bestandenen Prüfungen und vor allem mit der Hochzeit, die oft als „der schönste Tag im Leben" bezeichnet wird. Was soll aber noch kommen, wenn der „schönste Tag" vorbei ist?! ... Mit all unseren Erwartungen, Wunschbildern und Begierden bauen wir eine Menge Druck auf und sind dann enttäuscht und desillusioniert, wenn sich unsere Hoffnungen nicht erfüllen. Diese schmerzlichen Erfahrungen können unser Herz, das Feuer-Organ, verletzen und verschließen. Der Funken der Freude und der Vitalität, der in uns versteckt ist und mit dem wir begeistert das Leben „erleben", kann verglühen. Immer, wenn wir etwas anders haben wollen, als es ist; wenn wir etwas begehren, was nicht unser ist; wenn wir unter Zeitdruck stehen, dann erzeugen wir Aufregung und Stress für das Herz.

Glück ist jedoch kein fernes Ziel, sondern eine Gunst des Augenblicks. Dem Glück nachzujagen ist so, als würden wir auf eine Fata Morgana zulaufen – und während wir angestrengt die großartige Oase am Horizont verfolgen, übersehen wir die wunderschöne kleine Quelle zu unseren Füßen! Glücksgefühle entstehen, wenn wir die Schönheit des Hier und Jetzt erkennen und uns einfach entspannen in das, was ist ... Wenn wir im Einklang stehen mit unserem inneren Licht, mit unserem Herzen, stellt sich in uns eine heitere Gelassenheit ein. Unser Geist beruhigt sich und uns wird bewusst, wer wir wahrhaft sind.

Themen und Aufgaben auf der Reise in die Wandlungsphase Feuer: „Leben, Lieben, Lachen"

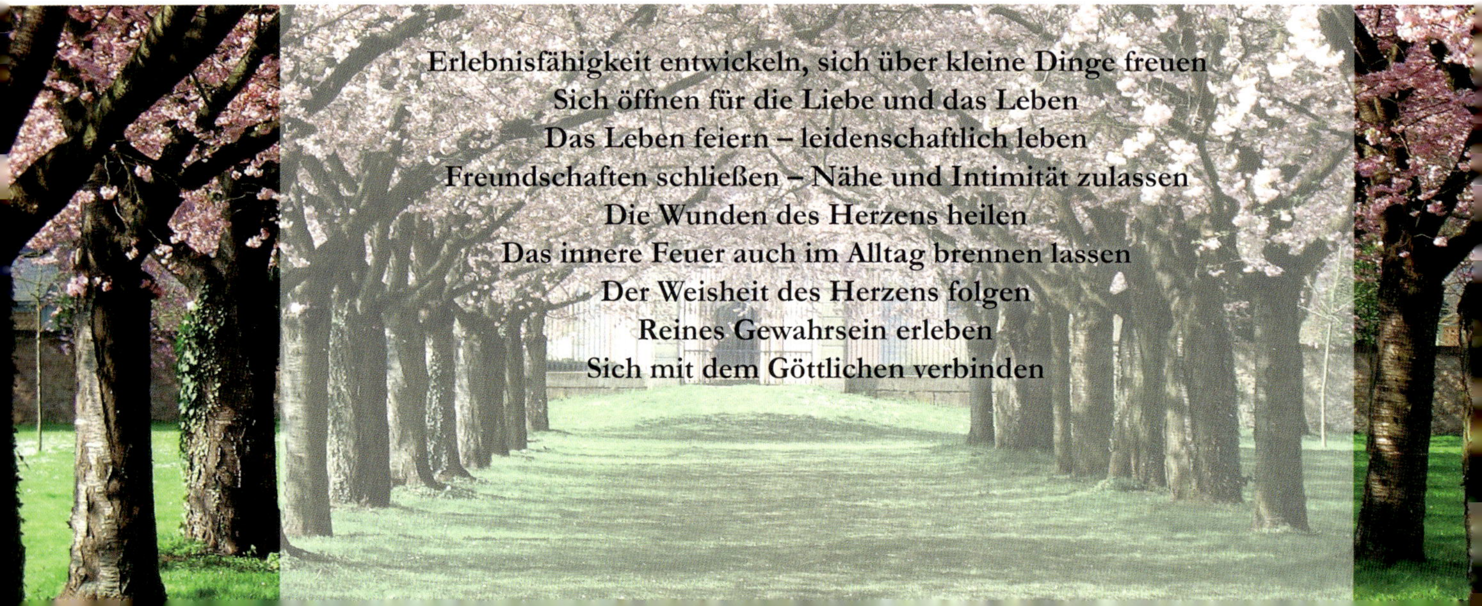

Erlebnisfähigkeit entwickeln, sich über kleine Dinge freuen
Sich öffnen für die Liebe und das Leben
Das Leben feiern – leidenschaftlich leben
Freundschaften schließen – Nähe und Intimität zulassen
Die Wunden des Herzens heilen
Das innere Feuer auch im Alltag brennen lassen
Der Weisheit des Herzens folgen
Reines Gewahrsein erleben
Sich mit dem Göttlichen verbinden

Feuer-Persönlichkeit

Erscheinung

harmonische Gesichtszüge
strahlender Teint
glänzende, leuchtende Augen
warme, schlanke, agile Hände
helle, lachende Stimme

Feuerkind

fröhlich, verspielt, quicklebendig
begeistert, beseelt, strahlend
erzählt gerne, lacht viel
fühlt mit
ist gerne mit anderen zusammen
nimmt lebhaft teil an seiner Umgebung

Eigenschaften und Qualitäten

herzlich, freundlich, warm
leicht, heiter, beschwingt
großzügig, enthusiastisch, begeisternd
hat viel Freude am Leben, ist glücklich
kann sich über die kleinen Dinge des Lebens freuen
humorvoll, lacht gerne
zärtlich, liebevoll
kommunikativ, kann gut erzählen
klare Ausdrucksweise und Sprache
hat eine innere Klarheit und eine feine Wahrnehmung
handelt sehr bewußt

Beispiele für Feuer-Persönlichkeiten

Momo, die Hauptfigur in dem gleichnamigen Buch von Michael Ende, hat viele wertvolle Feuereigenschaften: Sie ist sehr herzlich, liebevoll, mitfühlend und kann aufmerksam zuhören.

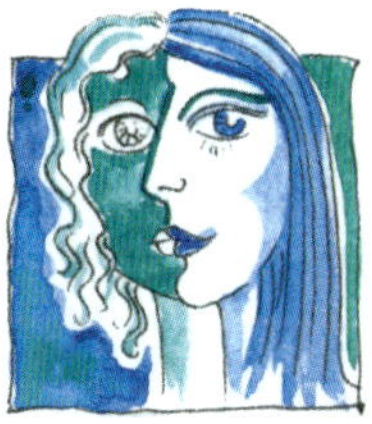

Franz von Assisi, dessen Botschaft die Liebe war, empfand eine tiefe Verbundenheit mit allen Lebewesen. „Alle Geschöpfe der Erde fühlen wie wir, alle Geschöpfe streben nach Glück wie wir. Alle Geschöpfe der Erde lieben, leiden und sterben wie wir, also sind sie uns gleich gestellte Werke des allmächtigen Schöpfers – unsere Brüder."

Osho, ein großer, charismatischer Meister des 20. Jahrhunderts, war für seine einzigartige Verbindung von Spiritualität und weltlichen Genüssen bekannt: „Zorbas the Buddha". Seine Schüler hat er immer wieder zum Lachen gebracht.

Alexis Zorbas von Nikos Kazantzakis, im gleichnamigen Film dargestellt von Anthony Quinn, lebt und arbeitet mit Begeisterung und tanzt mit Leidenschaft. Er zündet seine „Lebenskerze" an beiden Enden an.

Der 14. Dalai Lama berührt Millionen von Menschen im Herzen mit seiner liebevollen Präsenz, seiner Weisheit und seinem Humor.

Hans aus dem Märchen **Hans im Glück** macht aus jeder Situation das Beste und freut sich über alles.

Die durchgedrehte Figur des **Mozart** in dem Film „Amadeus" komponiert mit Leichtigkeit zauberhafte Musik. Er liebt das Leben und die Frauen, bis die Angst und der Rotwein ihm das Herz zerbrechen.

Madonna oder eine andere glitzernde Diva, die vom Publikum bejubelt wird und Handküsse in die Menge verteilt.

Verhalten bei einem Ungleichgewicht der Feuer-Energie

bei Fülle:

unruhig, nervös, hektisch, überdreht
gestresst durch Zeitdruck
lenkt sich gerne ab, rastlos-fröhlich
überschwänglich, schwatzhaft
(be-)gierig, konsumsüchtig
schreckhaft, hysterisch, dramatisch
theatralisch, exzentrisch
kann nicht gut alleine sein
euphorisch, manisch, panisch
häufige Stimmungsschwankungen
zerstreut, verwirrt, unklar
irrationale Gedankenmuster

bei Leere:

lustlos, gelangweilt, entmutigt
begeisterungsunfähig
desinteressiert, geistig antriebslos
innerlich leer, niemand ist zuhause
dumpfe, trübe Wahrnehmung
traurig, keine Freude
versteht keinen Spaß
beziehungsunfähig, kontaktscheu
einsam, wortkarg
mangelndes Verständnis für andere
voller Selbstzweifel, bedrückt
starkes Bedürfnis, geliebt zu werden

körperliche/geistige Symptome bei einem Ungleichgewicht der Feuer-Energie

Vergesslichkeit
Schreckhaftigkeit
ängstliche Unruhe
Schlafstörungen, vor allem Einschlafstörungen
ruheloser Schlaf
lebhaftes Träumen
Herzklopfen, Herzrasen, Herzrhythmusstörungen/Herzschmerzen
Abneigung gegen Hitze
durch Hitze verursachte Beschwerden wie Kreislaufprobleme, spontanes Schwitzen
schwacher Kreislauf
Störungen des Denkens und Fühlens
verworrenes Denken
Sprachstörungen: z.B. Stottern/verhaspeln, undeutliches, widersprüchliches oder unzusammenhängendes Sprechen
Gedächtnis- und Konzentrationsstörungen
Röte im Gesicht, rote Zungenspitze oder blasses, glanzloses Gesicht
glanzlose Augen
kalte Hände

Redewendungen

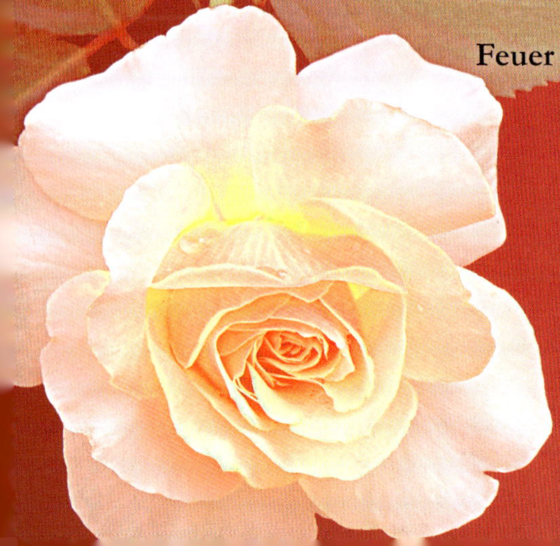

Ein gebrochenes Herz haben
Feuer und Flamme sein, das Herz auf der Zunge tragen
Von Herz zu Herz – Hand aufs Herz
Ruhig Blut bewahren
Sich etwas zu Herzen nehmen
Come on baby, light my fire
All you need is love
Make love not war

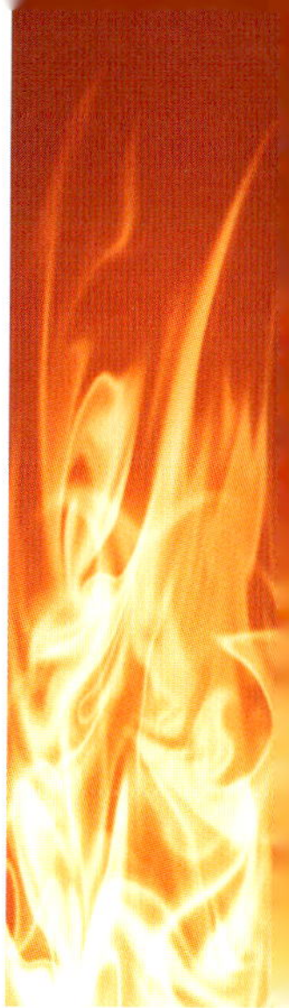

Was du tun kannst, um deine Feuer-Energie zu stärken

Körperübungen und Sportarten

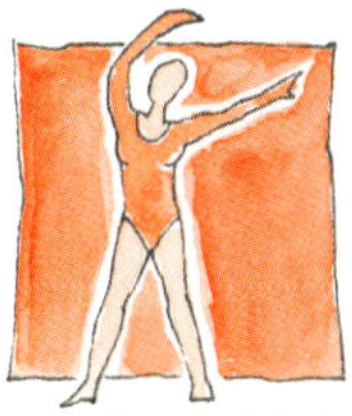

Für das Feuer eignen sich alle Übungen, die den oberen Rücken und den Bereich zwischen den Schulterblättern entspannen und Energie in den Brustkorb lenken. Die Wärme und Weite, die hier entsteht, kann sich dann in die Arme und Hände ausbreiten. In den Händen beginnen bzw. enden alle vier Feuermeridiane. Stretchings für den Oberkörper und die Arme und Übungen für die Hände und Finger stimulieren das Feuer und bringen Energie in kalte Hände.

Handmassage: Kreise die Hände in beide Richtungen und dehne sie nach unten und nach oben. Dehne eine Hand mit Hilfe der anderen nach außen. Dehne die Zwischenräume zwischen den Fingern, massiere und lockere jeden Finger und schnipse die Fingerspitzen aus.

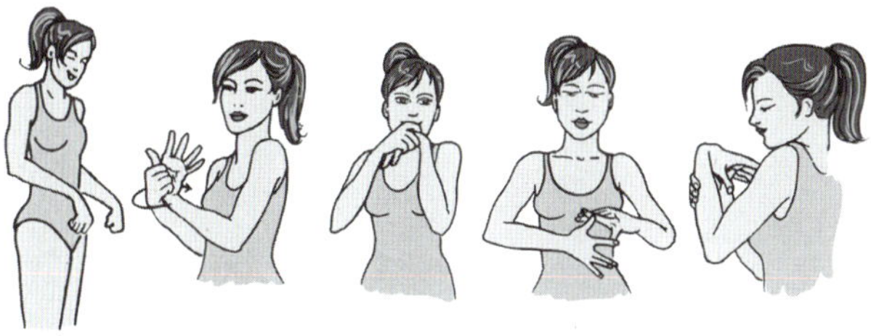

„Schmetterling trifft Schmetterling" von Meister Wang: Lege deine Hände wie zum Gebet aneinander, die Finger leicht gespreizt. Verschränke nun die Finger im Wechsel: Der kleine Finger der rechten Hand geht vor den kleinen Finger der linken Hand und umgekehrt, immer im Wechsel, das Tempo langsam steigernd. Wiederhole diese Übung mit den Ringfingern, Mittelfingern, Zeigefingern und Daumen.

Probiere anschließend den „doppelten Schmetterling": Verschränke vier Finger gleichzeitig, beginne mit den kleinen Fingern und den Ringfingern, gehe über zu den kleinen Fingern und Mittelfingern, dann zu kleinen Fingern und Zeigefingern und zuletzt zu kleinen Fingern und Daumen. Mache weiter mit den Ringfingern (mit Mittel-, Zeigefingern, Daumen), Mittelfingern (mit Zeigefingern und Daumen) und Zeigefingern (mit Daumen).

Mannschaftssportarten wie Handball, Basketball, Volleyball, bei denen das Miteinander, der Teamgeist im Vordergrund stehen und mit denen Freundschaftsspiele ausgetragen werden, unterstützen die Feuer-Energie. Steht der Wettbewerb und das Gewinnen im Mittelpunkt, bedeutet das eher Stress für das Herz.

Für Menschen, die im Feuer zuhause sind, spielen der Spaß und die Freude beim Sport eine wichtige Rolle.

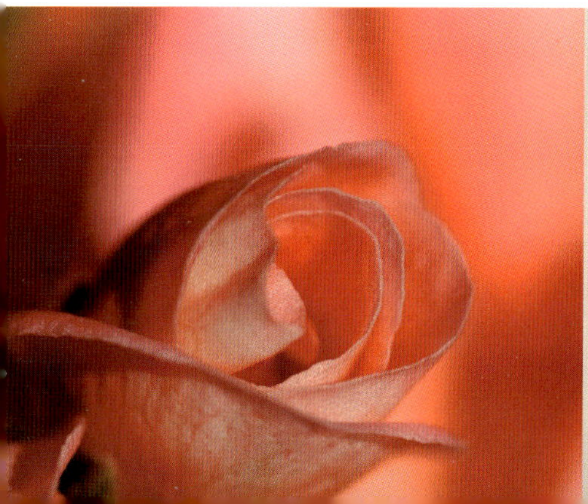

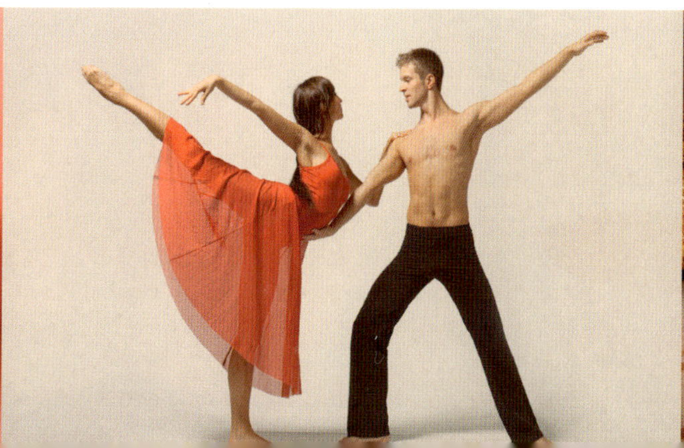

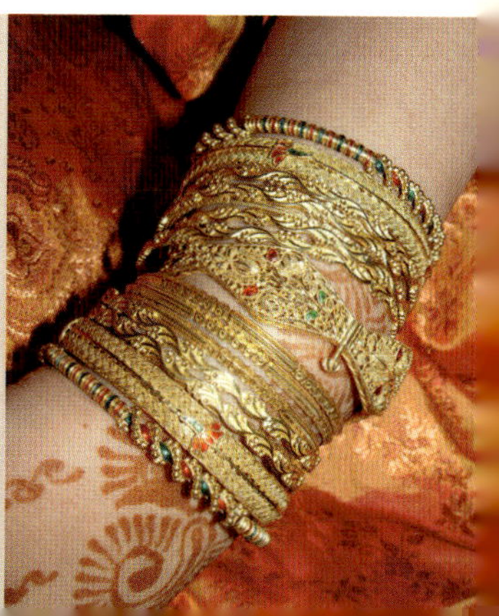

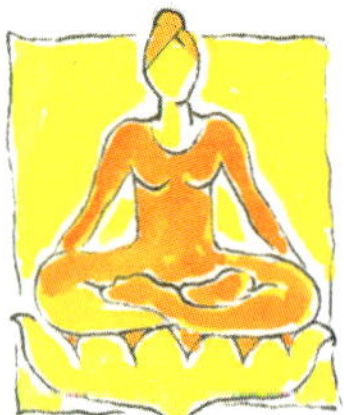

Nataraj Meditation: Die Tanzmeditation von Osho lädt dazu ein, sich bei mitreißender Musik dem Tanz vollständig hinzugeben. Dann geschieht das Wunder, dass der Tänzer sich „auflöst" und selbst zum Tanz wird. Durch die natürlichen Bewegungen des Körpers findet der Meditierende zu einer tiefen, stillen Entspannung.

Mystic Rose Meditation: Diesen intensiven Meditations- und Transformationsprozess entwickelte Osho kurz vor seinem Tod. Er dauert drei Wochen und wird drei Stunden täglich praktiziert.
1. Sieben Tage lachen: Das Lachen befreit von der Krankheit der Ernsthaftigkeit und macht spielerisch und leicht.
2. Sieben Tage weinen: Das Weinen führt in tiefere Schichten, wo Traurigkeit, Schmerz und Verzweiflung gelöst werden können. Indem wir diese Gefühle durch das Weinen ausdrücken, können alte Wunden heilen.
3. Sieben Tage unbeteiligtes Zuschauen: „Der Beobachter auf dem Berg". Nach der Klärung und Reinigung der ersten beiden Wochen fällt es nun leicht, Stille und Meditation zu erfahren.

Atishas Herz Meditation: Diese Meditationstechnik rückt Liebe und Mitgefühl in den Mittelpunkt der Aufmerksamkeit. Mit dem Einatmen stellt der Meditierende sich vor, dass er das Dunkle, Negative und das Leiden aller Wesen einatmet. Er nimmt es in sein Herz auf, wo es verwandelt wird. Mit dem Ausatmen gibt er seine Segnung, seine Freude, sein Glück und seine Liebe ab. Das Herz kann dieses Wunder der Transformation vollbringen.

Lass deine Liebe der Sonne gleichen,
die alle Geschöpfe der Erde bescheint
und keinen Grashalm dem anderen vorzieht.

Aus dem Evangelium der Essener

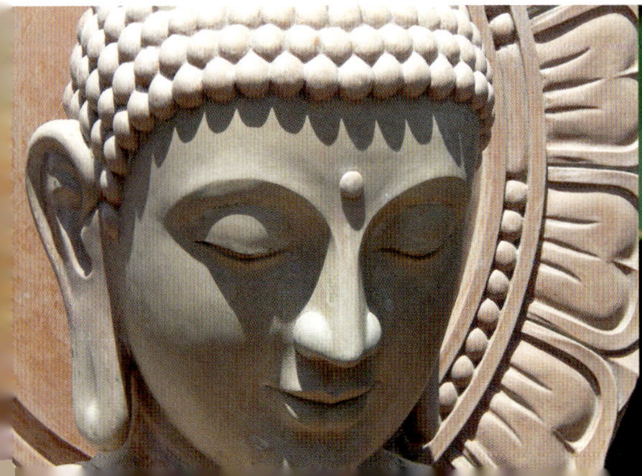

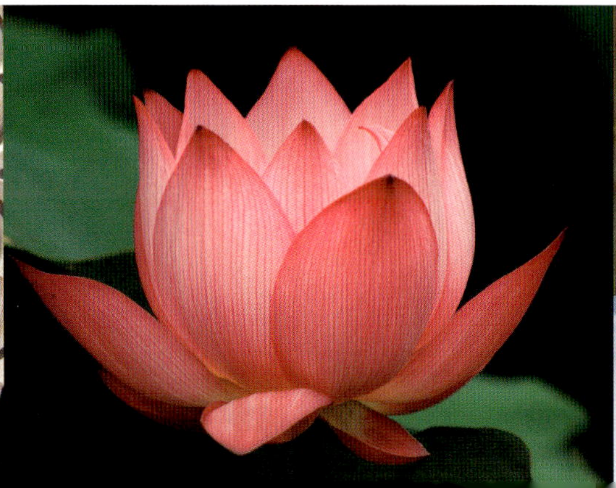

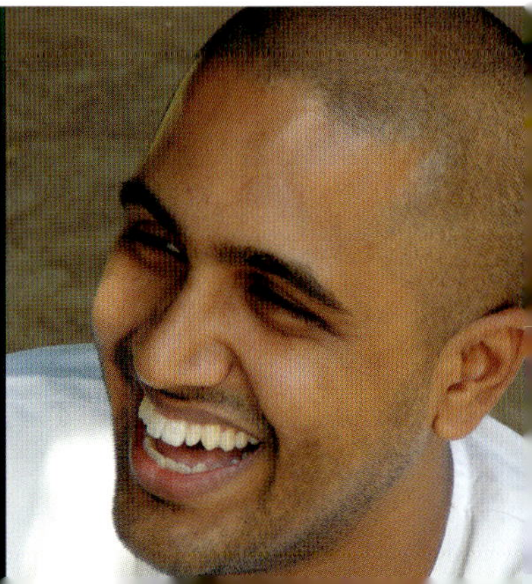

Psychotherapie

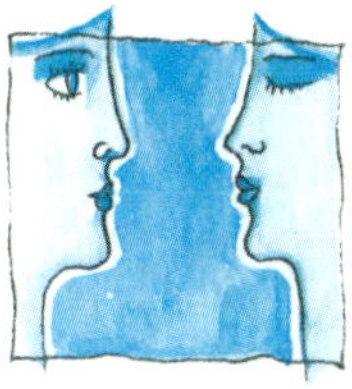

Klientenzentrierte Gesprächstherapie nach Carl R. Rogers: Für Menschen mit einer schwachen Feuer-Energie ist es wichtig, dass sie lernen, sich mitzuteilen und Gefühle zu artikulieren. Die Gesprächspsychotherapie kann sie dabei unterstützen, denn ihre Grundpfeiler sind einfühlendes Verstehen durch aufmerksames Zuhören, das Wertschätzen und Respektieren des anderen und die „Echtheit" des Therapeuten, sprich: das, was der Therapeut fühlt, stimmt mit dem überein, was er sagt und zum Ausdruck bringt.

Manchmal ist das Feuer so krank und die „Beschützerin des Herzens" ist so verletzt, dass die Gefühle verkümmern und weder Freude noch Traurigkeit empfunden werden. Hier braucht es eine sehr behutsame Therapie wie die **Kommunikation des Herzens** nach Rahasya Dr. Fritjof Kraft. Dazu schreibt Rahasya: „Das größte Geschenk, das man als Therapeut geben kann, ist die Bereitwilligkeit, mit dem zu sein was ist, liebevoll, kompromisslos, offen, dankbar und präsent. Erst wenn man dieses einfache Geheimnis in sich selbst erfahren hat, kann man es mit anderen teilen. Die Wahrheit ist bereits, man kann und braucht daran nichts zu verändern, zu richten oder zu verbessern. Es fehlt nichts. Total mit dem zu sein was ist, erlaubt eine natürliche Entfaltung und Vertiefung der Bewusstheit. In diesem Licht werden Probleme nicht gelöst, sondern aufgelöst, Verwandlung passiert anstrengungslos. Liebe, Frieden und Freiheit werden als ein natürlicher Zustand wiederentdeckt. Dieses Verständnis verfügbar zu machen, ist wirkliche Therapie."

Tanztherapie: Tanztherapie steigert die Körper- und Selbstwahrnehmung und fördert den authentischen Ausdruck. Innere Bilder, Empfindungen oder Emotionen werden entdeckt und gelangen im Tanz nach außen. Im Tanz lässt sich das ganze Leben erleben ...

Und sonst noch ...

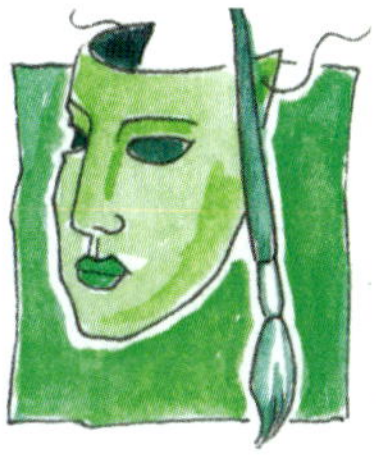

Liebe, Leben, Lachen: die drei großen „L". Alles was das Herz öffnet für die Liebe, uns lebendig macht und fröhlich stimmt, etwa feiern und tanzen, bringt Heilung für das Feuer. Lachen ist die beste Medizin für das Herz – oder einfach etwas zu tun, das Freude bereitet. Das Feuer schenkt die Fähigkeit, sich bewusst an den kleinen Dingen des Lebens zu erfreuen.

Schauspielen: Das Spielen in einer Theatergruppe schafft die Möglichkeit, sich mit anderen zusammen darzustellen, Gefühle auszudrücken und sich im Spiel nicht so ernst zu nehmen.

Für Menschen mit einem schwachen Feuer ist es notwendig, immer wieder Kontakt mit anderen Menschen aufzunehmen, Freundschaften zu knüpfen und zu pflegen und sich in einem vertrauensvollen Gespräch mitzuteilen.

Tantra, der bewusste Umgang mit der Sexualenergie, ist auch ein Weg von Liebe und Akzeptanz, von Offenheit und Intimität.

Eine Woche lang **auf gewohnte „Süchte" aller Art verzichten** – Kaffee, Alkohol, Zucker, Arbeit, TV, Internet – kann eine spannende Erfahrung sein. So können wir erkennen, wie stark unsere innere Flamme von alleine brennt. Wenn wir in dieser Woche auch noch unsere Uhr ablegen, entsteht ein Gefühl der Zeitlosigkeit, wodurch unser aufgeregtes Herz zur Ruhe kommen kann.

Musik

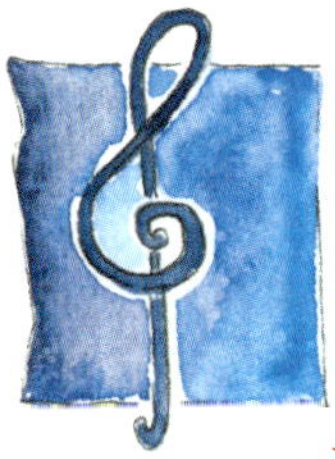

Feuermusik schenkt uns Freude und verführt zur Bewegung. Zur Auswahl steht die breite Palette der Popmusik und des Discopop. Immer dann, wenn wir beim Tanzen die Arme voller Freude nach oben strecken, ist Feuer mit im Spiel.

Die als „Zigeunermusik" bekannt gewordene Musik der Sinti und Roma und ihrer modernen Nachfahren wie die **Gypsy Kings** („Bamboleo") oder **Ashik** („Czardasz") hat eine Menge Feuer.

Für die Yin-Aspekte des Feuers eignet sich Musik, die uns fröhlich und leicht ums Herz stimmt und die uns verzaubert, beispielsweise von **Deuter** („Sun spirit", „Cicada", „Land of enchantment"). Dazu zählt auch Musik, die im Herzen berührt, wie „La vie en rose", eine Liebeserklärung an das Leben, gesungen von **Louis Armstrong** oder **Edith Piaf**, oder Musik, die etwas Festliches ausstrahlt wie ein Walzer.

Eine besondere Feuerbotschaft transportieren folgende Musikstücke: **Robbie Williams** mit **„Feel"**, **DJ Bobo und Irene Cara** mit **„What a feeling"**, **Monthy Python** mit **„Bright side of life"**, die **Beatles** mit **„All you need is love"**, **Miten** mit **„Dance of life"**.

Heiterkeit ist weder Tändelei noch Selbstgefälligkeit,
Sie ist höchste Erkenntnis und Liebe,
ist Bejahen aller Wirklichkeit,
Wachsein am Rand aller Tiefen und Abgründe.
Sie ist das Geheimnis des Schönen
Und die eigentliche Substanz jeder Kunst.

Hermann Hesse

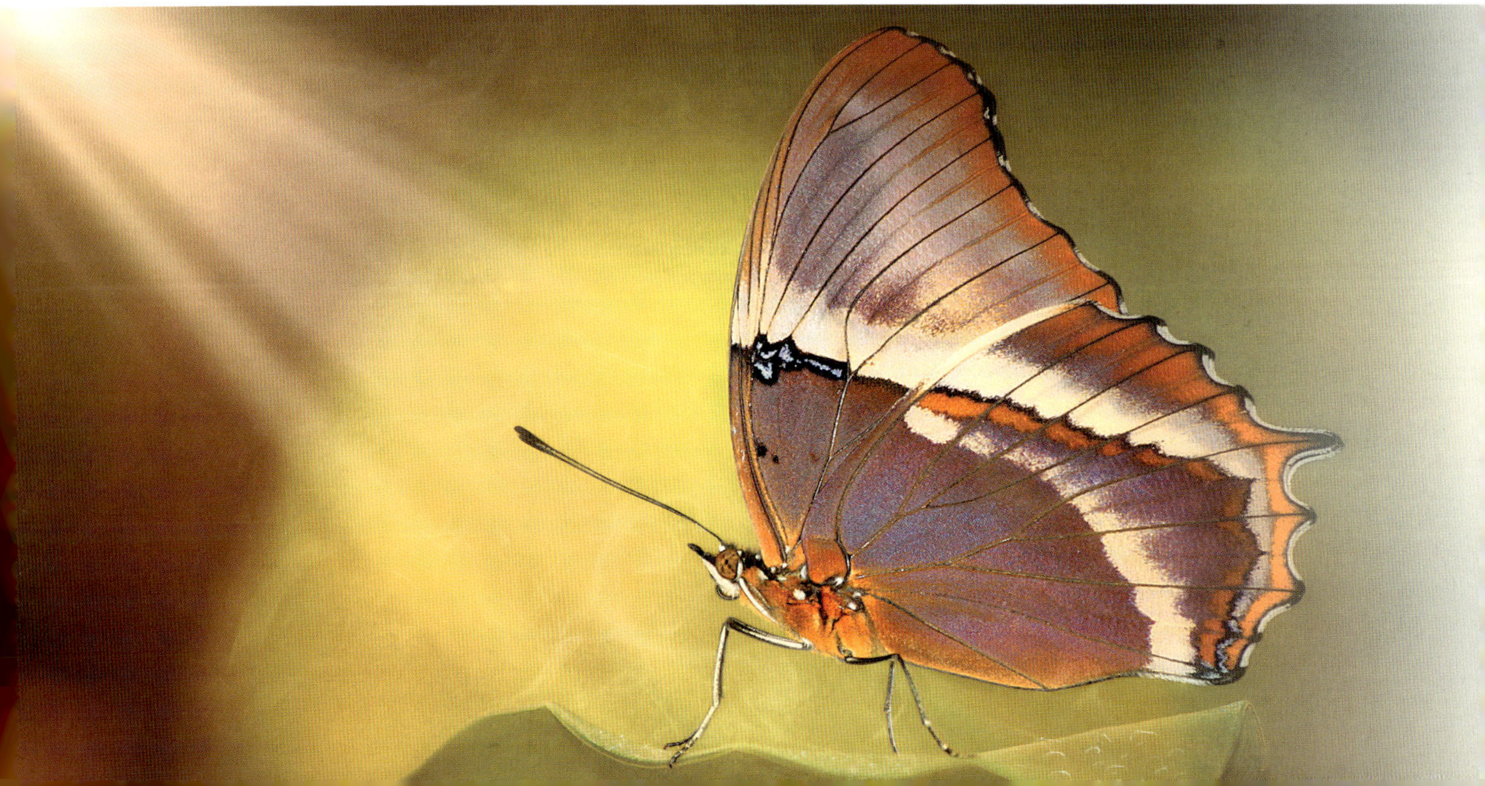

Bücher

„Siddharta“ von **Hermann Hesse:** Auch wenn dieses Buch viele Aspekte des Wassers aufweist wie die Stille und das Lauschen, möchten wir es dem Feuer zuordnen. Hier wird die Vollendung des Geistes auf einzigartige Weise beschrieben: „Sein stilles Gesicht war weder fröhlich noch traurig, er schien leise nach innen zu lächeln.“

„Monsieur Ibrahim und die Blumen des Koran“ von **Eric-Emmanuel Schmitt** ist eine berührende Parabel über Herzensgüte, Weisheit und eine ungewöhnliche Freundschaft. Besonders schön ist das Kapitel, worin dem unglücklichen, frustrierten Moses das Lächeln beigebracht wird.

„Geh wohin dein Herz dich trägt“ von **Susanna Tamaro** lässt den Leser eintauchen in die Gefühlswelt des Herzens und dort die Wunden, die Verletzlichkeit und vor allem die Liebe spüren.

„Das Feuer der Meditation“: In dieser „Anleitung zur inneren Brandstiftung“ beschreibt **Osho** poetisch – mit vielen Anekdoten und Geschichten – und doch wissenschaftlich und klar und verständlich, was es braucht, um Meditation in unserem Leben wachsen zu lassen.

„Die Kuh, die weinte“ von **Ajahn Brahm**, ist eine wundervolle Sammlung inspirierender, herzerwärmender, buddhistischer Geschichten.

Eckhardt Tolle, **„Jetzt“**, beschreibt auf klare und eindrückliche Art und Weise den Zustand der Gegenwärtigkeit, und den Frieden, den wir jenseits von Glücklichsein und Unglücklichsein finden.

Feuer ist das Element der Geschichten und Märchen. An dieser Stelle möchten wir Autoren nennen, die besonders vertraut sind mit dem unendlichen Reich der Phantasie und uns mit der Welt, die sie erschaffen, verzaubern: **J.M. Barrie** („Peter Pan“), **Michael Ende** („Unendliche Geschichte“), **Cornelia Funke** (z.B. „Tintenherz“, „Drachenreiter“) und natürlich **Joanne K. Rowling** („Harry Potter“).

Michael Ende, **„Momo“:** In diesem Buch wird ganz einfach und klar beschrieben, was passiert, wenn wir keine Zeit mehr haben: unser Herz verschließt sich.

Die humorvollen Geschichten von **Mulla Nasrudin**, des Königs der Narren, die von den Sufis erzählt werden, sind eine unergründliche Quelle der Weisheit.

„Der Prophet“ von **Khalil Gibran** ist eine Geschichte voller Schönheit, Lebensweisheit und mystischer Tiefe.

Ich pflanze ein Lächeln.

Thich Nhat Hanh

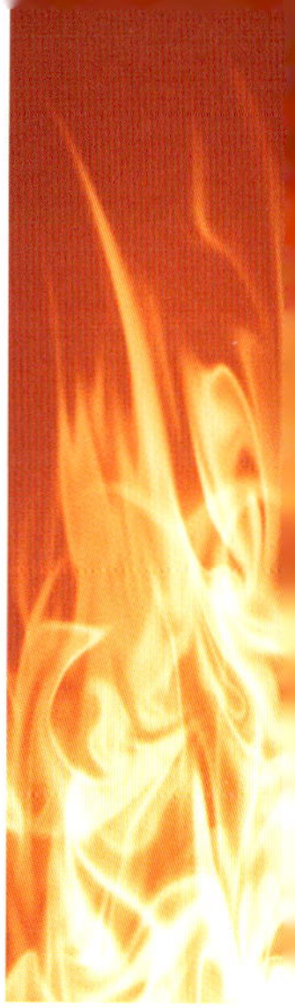

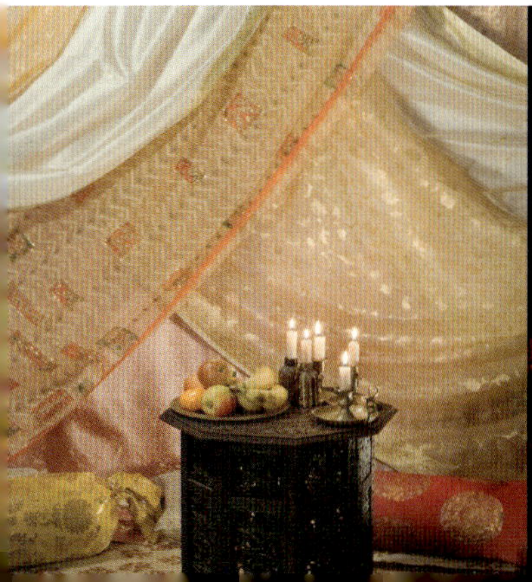

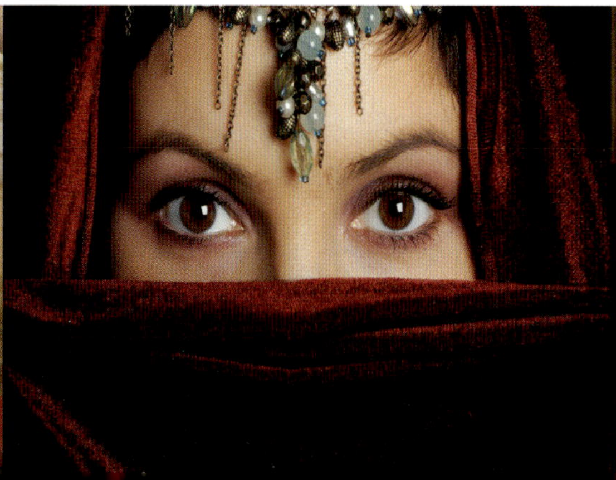

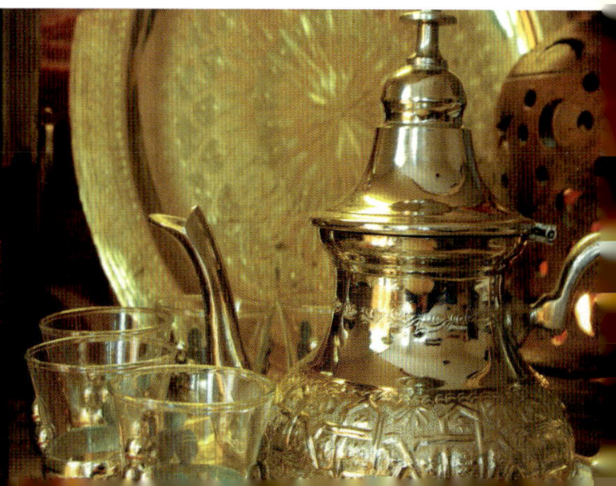

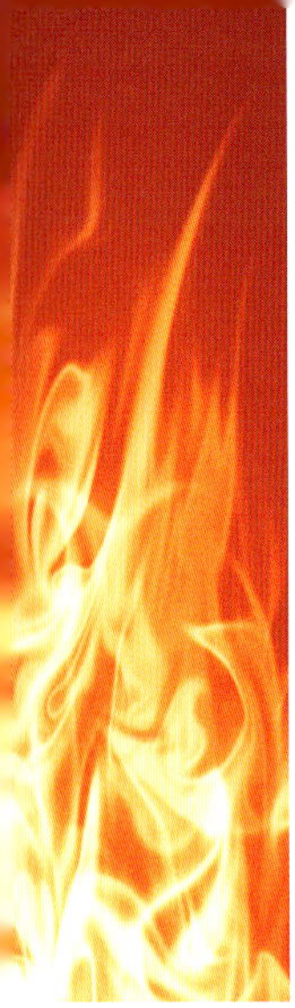

Filme

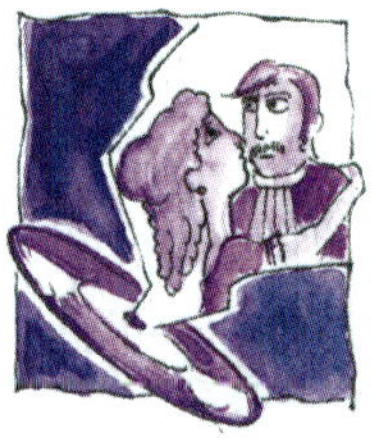

Es gibt viele wunderbare, einfühlsame Filme, die uns im Herzen berühren und die zeigen, wie ein sich öffnendes Herz viele Menschen zu verändern vermag:

Die fabelhafte Welt der Amelie: Ein Film, der verzaubert und glücklich macht. Amelie hat ein Gespür für die Geheimnisse des Alltags und ein großes Herz.

Wie im Himmel: Ein mitreißender Film über einen Dirigenten, der schon als Kind Musik machen wollte, die die Herzen der Menschen öffnet. Nach einer langen Irrfahrt lernt er, andere und sich selbst zu lieben.

Filme, die uns zum Lachen bringen, angefangen mit den unvergesslichen Meisterwerken des Komikers Charlie Chaplin bis hin zu den Slapstickfilmen des weltberühmten Duos Laurel und Hardy. Der wohl populärste deutsche Humorist und Komödiant Vicco von Bülow, bekannt als Loriot, hat in seinen Sketchen vor allem die zwischenmenschlichen Kommunikationsstörungen (Feuer-Ungleichgewicht) mit einer treffsicheren Sprache und Komik zum Ausdruck gebracht. Die Reihe von beliebten „Witzbolden" könnte man endlos weiterführen bis hin zur modernen Comedy.

Romantische Komödien wie **African Queen** oder **Harry und Sally:** Obwohl der Zuschauer sofort weiß, dass die beiden Hauptdarsteller füreinander bestimmt sind – auch wenn sie sich noch so sehr streiten oder sogar bekämpfen – sind diese Filme immer wieder unterhaltsam. Sie zeichnen sich durch spritzige Dialoge aus.

Große, tragische Filmklassiker, für die man viele Taschentücher braucht: die Liebesfilme **Kinder des Olymp** und **Orpheu Negru** oder der einzigartige Film **Das Leben ist schön**.

Krafttier

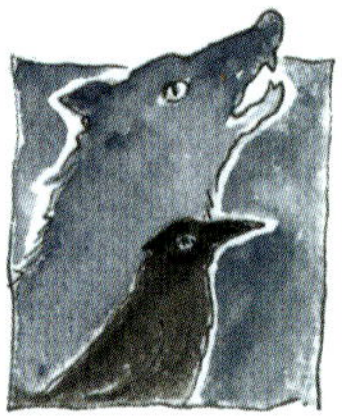

Ein farbenprächtiger, strahlender **Glücksdrache** verkörpert die zauberhafte Vereinigung von Himmel und Erde. So wie der **Glücksdrache Fuchur** in der „Unendlichen Geschichte" von Michael Ende ist der Drache im freien Flug durch die Lüfte federleicht, verspielt, beweglich und schnell. Auf der Erde im Kontakt mit den Menschen vermittelt er Freude, Heiterkeit und viel Zuversicht.

Ich will mit dir das machen, was der Frühling mit den Kirschblüten macht.

Pablo Neruda

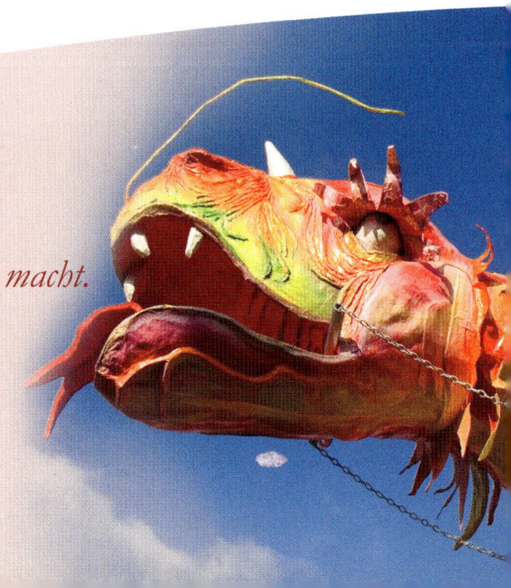

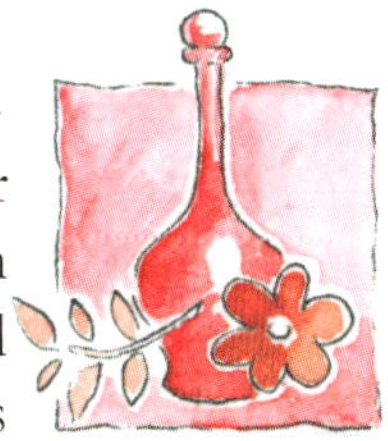

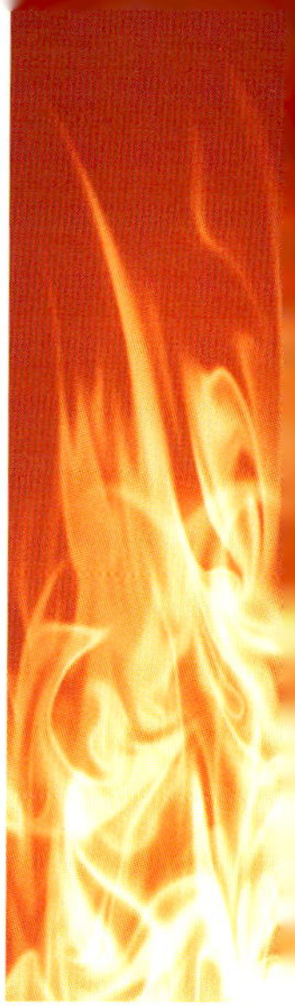

Feuerdüfte schaffen eine freundliche, angenehme Atmosphäre. Wie ein tanzender Sonnenstrahl auf dem Gesicht stimmen sie uns fröhlich, lassen uns lächeln und öffnen uns für die „rosigen Seiten" des Lebens. Sie streicheln das Herz und heilen seine Wunden.

Rose

Im Duft der Rose schwingen alle positiven Qualitäten eines gesunden Herzens: Liebe, Freude, Schönheit ... Liebende schenken einander die „Königin der Blumen", um so ihren Gefühlen Ausdruck zu verleihen. Wie eine Rose kann auch das Herz erblühen, sich öffnen und ohne Bedingungen seine Fülle verströmen. So schafft es eine Atmosphäre von Harmonie und tiefer Freude, die von innen her genährt wird. Der feierliche Duft der Rose ist eine Kostbarkeit, die den Alltag zum Festtag erhebt. Für jene, deren Herz Enttäuschungen, Trauer und Liebeskummer erleiden musste, spendet das Rosenöl Trost und hilft, dem anderen zu verzeihen. Seine sanften, liebevollen Schwingungen besänftigen und heilen die Wunden des Herzens. Mit einem kleinen Wortspiel können wir ROSE in EROS verwandeln und die sinnliche Seite dieser Blüte erkennen, die Sexualität und Herz zu verbinden vermag.

Anwendungsvorschlag: Vermische einen Tropfen Rosenöl mit 5 ml Jojoba- oder Mandelöl. Trage davon etwas im Herzbereich auf und massiere es ein.

Geranie

Nicht ganz so „königlich", aber vom Prinzip her ähnlich ist die Wirkung der wesentlich preiswerteren Geranienessenz.

Iris

Die unvergleichliche, kostbare Essenz der Iris verströmt einen milden, veilchenartigen Duft. Der Duft der Iris, der Göttin des Regenbogens, beflügelt den Geist und öffnet das Tor zur unbegrenzten Welt der Phantasie und Kreativität. Iris lässt die Weite des Himmels erahnen und eröffnet einen Zugang zu Spiritualität und Transformation ... ein himmlischer Duft, der Bewusstsein und Liebe fördert.

Orange

Der lebendige, fruchtig-süße Duft der Orange schenkt uns Leichtigkeit und Freude. Voller Sonnenschein und Heiterkeit vermittelt er das Lebensgefühl mediterraner Landschaften: unbeschwert das Leben genießen und unnötigen Ernst loslassen. Die Essenz dieser Frucht wärmt unser Herz und stimmt es optimistisch und fröhlich. Orange lehrt wieder das Lachen.

Mandarine

Der Duft der Mandarine ist in seiner Wirkung der Orange ähnlich, aber noch leichter und verspielter.

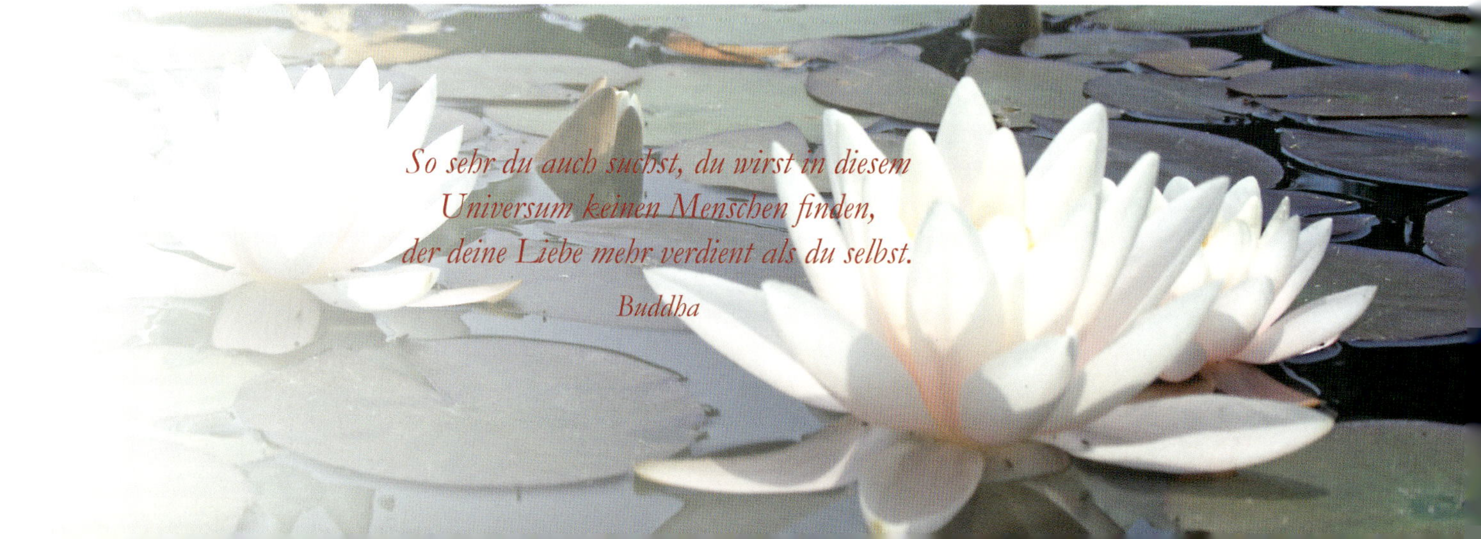

So sehr du auch suchst, du wirst in diesem
Universum keinen Menschen finden,
der deine Liebe mehr verdient als du selbst.

Buddha

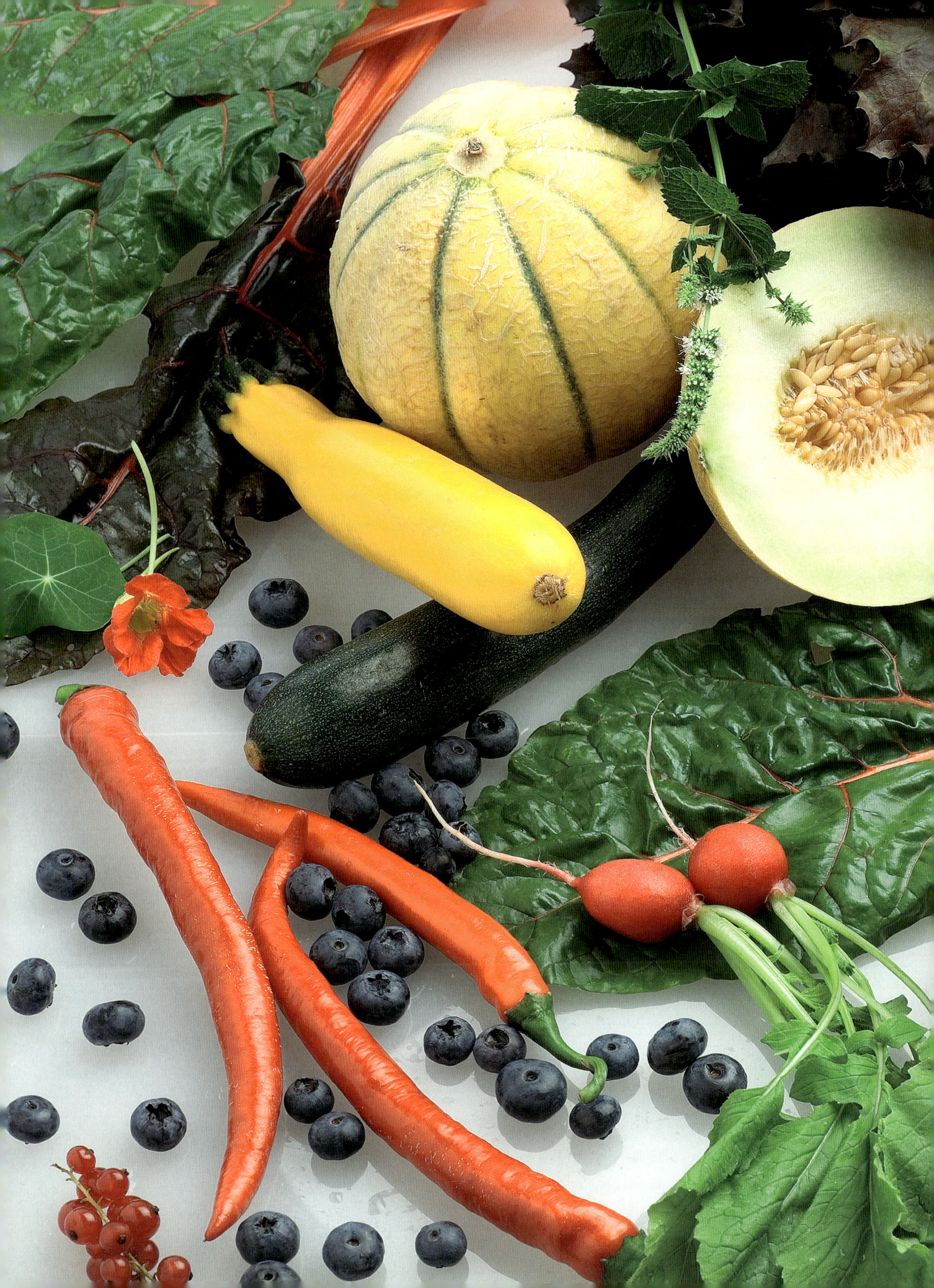

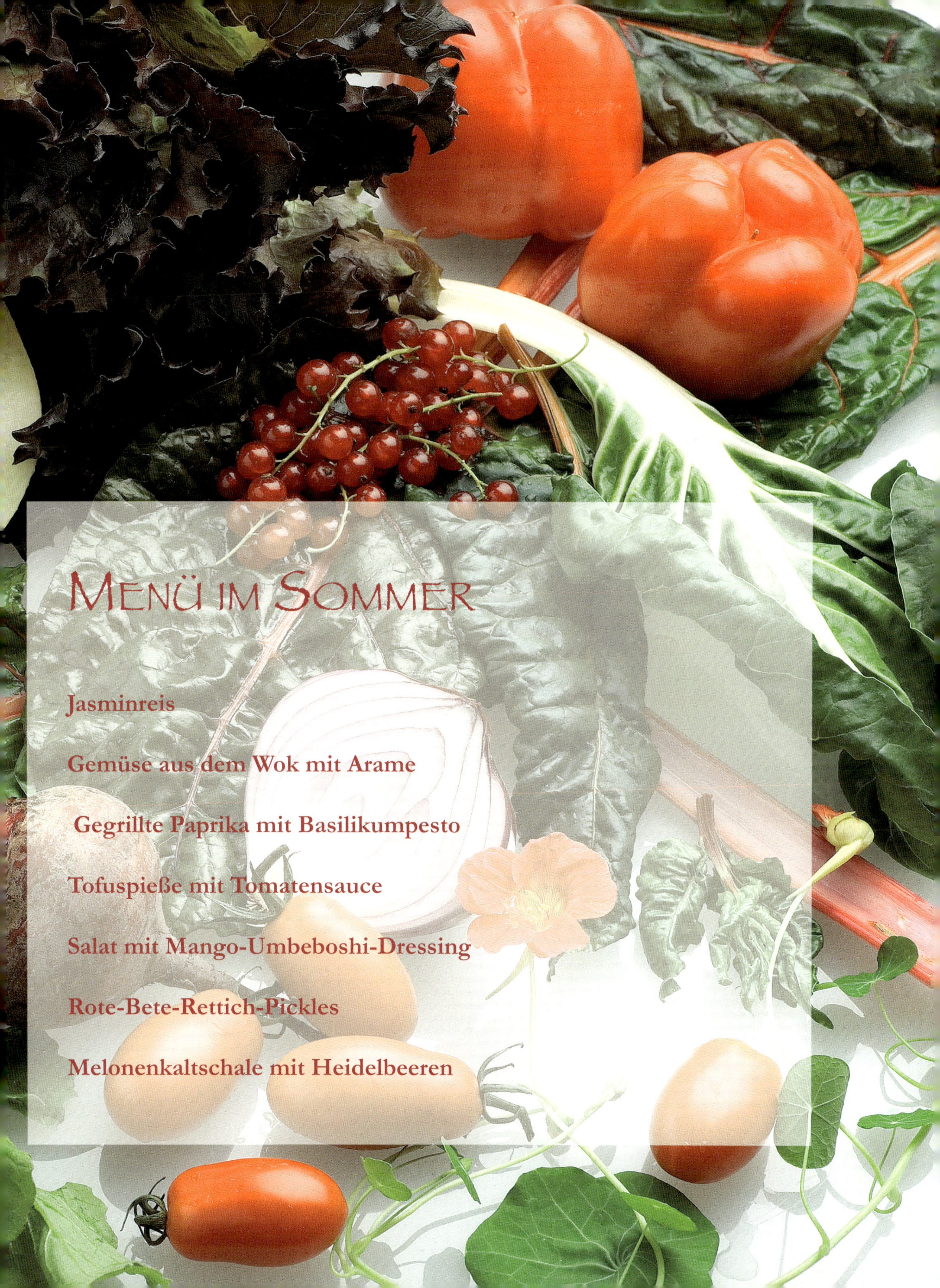

Menü im Sommer

Jasminreis

Gemüse aus dem Wok mit Arame

Gegrillte Paprika mit Basilikumpesto

Tofuspieße mit Tomatensauce

Salat mit Mango-Umbeboshi-Dressing

Rote-Bete-Rettich-Pickles

Melonenkaltschale mit Heidelbeeren

Kräutertees

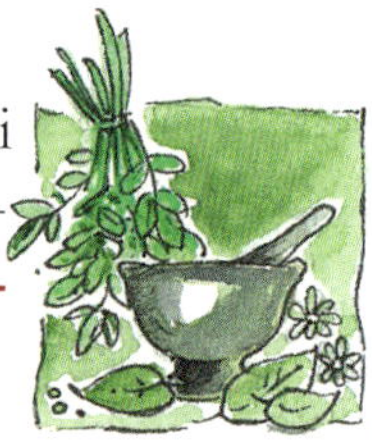

Folgende Kräuter beruhigen das Herz bei Aufregung und Stress und helfen beim Einschlafen: **Melisse, Johanniskraut, Passionsblume, Hopfen**.

Bei länger anhaltenden Schlafstörungen und innerer Unruhe ist **„Weizenmilch"** empfehlenswert: 1 Tasse Weizen- oder Dinkelkörner mit 12-15 Tassen Wasser 6 Stunden köcheln lassen, dann die Flüssigkeit abseihen. Davon 3 x täglich eine Tasse, am besten ½ Stunde vor dem Essen trinken.

Eine **Kräuterteemischung***, die ein erregtes Herz besänftigt: 6 g Hopfen, 6 g Passionsblume, 6 g Melisse, 3 g Johanniskraut, 3 g Süßholz.
Kräuter mit heißem Wasser aufgießen, 10 Minuten ziehen lassen, 3 Tassen täglich mit Honig gesüßt trinken.

* siehe Seite 31 unten

Kochen

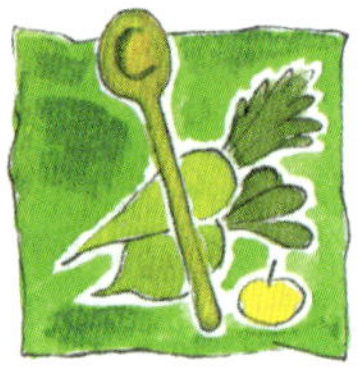

Im Sommer gibt es eine große Auswahl an Obst und Gemüse. Um diese feuertypische Vielfalt auf unseren Esstisch zu bringen, können ein bunter Salat, ein schönes Buffet sowie insgesamt eine abwechslungsreiche Zusammenstellung des Essens beitragen, ebenso die Verwendung von Nahrungsmitteln mit verspielten Formen, wie beispielsweise gekräuselter Salat, essbare Blüten oder blütenförmig geschnittene Gemüse. Die Farbe von roten Nahrungsmitteln ist besonders appetitanregend für ein „Sommeressen". Feurige Anteile bringt die Farbe von rotem Paprika im Salat, eine Tomatensoße oder ein Nachtisch mit roten Früchten.

Der **bittere Geschmack** wie beispielsweise von Löwenzahn- oder Klettenwurzeltee hat eine stark abführende Wirkung, was für die Verdauung sehr förderlich ist und er wirkt entzündungshemmend. Vor dem Essen erlaubt man sich einen Aperitif mit bitterem Geschmack, um die Verdauungsaktivität einzuleiten. Nach dem Essen trinkt man gerne einen Kräuterbitter oder Espresso, um die Darmtätigkeit weiter zu unterstützen. Bei zu fettem Essen fördert bitter die absenkende Wirkung des Gallenflusses und den Stuhlgang. Kaffee, auch dem Feuer zugeordnet, wirkt in vorsichtiger Dosierung anregend auf das Herz, den Kreislauf und den Intellekt.

Kochmethoden: Kurzes, bewegtes Braten im Wok oder in der Pfanne bei großer Hitze. Grillen, Sautieren (ganz kurzes Anbraten), Toasten, Rösten, Flambieren, Frittieren.

Zubereitungsarten: Salate und Rohkost; Geröstetes, Knuspriges, Crispiges; Durcheinandergemischtes, die bunte Vielfalt.

Jasminreis

1 Tasse (200 g) geschälten Jasminreis
2 Tassen (450 ml) Wasser
1 Prise Salz

Reis zusammen mit Wasser und 1 Prise Salz zum Kochen bringen. Bei geschlossenem Deckel 30 min köcheln lassen, bis alles Wasser vom Reis aufgesaugt ist.

Menü im Sommer

Gemüse aus dem Wok mit Arame

2 Möhren
1 Stange Lauch
1 kleinen Mangold
¼ Spitzkohl
2 El Arame
2 El Olivenöl
3 El Sojasauce oder Salz

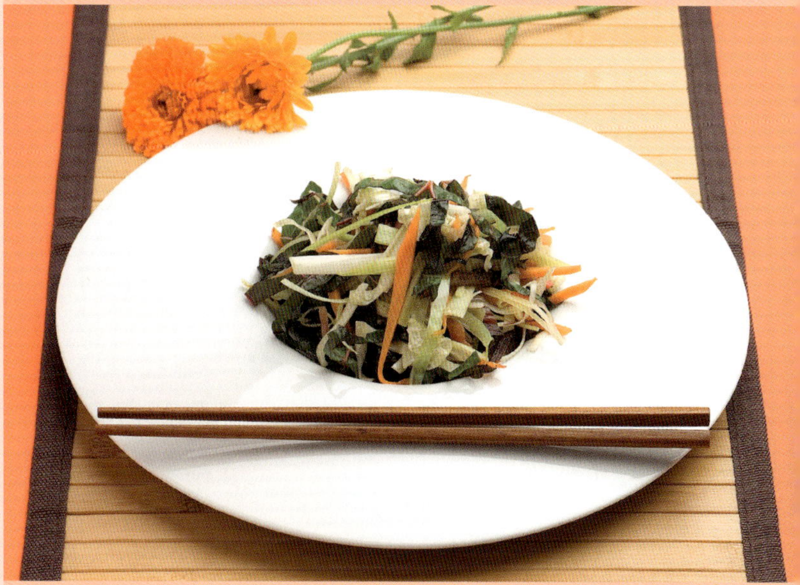

Möhren schälen und in dünne, sehr schräge Scheiben, danach in schlanke Stifte schneiden. Lauch putzen, waschen und in Streifen schneiden. Spitzkohl und Mangold in schmale Streifen schneiden. Arame mit etwas Wasser 10 min köcheln, durch ein Sieb abgießen, mit kaltem Wasser überspülen. Das Öl im Wok erhitzen. Zuerst die Möhren mit viel Bewegung anbraten, nach 2 min den Lauch dazugeben, nach einer weiteren Minute den Spitzkohl, dann den Mangold. Das Gemüse immer in Bewegung halten, damit der entstehende Wasserdampf abdampfen kann. Mit Arame, Sojasauce oder Salz abschmecken und servieren.

Gegrillte Paprika mit Basilikumpesto

2 rote Paprika
1 Bund Basilikum
50 g Mandeln
1 Knoblauchzehe
3 El Olivenöl
¼ Tl Salz

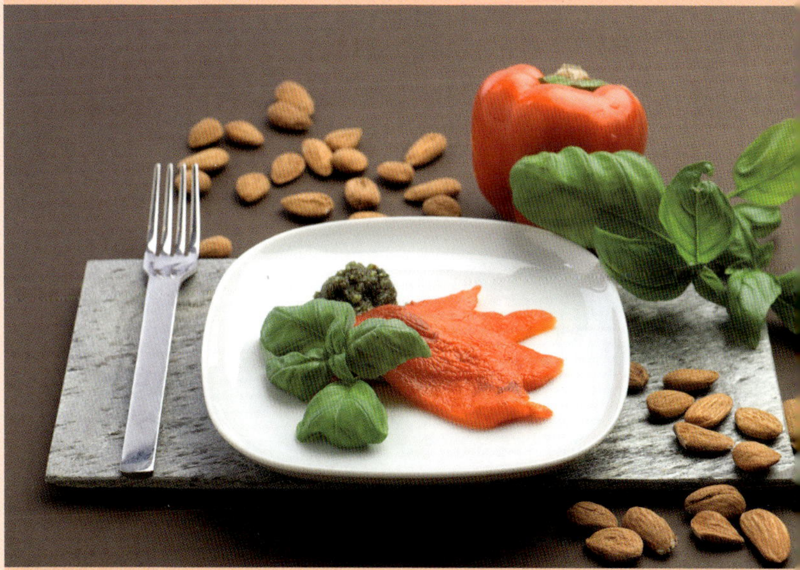

Rote Paprika im Backofen bei 220° ca. 30 min backen, bis sie große schwarze Flecken hat und die Haut sich zu lösen anfängt. Abkühlen lassen, schälen und entkernen und in Streifen schneiden.
Basilikumblätter zupfen, zusammen mit Öl, Salz und den Mandeln pürieren. Falls es zu fest ist, etwas mehr Öl oder Wasser hinzugeben. Zu den Paprikastreifen reichen.

Menü im Sommer

Tofuspiesse mit Tomatensauce

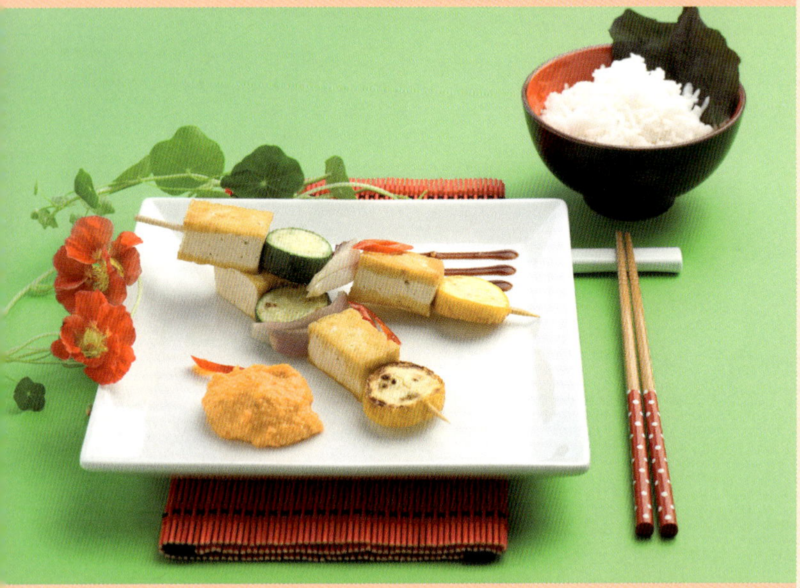

500 g Tofu
3 Zucchini, 1 rote Zwiebel, 1 frische rote Peperoni
4 El Rapskernöl
3 El Shoyu
250 Cherry- oder andere sehr reife Tomaten
100 g Cashewkerne
1 Knoblauchzehe
2 El Olivenöl
etwas Wasser, Salz
8 Holzspieße

Tofu in große Würfel, Zucchini in Scheiben und Zwiebel in Spalten schneiden.
Tofuwürfel, Zwiebelspalten und Zucchinischeiben auf beiden Seiten 3-4 min anbraten, auf ein Küchenkrepp legen und mit etwas Sojasauce besprenkeln.
Cashewkerne und Knoblauchzehe in einem Behälter mit Wasser bedecken und cremig pürieren. Olivenöl, 2-3 Peperonischeiben und Tomaten dazugeben, kurz pürieren und mit Salz abschmecken.
Tofu, Zucchini und Zwiebeln abwechselnd auf die Spieße stecken, im Backofen erwärmen oder lauwarm mit der Tomatensauce und etwas Sojasauce servieren.

Salat mit Mango-Umeboshi-Dressing

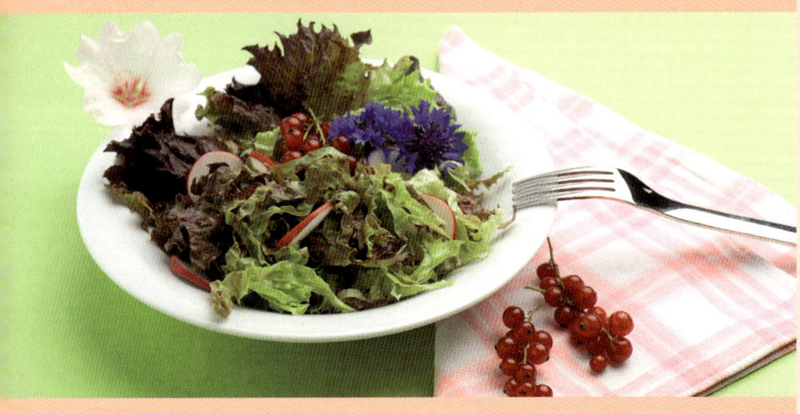

1 Eichblattsalat, 1 Bund Radieschen
Blüten oder Beeren aus dem Garten
100 ml Mangosaft oder anderen Obstsaft
1 Tl Umeboshi-Paste
1 El Olivenöl

Salat zupfen und waschen. Mangosaft, Umeboshi und Olivenöl verrühren, mit dem Salat mischen. Radieschen in Scheiben schneiden und mit den Blüten oder Beeren auf dem Salat verteilen.

Menü im Sommer

Rote-Bete-Rettich-Pickles

2 Rote Bete
1 Rettich
½ Tl Salz
6 El Reisessig
1 El Reismalz oder Agavendicksaft

Rote Bete und Rettich schälen und grob raspeln. Reisessig, Salz und Reismalz dazugeben. Alles gut verrühren. Direkt als Salat essen oder in Gläsern im Kühlschrank lagern und in den nächsten Wochen als Pickles zu den Mahlzeiten essen.

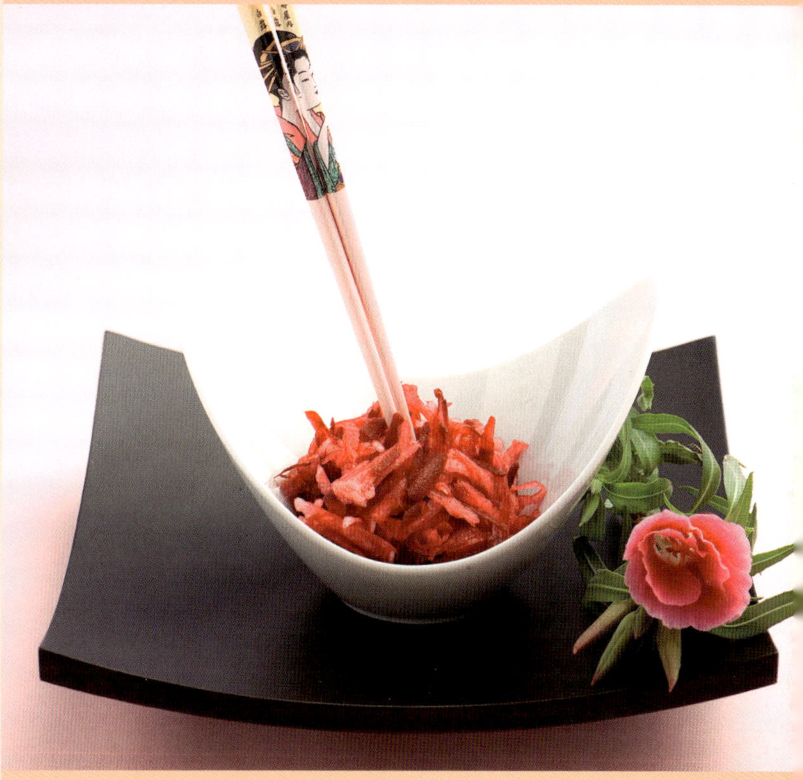

Melonenkaltschale mit Heidelbeeren

500 ml Apfelsaft
1 Netzmelone
125 g Heidelbeeren
2 El Kuzu

Die Melone vierteln, entkernen, in 2 cm Streifen schneiden, schälen und in Würfel schneiden. Apfelsaft zum Kochen bringen. Kuzu in wenig Wasser auflösen und nach und nach unter Rühren in den Apfelsaft geben. Vom Herd nehmen und die Melonenstücke und Heidelbeeren hinein geben. Warm oder abgekühlt servieren.
Tipp: Später im Jahr statt Heidelbeeren etwas geriebenen Ingwer dazugeben.

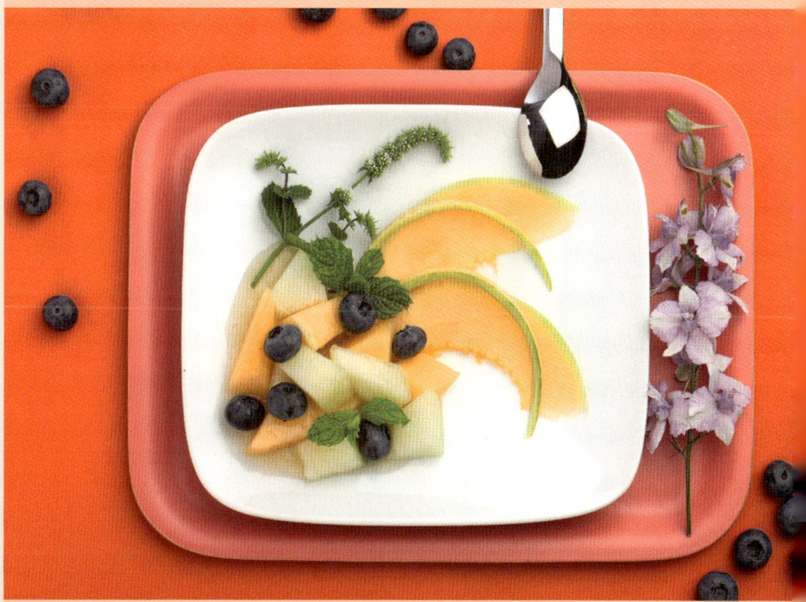

Der Sultan und der Grosswesir

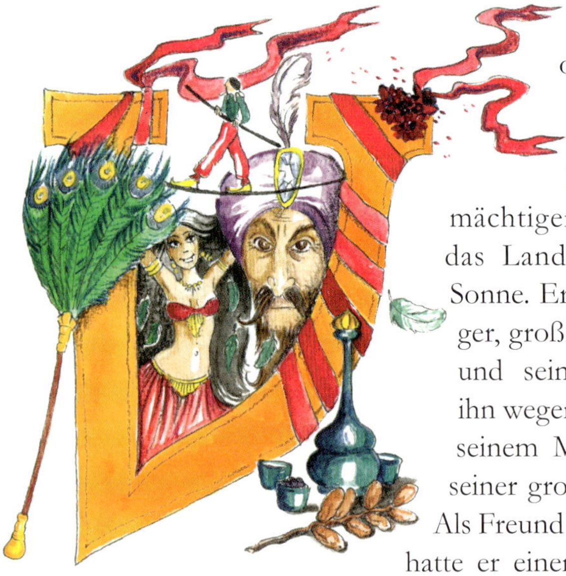

Vor noch gar nicht allzu langer Zeit herrschte ein mächtiger Sultan über das Land der ewigen Sonne. Er war ein gütiger, großzügiger Mann und sein Volk liebte ihn wegen seiner Güte, seinem Mitgefühl und seiner großen Weisheit. Als Freund und Ratgeber hatte er einen klugen und tüchtigen Großwesir an seiner Seite. Der war ihm sehr ergeben. Wegen seiner großen Leistungen übertrug ihm der Sultan mehr und mehr Verantwortung für seine Staatsgeschäfte.

Der Großwesir übernahm die Arbeit gerne, denn das Wohl seines schönen Landes lag ihm sehr am Herzen. So kam es, dass sich der Sultan an heißen Tagen auf seinem samtbezogenen Diwan ausruhte und ein Diener einen Fächer zur Kühlung schwang und eine Dienerin seine Füße massierte.

Währenddessen arbeitete der Wesir unermüdlich. Er machte seine Arbeit so gut, dass er irgendwann glaubte, dass niemand ihm dabei helfen könne. Um jede Kleinigkeit kümmerte er sich, und dadurch geriet er immer mehr unter Druck. Er wurde unruhig und nervös und schließlich konnte er nicht einmal mehr gut schlafen. Immer wieder wachte er nachts auf und wälzte sich dann grübelnd von einer Seite auf die andere. Am Morgen, wenn sein Diener vorsichtig an seine Tür klopfte, fühlte er sich total erschöpft.

Der Sultan beobachtete diese Entwicklung sorgenvoll. Die große Verantwortung schien seinem Freund jede Freude am Leben zu nehmen. Sie beide waren nun schon seit vielen Jahren befreundet; sie hatten oft zusammen gesessen und geredet, gespielt und gelacht. Früher war der Großwesir ein fröhlicher Mensch, der mit seinem Leben zufrieden war und Vergnügen und Geselligkeit liebte. Nun aber ließen ihm seine Arbeit und die Amtsgeschäfte dafür keine Zeit und er hetzte den ganzen Tag bekümmert und schwer beladen durch den Palast.

Der Sultan überlegte, was er tun könnte, um seinen Freund wieder auf andere Gedanken zu bringen, denn dem Reich ging es gut, es herrschte Wohlstand und Zufriedenheit. So war es gar nicht notwendig, dass der Großwesir so viel arbeitete. Da kam dem Sultan die Idee, ein Fest zu geben. Früher war dieses Land für seine prachtvollen Feste berühmt gewesen, aber am Palast des Sultans war schon lange nicht mehr gefeiert worden. Als der Sultan nun verkündete, dass es wieder eine große Feier geben würde, waren bei Hofe alle begeistert von der Idee. Die frohe Kunde breitete sich wie ein Lauffeuer im ganzen Land aus.

Alle Freunde und Untertanen des Reiches waren herzlich eingeladen, und an einem strahlenden Sommertag war es dann soweit: Es kamen viele, viele Menschen, um zu feiern und zu tanzen. Auf der großen Mauer, die das Palastgelände umgab, standen Wächter in rotgoldenen Uniformen mit blitzenden Trompeten. Sie begrüßten die Gäste mit lauter Musik. Das große Herrscherhaus und auch den Park und die Nebengebäude schmückten prunkvolle Lampions und Girlanden. Überall gab es frische Blumen, die betörend dufteten. Stände mit den verschiedensten Leckerbissen waren über den Park verteilt: Die Bäcker hatten riesige

Torten gebacken, die verschiedensten Früchte waren zu hohen Türmen gestapelt worden und bunte Salate und exotische Reisgerichte wurden auf Bananenblättern angeboten. Es herrschte ein reges Treiben wie auf einem Marktplatz.

Gegen Mittag fuhren mehrere Festwagen durch den Palasthof. Allen voran gingen Trommler und andere Musiker in prächtigen Gewändern. Auf den Wagen kamen dann Clowns, Jongleure, Zauberer und sogar ein Schlangenbeschwörer. Sie zeigten ihre Kunststücke. Dahinter folgten viele Menschen in märchenhaften Kostümen oder als phantastische Ungeheuer verkleidet. Hoch oben zwischen den Zinnen des Palastes spannte ein Seiltänzer sein Seil und ging leichtfüßig mit einem bunten Schirm in der Hand darauf spazieren. Alle wurden von den Zuschauern begeistert bejubelt. Etwas abseits unter einem großen Baum saß ein Märchenerzähler. Viele Kinder hatten sich um ihn herum geschart und lauschten gespannt seinen erstaunlichen Geschichten. Die Menschen lachten und waren fröhlich und auch der Sultan mischte sich unter sein Volk und feierte mit. Nur der Großwesir stand ein wenig angespannt und ratlos herum.

Als die Sonne untergegangen war, versammelten sich die Gäste im großen Palastsaal. Hier waren Kissen verteilt worden, sodass ein jeder bequem sitzen konnte. Der Thron des Sultans war beiseite geschoben worden, um Platz zu machen für eine große Bühne. Nachdem der Sultan eine allseits bejubelte Rede gehalten hatte, und die Hofnarren ihren Schabernack getrieben hatten, kam es zum Höhepunkt des Abends: dem Auftritt der wunderschönen Tänzerin Mira. Sie trug ein prachtvolles, mit Pailletten verziertes Gewand und hatte sich zur Feier des Tages bunte Vogelfedern in ihr langes schwarzes Haar geflochten. Im ganzen Saal war es still, als sie mit ihrem Tanz begann. Sogar der Großwesir, der in der ersten Reihe saß, blickte fasziniert zu ihr hoch. Es war ein Tanz voller Hingabe und Leidenschaft, voller Feuer und Ekstase.

Nachdem die Musik ausgeklungen war, fiel Mira erschöpft in die Arme des Großwesirs. Nun ergab es sich aber, dass der Großwesir sehr kitzelig war und ihn die Federn in den Haaren der Tänzerin überall krabbelten, am Hals, an der Nase, im Nacken – er konnte sich gar nicht so schnell überall kratzen. Schließlich hörte man ihn aus vollem Halse lachen. Sein Lachen war so ansteckend, dass bald alle anderen mit einstimmten. Schallend hallte es durch den ganzen Palast , und sie lachten und prusteten, bis ihnen die Bäuche wehtaten. Als sie sich ein wenig beruhigt hatten, fingen die Musiker wieder an zu spielen und alle, auch der Großwesir, dem ganz leicht ums Herz geworden war, fingen an zu tanzen.

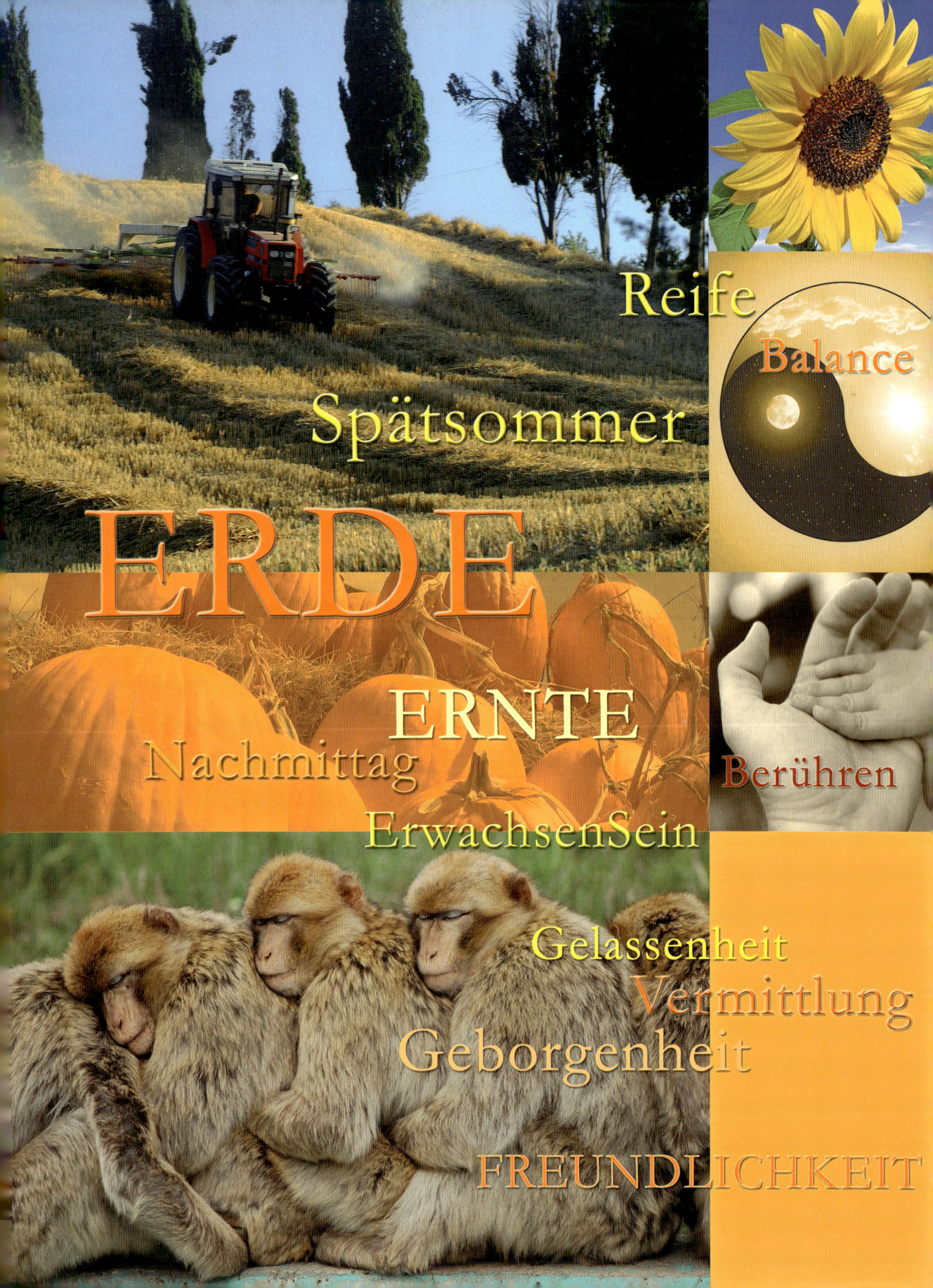
Reife
Balance
Spätsommer
ERDE
ERNTE
Nachmittag
Berühren
ErwachsenSein
Gelassenheit
Vermittlung
Geborgenheit
FREUNDLICHKEIT

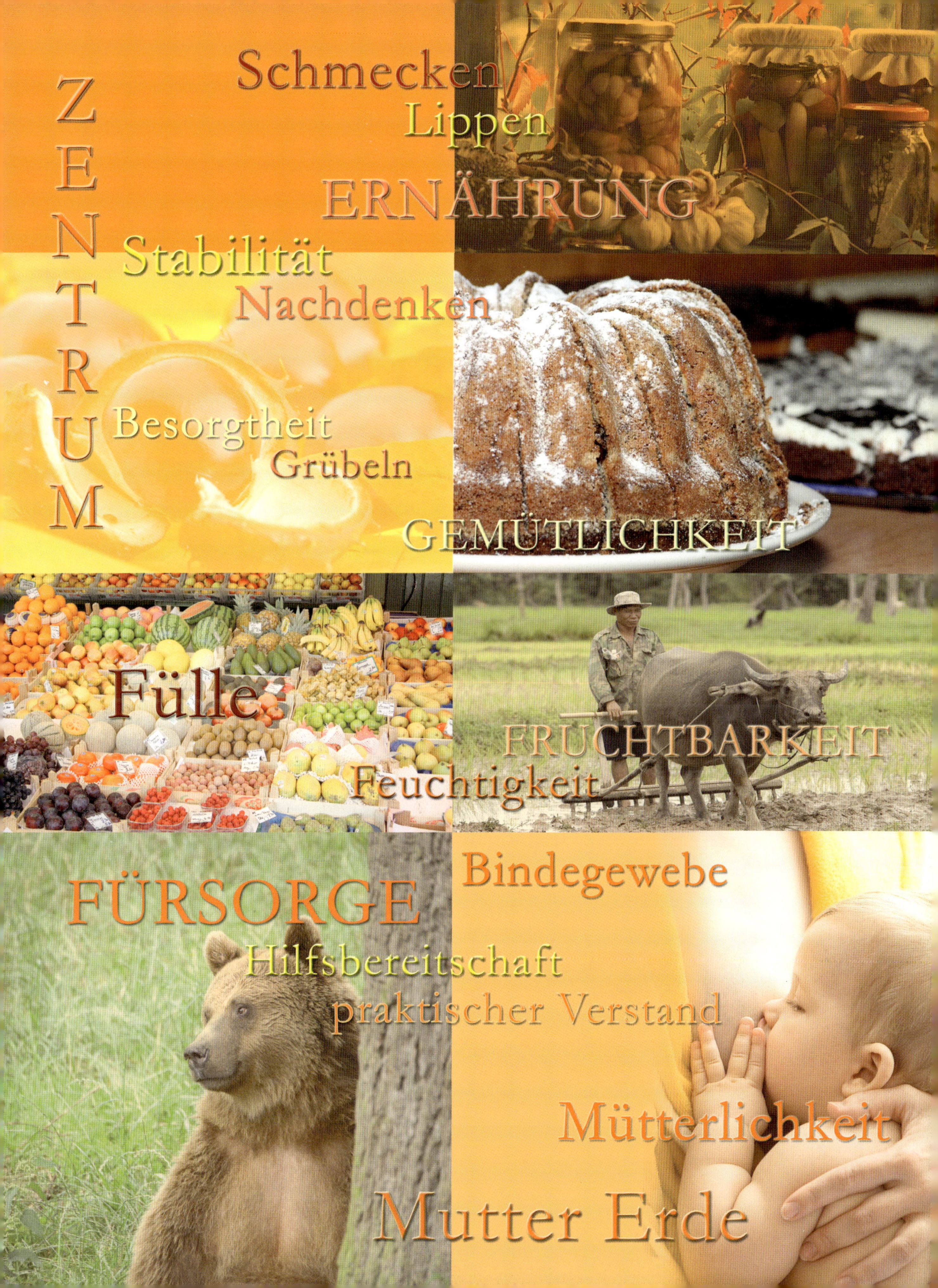
ZENTRUM
Schmecken
Lippen
ERNÄHRUNG
Stabilität
Nachdenken
Besorgtheit
Grübeln
GEMÜTLICHKEIT
Fülle
FRUCHTBARKEIT
Feuchtigkeit
FÜRSORGE
Bindegewebe
Hilfsbereitschaft
praktischer Verstand
Mütterlichkeit
Mutter Erde

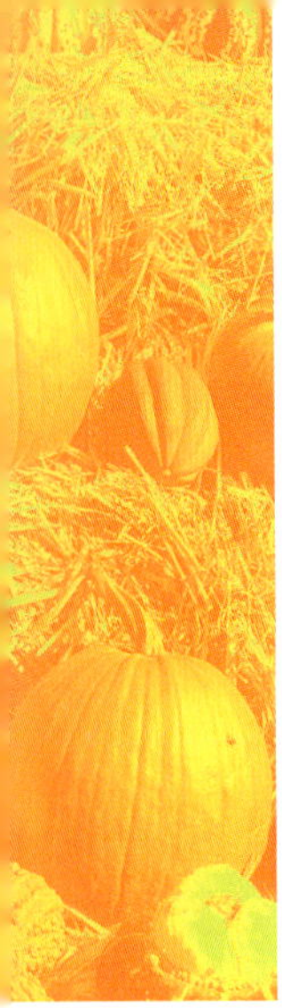

Erde – Geborgenheit und Sicherheit

Die Qualität der Wandlungsphase Erde erleben wir an einem milden Spätsommernachmittag, wenn wir gemütlich im Garten sitzen und die frisch gepflückten Äpfel kleinschneiden, die wir dann später einkochen. Zwischendurch essen wir ein Stück Pflaumenkuchen und schauen den Erntefahrzeugen zu, die über die Felder brummen und große gelbe Getreideballen hinterlassen. In der Ferne ziehen sich die Wolken zusammen – bald wird es regnen. Nach den heißen und trockenen Tagen des Sommers freuen wir uns darüber, denn die Wälder und Gärten brauchen die Feuchtigkeit.

Der Schwerpunkt des Erde-Elements ist das Thema „nähren und genährt werden". Dazu gehört nicht nur unser Essen, das uns satt und zufrieden macht, sondern auch die Nahrung für unsere Seele, durch die wir Geborgenheit empfinden und das Gefühl erleben, zuhause und willkommen zu sein. Durch die Kraft der Erde lernen wir, für uns selbst und auch für andere zu sorgen. Die Erde-Energie ist wie eine Mutter, die uns in eine warme, kuschelige Decke einhüllt, wenn wir Schutz und Wärme suchen. Menschen mit einer ausgeglichenen Erde strahlen Gleichmut und Zufriedenheit aus; sie stehen mit beiden Beinen im Leben – sie sind „geerdet". In sich ruhend, schaffen sie eine Atmosphäre, in der man sich wohl fühlt.

Eine Schwäche der Erde-Energie ist häufig mit dem Gefühl verbunden, heimatlos zu sein. Wir werden unsicher und bedürftig und wünschen uns Unterstützung von außen. Diese innerliche Leere weckt häufig ein übermäßiges Verlangen nach Essen, das den Mangel an emotionaler Nahrung kompensieren soll. Mit der Heilung unserer Erde-Energie erwächst ein tiefes Verständnis, dass wir es verdienen, genährt zu werden, und wir können lernen, zu empfangen und auch zu geben.

Die Wandlungsphase Erde ist auch zuständig für die gedankliche Verdauung, für das Verarbeiten und Einordnen von Eindrücken und das nachdenkliche Betrachten. Oft besteht ein Ungleichgewicht zwischen der mentalen Aktivität und dem Körper, dem „Kopf" und unserem „Bauch". Eine verstärkte Aufmerksamkeit auf den Bauch und eine gesunde Verdauung führen zu einem klaren Kopf.

Themen und Aufgaben auf der Reise in die Wandlungsphase Erde: „Aus dem Bauche lächeln"

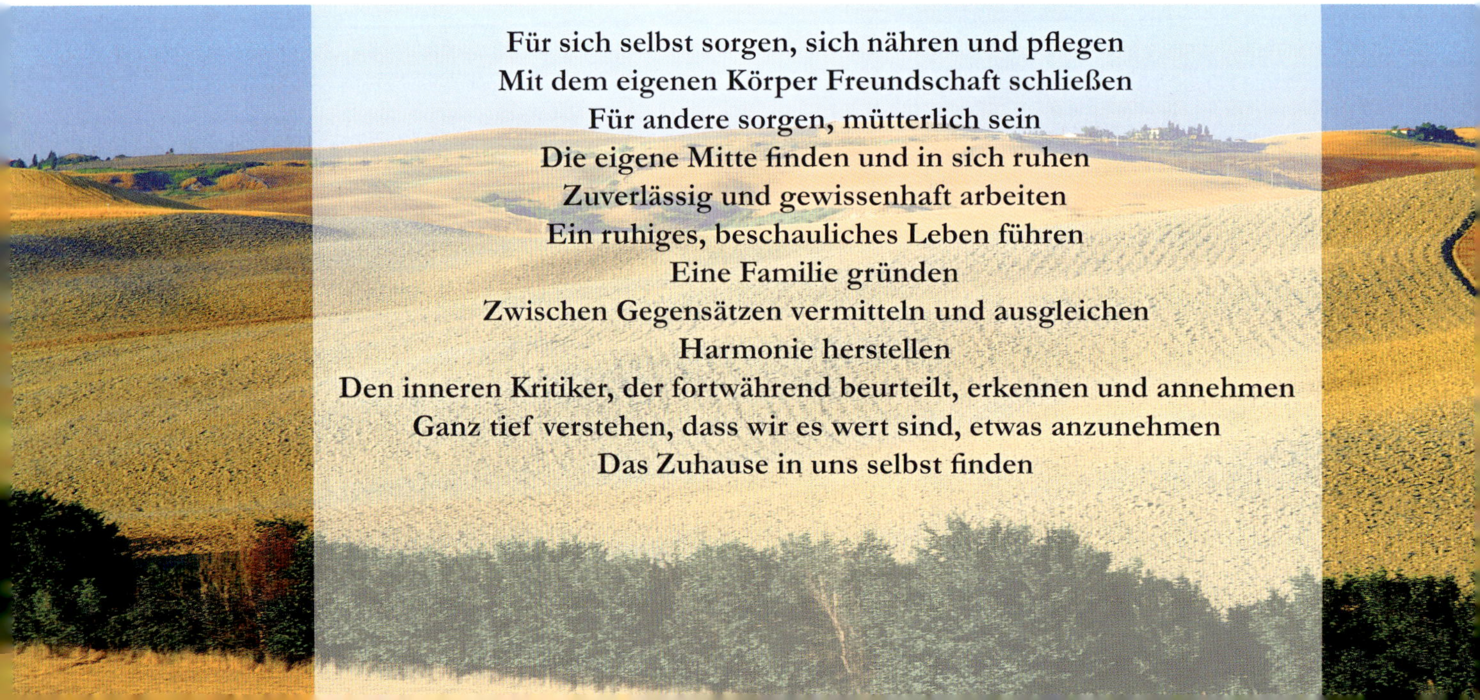

Für sich selbst sorgen, sich nähren und pflegen
Mit dem eigenen Körper Freundschaft schließen
Für andere sorgen, mütterlich sein
Die eigene Mitte finden und in sich ruhen
Zuverlässig und gewissenhaft arbeiten
Ein ruhiges, beschauliches Leben führen
Eine Familie gründen
Zwischen Gegensätzen vermitteln und ausgleichen
Harmonie herstellen
Den inneren Kritiker, der fortwährend beurteilt, erkennen und annehmen
Ganz tief verstehen, dass wir es wert sind, etwas anzunehmen
Das Zuhause in uns selbst finden

Erde-Persönlichkeit

Erscheinung

rundes Gesicht
weich, rund und mollig
Frauen: großer Busen, breite Hüften
geerdete, schwere Bewegungen
breite, fleischige Hände, kurze Finger
angenehme, singende, melodische Stimme

Erdekind

ausgeglichen, freundlich
liebt Harmonie
kümmert sich um andere, umsorgt
fühlt sich wohl in der Familie, zuhause und im Garten
tier- und kinderlieb, naturverbunden

Eigenschaften und Qualitäten

gelassen, in sich ruhend, zufrieden
fürsorglich, mütterlich, beschützend
mitfühlend, hilfsbereit, vermittelnd
ausgleichend, integrierend
gibt anderen ein Gefühl von Geborgenheit
gemütlich, treu, zuverlässig
vernünftig, pflichtbewusst
erdverbunden, bodenständig, zentriert
einfach, natürlich, praktisch
fühlt sich wohl im Körper
fühlt sich überall Hause und willkommen
kocht gerne, genießt gutes Essen
berührt gerne, finanziell abgesichert

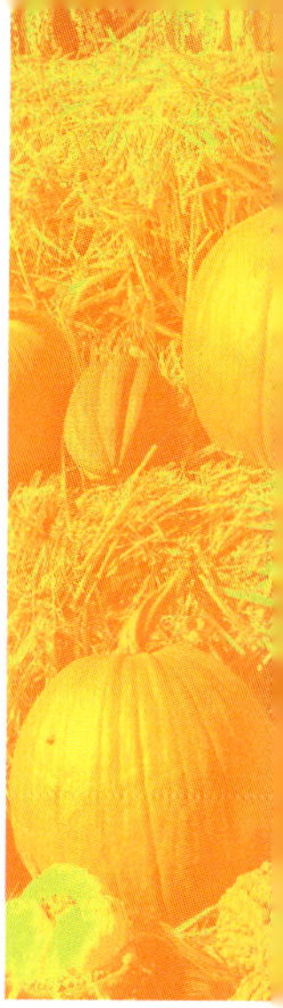

Beispiele für Erde-Persönlichkeiten

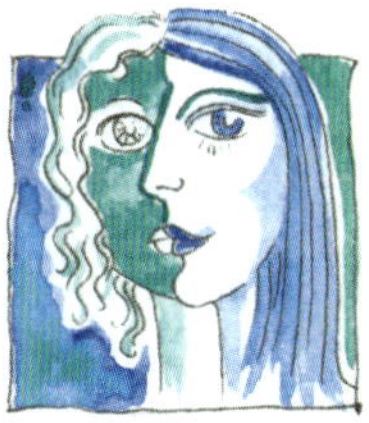

Die Hobbits aus dem Auenland in dem Epos „Der Herr der Ringe" von J.R.R. Tolkien: Dieses ruhige, gemütliche, friedliche Volk von Bauern und Gärtnern lebt in behaglichen Höhlen und legt großen Wert auf regelmäßige, leckere Mahlzeiten. Hobbits lieben ihre Heimat und verabscheuen das Abenteuer. Sie sind klein, rundlich und haben große, behaarte Füße, mit denen sie immer barfuss laufen. Der treue und zuverlässige **Sam Gamdschie** ist ein besonders positiver Vertreter eines Erdetyps.

Der gutmütige, gemütliche **Balu der Bär** aus dem Dschungelbuch liebt es, wenn man ihm sein Fell krault. Er fühlt sich wohl in seinem Körper, isst gerne, singt gerne und freut sich über seinen angenommen „Sohn" Mogli.

Molly Weasly, die füllige Mutter von Ron aus den Harry-Potter-Büchern: Sie umsorgt ihre Kinder hingebungsvoll und gibt ihnen Liebe und Mitgefühl, ohne sich selbst zu vergessen.

Gaia, die Erdgöttin oder **Mutter Erde**, hat alles Sein aus sich selbst heraus erschaffen und steht für den harmonischen, sich selbst regulierenden Kreislauf des Lebens. **Kuan Yin**, die chinesische Göttin des Mitgefühls, beschützt und behütet alle Lebewesen.

Buddha, dargestellt mit einem großen Bauch und zufrieden lächelnd, ruht in sich, in göttlichem Gleichmut.

Helmut Kohl, der ehemalige deutsche Bundeskanzler, hat nicht nur eine „Erdefigur", sondern auch immer wieder die besondere Erdefähigkeit gezeigt, Probleme einfach auszusitzen.

„Spießbürger", deren ganze Aufmerksamkeit sich um gesellschaftliches Ansehen und Statussymbole dreht.

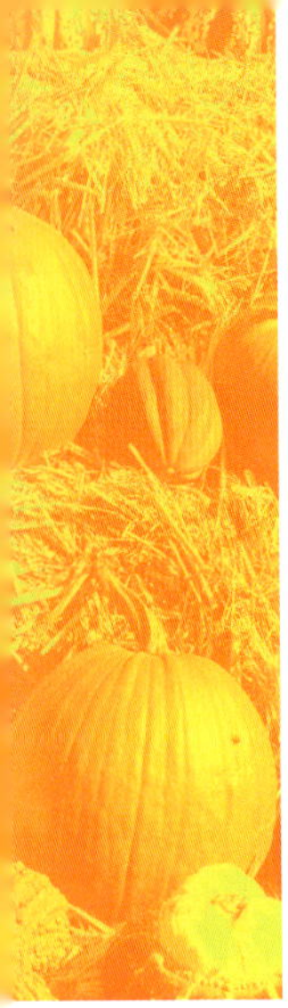

Verhalten bei einem Ungleichgewicht der Erde-Energie

bei Fülle:

schwerfällig, langsam, träge, bequem
stur, spießig
übertrieben fürsorglich, überbesorgt
ständiges Bedürfnis, gebraucht zu werden
sich einmischend, Besitz ergreifend
nachtragend
grüblerisch, sorgenschwer
Gedanken drehen sich im Kreis
voller Selbstmitleid, selbstzweiflerisch
detailbesessen, zwanghaft

bei Leere:

anhänglich, abhängig
bedürftig, bettelnd
kein Boden unter den Füßen, unsicher
unselbstständig
verarmt, heimatlos
unersättliches Verlangen nach Aufmerksamkeit
Verlassenheitsgefühl
vergesslich, zerstreut, unfokussiert „War es gestern, vorgestern oder im vierten Stock?“ *Karl Valentin*
kann sich schlecht konzentrieren

Körperliche Symptome bei einem Ungleichgewicht der Erde-Energie

Appetit- und Gewichtsprobleme (Zunahme oder Verminderung)
Aufstoßen, Übelkeit, Völlegefühl
Sodbrennen, Magenbeschwerden
Gastritis
trockene Lippen
Mundwinkelrhagaden, Zahnfleischentzündung, Mundgeruch
Müdigkeit nach den Mahlzeiten
Blähungsneigung, Neigung zu breiigem Stuhl, Durchfall
Kältegefühl und Schmerzen im Bauch
Nahrungsmittelunverträglichkeit
Müdigkeit, verbunden mit Schweregefühl, schwere, dicke Beine, Trägheit
Diabetes
Pilzerkrankungen, Neigung zu Fußpilz
aufgeschwemmtes Gesicht
feuchte, geschwollene Zunge
gedunsene Lippen
Bindegewebsschwäche, Cellulite
Neigung zu blauen Flecken, Hämorrhoiden, Krampfadern, Organsenkung
Stirnkopfschmerzen oder helmartiger Kopfschmerz

Redewendungen

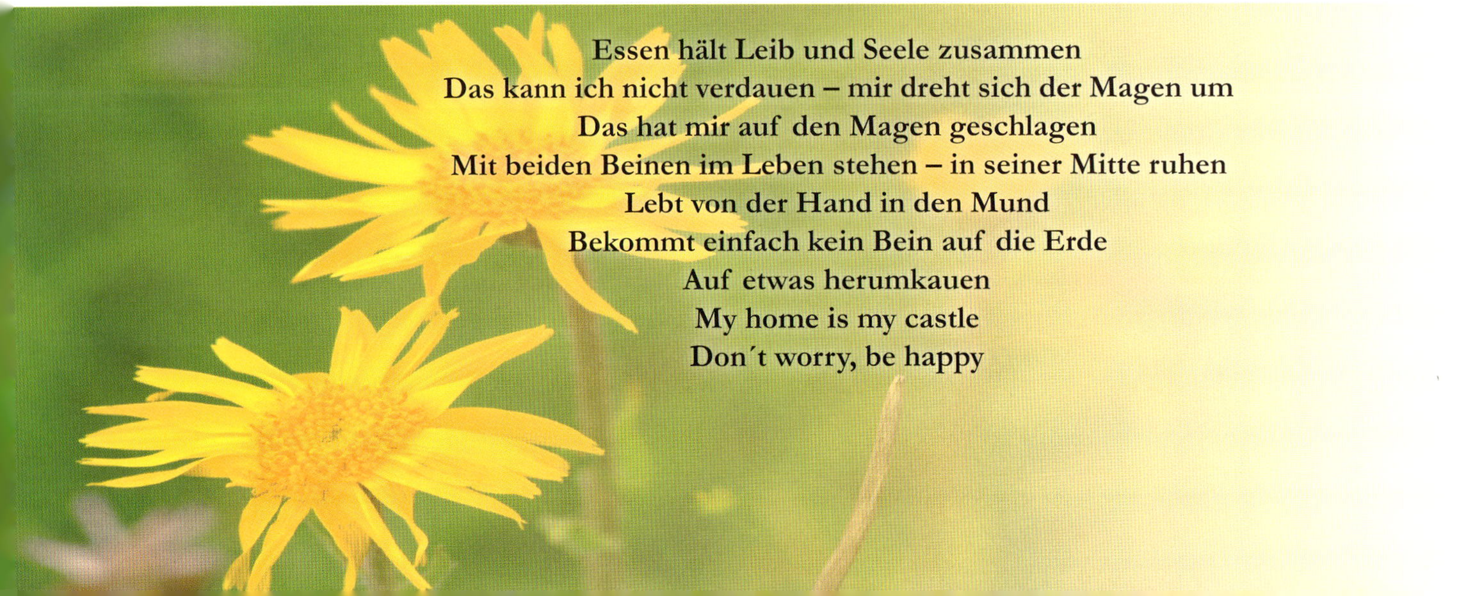

Essen hält Leib und Seele zusammen
Das kann ich nicht verdauen – mir dreht sich der Magen um
Das hat mir auf den Magen geschlagen
Mit beiden Beinen im Leben stehen – in seiner Mitte ruhen
Lebt von der Hand in den Mund
Bekommt einfach kein Bein auf die Erde
Auf etwas herumkauen
My home is my castle
Don´t worry, be happy

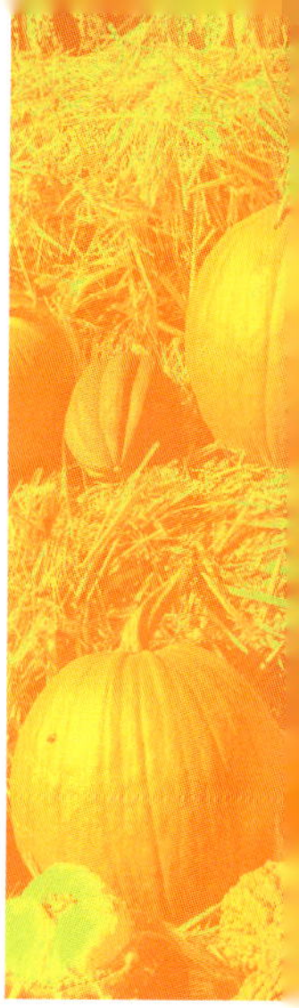

Was du tun kannst, um deine Erde-Energie zu stärken

Körperübungen und Sportarten

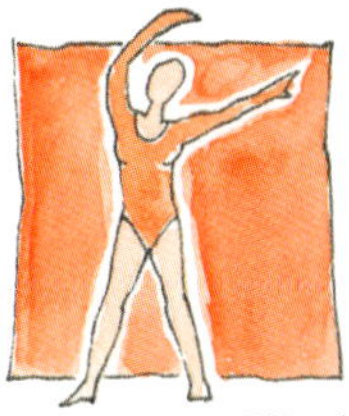

Die Erde wird durch alle Übungen unterstützt, die unsere Mitte – das Hara – stärken und uns zentrieren und erden.

Tai-Chi: Die langsamen und anmutigen Bewegungen wirken erdend und beruhigen einen überaktiven Gedankenapparat.

Fünf Heilende Laute: Singen stärkt die Erde und ist in Verbindung mit Körperübungen besonders hilfreich. Singe mit jedem Ausatmen einen der folgenden Laute und bringe die Arme in die entsprechende Position. Spüre, wo in deinem Inneren die jeweiligen Töne schwingen.

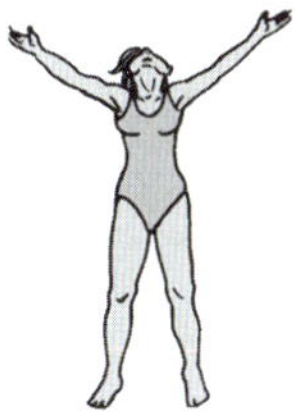

„Aaa“ – Metall: Strecke die Arme nach oben zum Himmel und lehne dich leicht zurück.

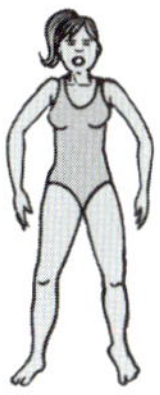

„Ooo“ – Erde: Halte die Arme in einem Halbkreis neben deinem Körper, als ob du zwei Kürbisse unter den Armen trägst.

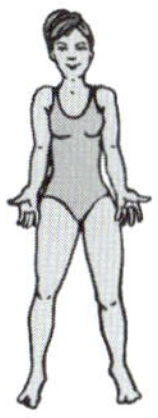

„Uuu“ – Wasser: Halte deine Hände geöffnet vor das Hara. Stelle dir vor, dass Wasser eines Wasserfalls über deine Hände plätschert.

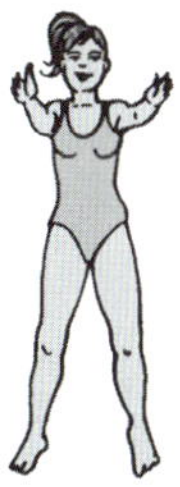

„Eee“ – Feuer: Halte die Arme mit zueinander gewandten Handflächen auf Höhe des Herzens nach vorne gestreckt. Stelle dir ein wärmendes Feuer zwischen deinen Händen vor.

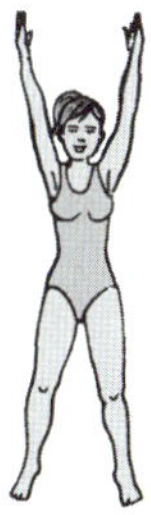

„Iii“ – Holz: Die Arme sind mit den Handflächen zueinander gewandt ganz nach oben gestreckt. Stelle dir vor, du wärst ein großer Baum, der die Zweige in den Himmel streckt.

Lockern der Hüfte: Diese Übungen fördern den Energiefluss durch die Leistenbeuge, wo vor allem die Meridiane von Magen und Milz (Erde) verlaufen, und sie schulen das Gleichgewicht. Kreise mit kleinen Bewegungen das Becken, lasse die Bewegungen größer und dann wieder kleiner werden. Kreise die Hüfte in Form einer liegenden Acht. Hebe ein Bein an und kreise den Unterschenkel. Kreise das Fußgelenk und dehne anschließend den Fuß nach vorne und nach hinten. Strecke das Bein nach hinten und die Arme nach oben und beuge den Körper nach vorne wie im Flug. Verweile so einen Moment. Winkle das Bein nach hinten ab und halte den Fuß mit beiden Händen. Verlagere dein Körpergewicht auf ein Bein und schwinge das andere Bein vor und zurück. Die Arme schwingen in Gegenbewegung mit. Ein Bein schwingt vor dem Körper hin und her und beide Arme schwingen wieder in Gegenbewegung mit. Dann schwinge ein Bein um das andere herum, die Arme in Gegenbewegung. Wiederhole diese Sequenzen mit dem anderen Bein.

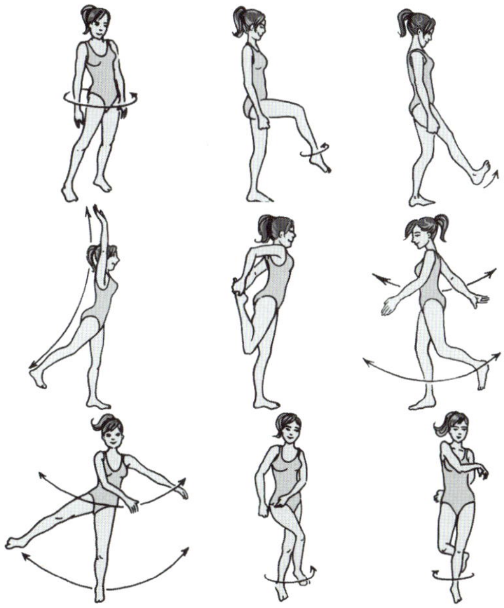

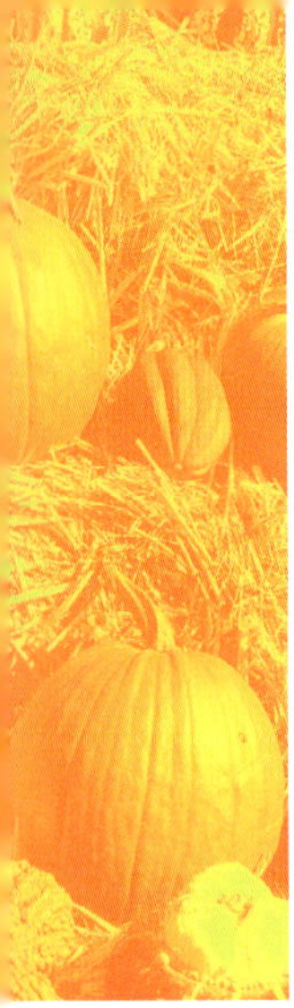

Hara-Atmung: Lege dich flach auf den Rücken, stelle die Füße auf und lege ein schweres, dickes Buch auf dein Hara (Bauch). Nun atme tief in deinen Bauch, so dass sich das Buch hebt und senkt. Übe 5 bis 10 Minuten lang. Je nach Bedarf kannst du das Gewicht langsam steigern und weitere Bücher dazulegen.
Diese Übung sammelt die Kraft in unserer Mitte und befreit den Kopf von kreisenden Gedanken. Auch die Verdauungsorgane werden gestärkt, da sie durch die Atembewegungen von innen her massiert werden.

Wenn „Erdemenschen“ bedächtig, schwerfällig und träge sind, ist Bewegung unbedingt erforderlich und kann „Wunder“ bewirken.

Meditationen

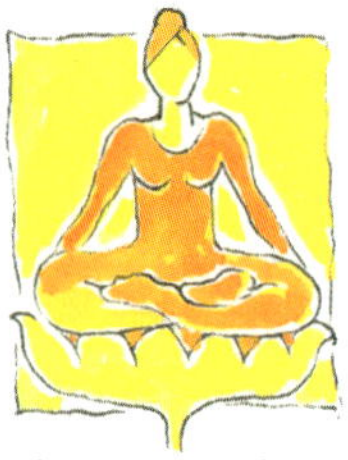

Arbeit als Meditation: Die bewusste Beschäftigung mit ganz alltäglichen Dingen wie Kochen, Waschen oder Putzen ist eine sehr gute Meditation für die Erde. Bei diesen einfachen körperlichen Tätigkeiten fällt es leichter, bewusst zu sein, denn der Verstand wird kaum gebraucht. Immer dann, wenn wir die Dinge nicht automatisch, sondern ganz achtsam tun, geschieht Meditation.

Nadabrahma Meditation: Die Nadabrahma ist eine alte tibetische Meditationstechnik, bei der in entspannter, aufrechter Sitzposition mit geschlossenen Augen und Mund gesummt wird – so laut, dass die entstehende Vibration sich im ganzen Körper ausbreiten kann.

Hara-Meditation: Anando Würzburgers geführte Meditation ähnelt der im Abschnitt „Und sonst noch ...“ beschriebenen Zentrierung.

Talking to the body: Diese geführte Meditation entwickelte der indische Mystiker Osho kurz vor seinem Tod, als sein Körper schon sehr schwach und krank war. Mit einfühlsamen Worten wirst du dazu eingeladen, mit deinem Körper Freundschaft zu schließen und auf ihn zu hören. Als Beobachter nimmst du seine Botschaften wahr und lauschst, was er dir zu sagen hat.

Sufi Wirbeln: Bei dem heiligen Tanz der Derwische, dem Wirbeln um die eigene Mitte, kann der Meditierende zum Zentrum seines Seins gelangen und dort Stille erfahren. Als Musik dazu ist beispielsweise „el-Hadra“ von Klaus Wiese zu empfehlen.

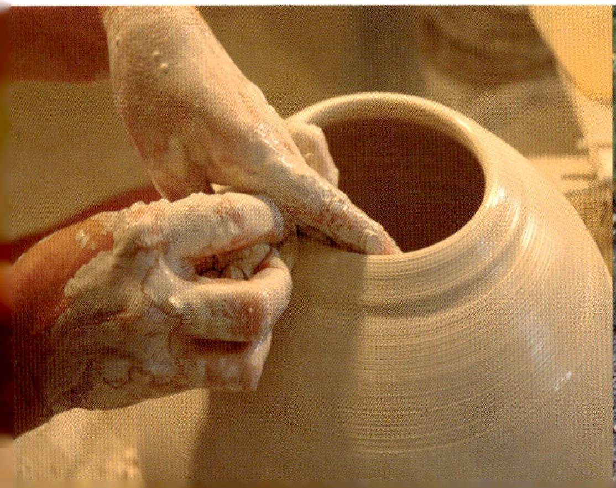

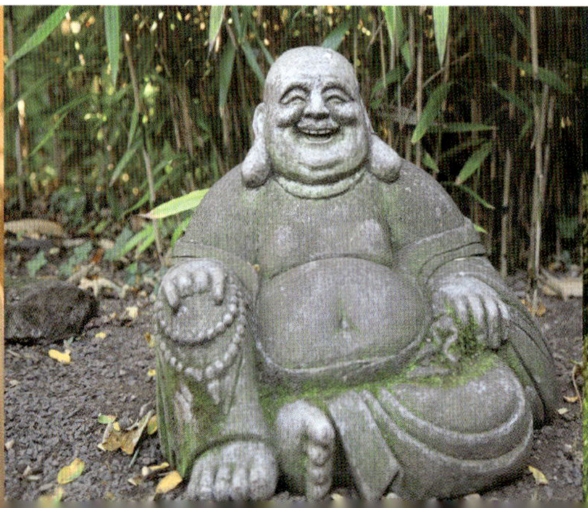

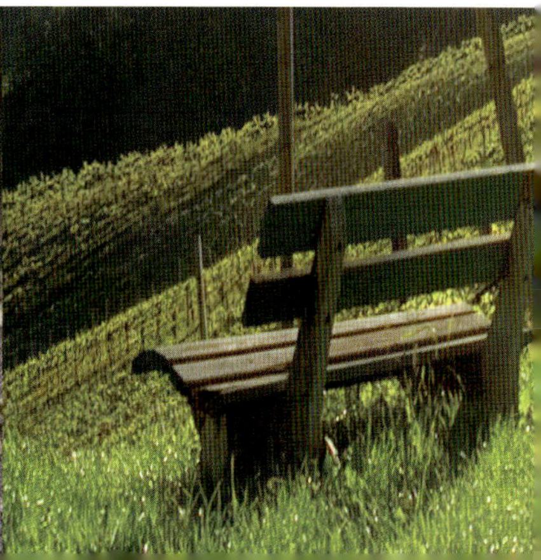

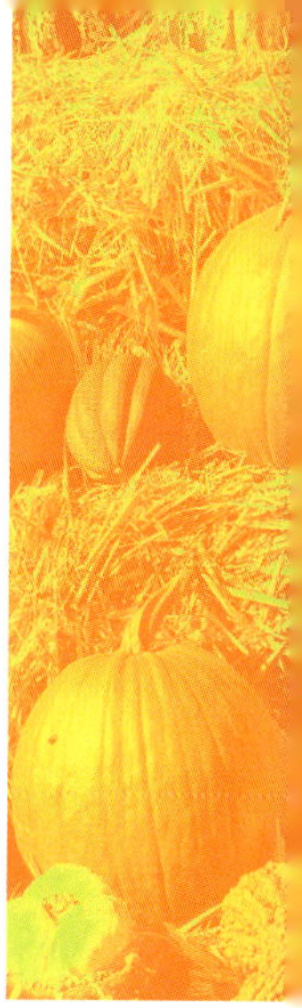

Psychotherapie

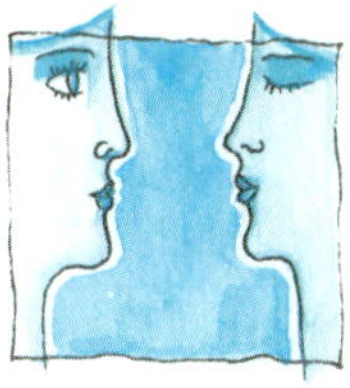

In der Therapie zur Heilung der Erde-Energie sollte nicht das Ergründen von Problemen im Vordergrund stehen. Sie sollte vielmehr das Gefühl vermitteln, dass man so wie man ist, genau richtig ist. Insbesondere eine **Gruppentherapie** unterstützt die Erde, denn in dieser „Wahlfamilie" von Gleichgesinnten ersetzt der Therapeut den „Vater" und die Gruppe die „Mutter". Das fehlende Gefühl der Geborgenheit und Sicherheit in der Familie, in die wir hineingeboren wurden, kann in dieser Wahlfamilie zum Teil wiederhergestellt werden. Die Gruppentherapie ist dann heilsam, wenn dort eine Atmosphäre von Akzeptanz und Zuneigung vorherrscht, in der nichts bewertet und viel umarmt und gekuschelt wird; oder man einfach nur liebevoll und ohne Erwartungen gehalten wird – wie im Schoß von Mutter Erde.

Und sonst noch ...

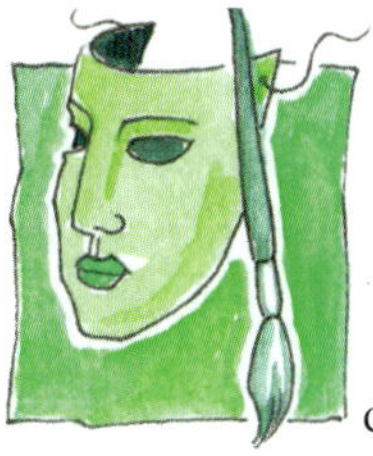

Gutes Essen ist Medizin! **Ernährung** ist von großer Bedeutung für die Erde, denn Magen/Zwölffingerdarm und Milz/Bauchspeicheldrüse sind die wichtigsten Organe für die Verdauung und sie leiden am meisten unter Ernährungsfehlern. Wir können durch das, was wir essen, und durch die Art und Weise wie wir essen, die Gesundheit unserer Erde wesentlich beeinflussen. Wenn du dein Essen genießt und es gut verträgst, es dich nährt und dir Energie gibt, musst du dir um Ernährung keine weiteren Gedanken machen. Wenn du hingegen Speisen zu dir nimmst, die dich nicht befriedigen, wenn du dich nach den Mahlzeiten schwer und müde fühlst, häufig unter Blähungen leidest, dich schlecht konzentrieren kannst oder frierst, braucht deine Erde dringend Unterstützung in Form einer Nahrungsumstellung.

Hier sind ein paar einfache Regeln, die in diesem Fall die Verdauung grundlegend stärken können: Iss regelmäßig, 3-4 x täglich, und mindestens 2 x täglich warm (außer im heißen Sommer), vermeide Zwischenmahlzeiten. Das Essen sollte frisch zubereitet, abwechslungsreich und an die Jahreszeiten angepasst sein. „Frühstücke wie ein König, esse mittags wie ein Kaufmann und abends wie ein Bettelmann": Esse ein reichhaltiges Frühstück, das gibt Energie für den ganzen Vormittag; ein abwechslungsreiches Mittagessen und abends nur eine Kleinigkeit – jedoch nicht nach 18 Uhr, denn der Magen hat abends am wenigsten Energie.

Zentrierung: Setze dich bequem im Schneidersitz auf ein Kissen oder sitze auf einem Stuhl. Drehe nun langsam, aber mit einem gewissen Schwung den Oberkörper gegen den Uhrzeigersinn. Dein Oberkörper bildet dabei eine gerade Linie, vom Kopf bis zum Zentrum des Haras – ungefähr vier Zentimeter unterhalb des Bauchnabels. Der Schwung für die Drehbewegung kommt aus dem Bauch. Du kannst dazu summen oder singen, vielleicht begleitet von Mantra-Gesängen (z.B. „Kashi Vishwanath" von Krishna Das). Diese Übung bringt deine Energie und Aufmerksamkeit in die Mitte.

Körperpflege und -genuss: Zur Erde gehört, sich um sich selbst und den eigenen Körper zu kümmern. Berührung und Massagen oder auch Schlamm- und Moorpackungen verbessern das Körpergefühl und lassen uns in unserem Körper mehr zuhause fühlen.

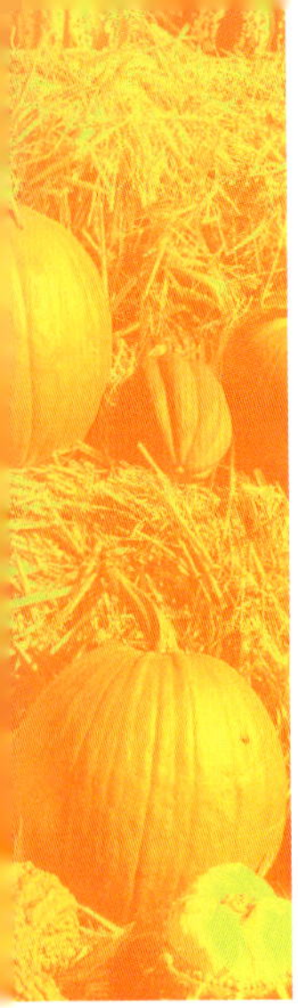

Schaukeln und Wiegen in der Hängematte oder im Schaukelstuhl: So entsteht das gleiche Gefühl, das wir als kleines Kind hatten, wenn wir von einem Wiegenlied eingelullt hin- und hergeschaukelt wurden.

Wandern, barfuss laufen oder einfach regelmäßig spazieren gehen bringt in Kontakt mit dem Boden unter den Füßen.

Ein **gemütliches Heim**, vielleicht mit einem Haustier – wenn genügend Zeit und Platz vorhanden ist – stärkt das Gefühl der Geborgenheit. Eine schnurrende Katze auf dem Bauch ist wahrer Balsam für Körper und Seele. Die Küche sollte genügend Platz bieten für lustvolles und vielleicht auch gemeinschaftliches Kochen.

Gartenarbeit: Im Garten in der Erde buddeln oder die Früchte und das selbst gezogene Gemüse ernten sind sehr bodenständige Arbeiten, die den Kopf freimachen.

Singen – allein oder gemeinsam mit anderen – vertieft die Bauchatmung und lässt den Körper ganz sanft vibrieren. Besonders „erdend" sind Lieder mit einfachen Melodien und Texten, die sich immerzu wiederholen.

„Nicht-Urteilen-Diät": Nimm bewusst wahr, wenn du andere und ganz besonders dich selbst mit kritischem Blick betrachtest und runtermachst. Urteilen ist eine Disharmonie im Erde-Element, die geheilt werden kann.

Viele **akrobatische Übungen** wie z.B. Einradfahren oder Jonglieren schulen das Gleichgewicht und verstärken so die Aufmerksamkeit für die Mitte. Sie erfordern die volle Konzentration und verhindern ein gedankliches Abschweifen.

Erst wenn der letzte Baum gefällt,
der letzte Fisch gefangen,
und der letzte Quell versiegt ist,
werdet ihr feststellen,
dass man Geld nicht essen kann.

Alter Indianerspruch

Musik

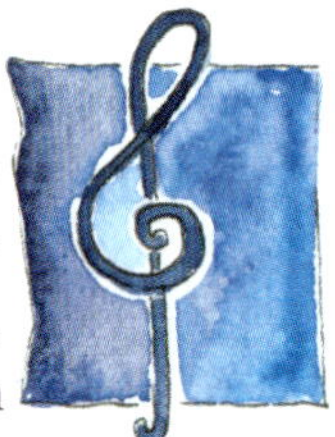

Ruhige afrikanische oder indianische Trommeln oder die Musik von **Nusrat Fateh Ali Kahn** laden zu einem gleichmäßigen Schwingen oder Stampfen ein, das uns fest verwurzelt mit dem Boden unter unseren Füßen. Das gilt auch für Reggae Music von **Bob Marley** mit ihrem unverwechselbaren gleichmäßigen, ruhigen Rhythmus. Afrikanische Stimmen wie die von **Ayub Ogada** oder **Khadja Nin** sind wie Balsam in Momenten, in denen wir uns fremd und heimatlos fühlen. Der warme Gesang von **Cesaria Evora**, der „barfüßigen Diva", ist etwas beschwingter und leichter.

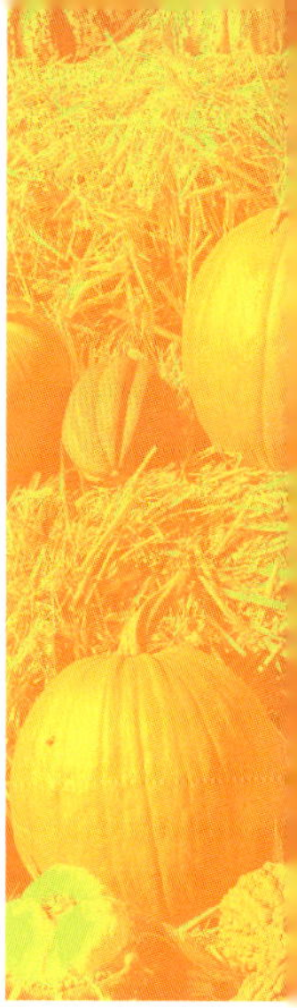

Lullabys wie **Tish Hinojosa** mit **„A la nanita nana“** oder die **„Songs for the inner child“** von **Shaina Noll** eignen sich fürs Wiegen und Schaukeln.

Mother Divine mit **„The sacred songs of Devi“** oder **Dr. Shri Balaji Tambe** mit **„Healing Music: In the Arms of the Mother“** ist eine Musik, die uns liebevoll einhüllt wie die Arme einer göttlichen Mutter.

Musiktitel mit einer besonderen Erdebotschaft: **„Let it be“** von den **Beatles**, **„Don´t worry, be happy“** von **Bobby McFerrin**, **„Always welcome here“** von **Miten** oder **„What a wonderful world“** von **Louis Armstrong**.

Sei freundlich zu deinem Leib,
damit die Seele Lust hat,
darin zu wohnen.

Theresa von Avila

Bücher

Wenn wir Bücher suchen, die Sicherheit, Geborgenheit, Harmonie, also die Essenz der Erde vermitteln, finden wir sie am leichtesten in der Kinderbuchabteilung. **„Wie Findus zu Petterson kam“** von Sven Nordqvist oder **„Wir Kinder von Bullerbü“** von Astrid Lindgren beschreiben eine wunderbar heile Welt.

„Der kleine Knuddeltherapeut“ von Kathleen Keating ist ein kleines Büchlein über die Kunst des Knuddelns.

Je einfacher etwas ist,
desto mehr Kraft und Stärke liegt darin.

Meister Eckhart

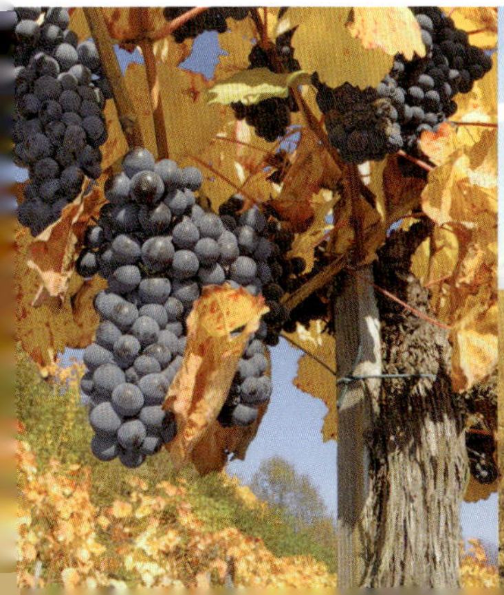
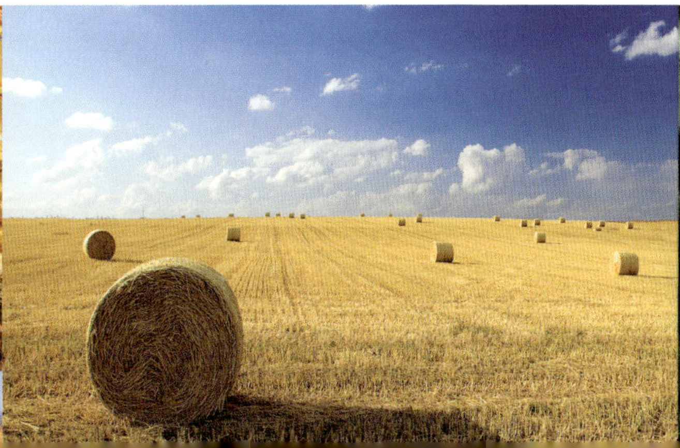
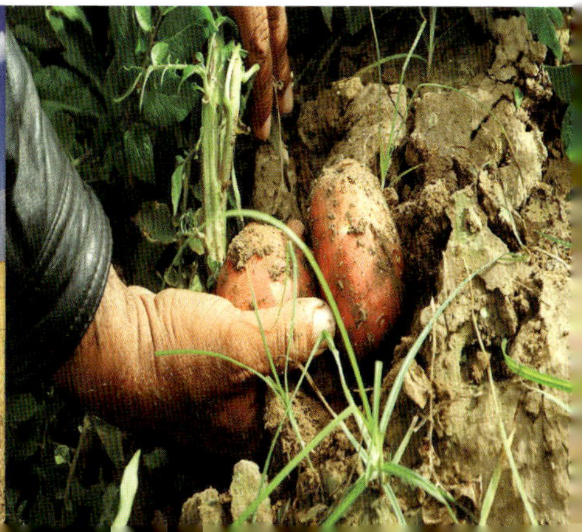

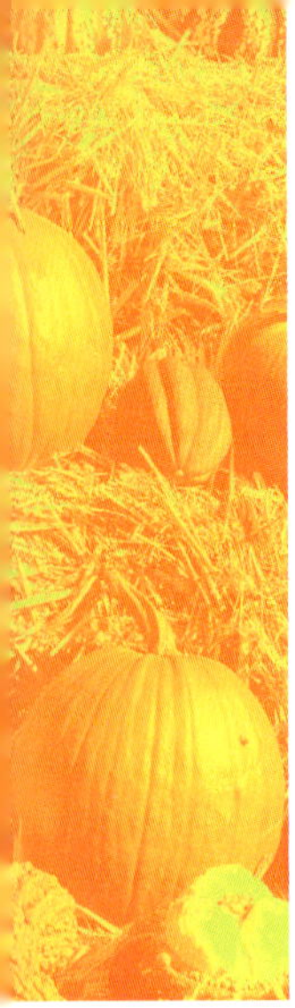

Filme

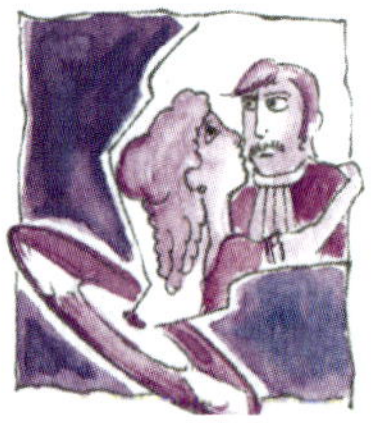

Gleich zwei „Schokoladenfilme" zeigen die verschiedenen Aspekte der Erde-Energie: **„Chocolat":** Der ewig gleiche Alltag eines verschlafenen Städtchens wird durch den unerwarteten Einzug einer schönen und jungen Frau unterbrochen, die eine Chocolaterie eröffnet – mitten in der Fastenzeit! Doch trotz anfänglicher Skepsis können sich die Dorfbewohner der verführerischen Wirkung der süßen Köstlichkeiten nicht entziehen.

Die höchst skurille und fantastische Komödie **„Charlie und die Schokoladenfabrik"** zeigt den großen Wert einer glücklichen Familie. Der Film endet mit den bedeutungsvollen Worten: „Er bekam etwas viel Schöneres: eine Familie."

„Eat drink man woman": Ein Film über die alte Weisheit: Liebe geht durch den Magen. Ein Meisterkoch zaubert die wundervollsten Gerichte. Zu sehen, mit welcher Hingabe er das Essen zubereitet, macht beim Zusehen großen Appetit.

„Die Höhle des gelben Hundes" ist eine Dokumentation über eine mongolische Nomadenfamilie, die im Einklang mit der Natur lebt.

Krafttier

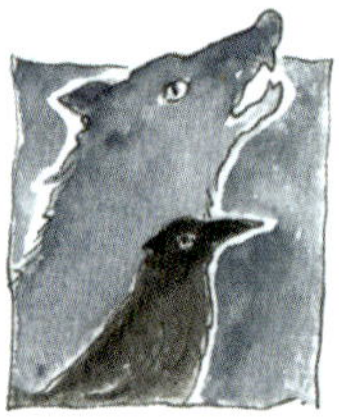

Der Braunbär: Mit seinen schwerfälligen, behäbigen Bewegungen und seinem weichen Fell macht er einen sehr erdigen Eindruck. Bären naschen gerne süßen Honig und brummen dann voller Zufriedenheit. Sie wirken meist gemütlich und möchten vor allem ihre Ruhe haben. Der Bär ist ein Tier, mit dem wir gerne kuscheln würden.

Ein weiteres „Erdetier" ist der **Elefant**. Elefanten pflegen einen starken Familienzusammenhalt, in dem die Kleinen und Schwachen beschützt werden. Sie haben ein ausgezeichnetes Gedächtnis.

Auch eine **Kuh** spiegelt einige Qualitäten der Erde wider: sie ist gemütlich, gemächlich, ohne Ehrgeiz, hat einen mütterlich großen Euter und viele Mägen.

Sage ich etwa: „Genieße diesen Augenblick. Sei glücklich?" Nein. Lass diesen Augenblick in seinem Sosein zu. Das genügt.

Eckhart Tolle

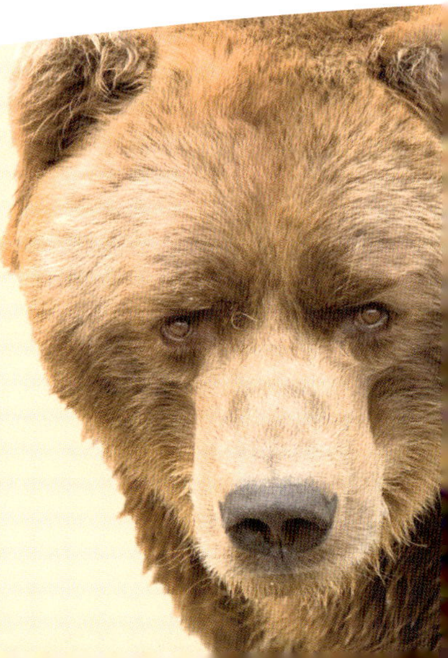

Düfte

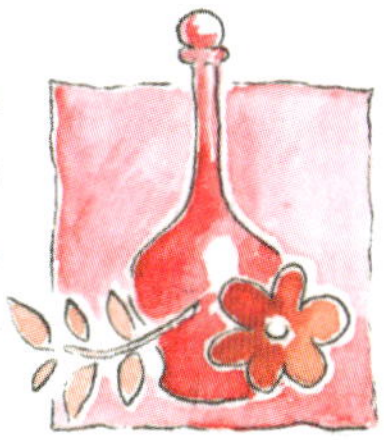

Zur Stärkung des Erde-Elements eignen sich süße, weiche, moosige Düfte, die uns in der Erde verwurzeln, unseren Bauch wärmen und uns satte Zufriedenheit vermitteln.

Benzoe

Der balsamisch-süße Duft dieses Baumharzes erinnert an Schokolade und Vanille. Er umschmeichelt unsere Nase. Mit diesem Duft können wir uns wohlig zurücklehnen, es uns auf dem Sofa bequem machen und die Beine und die Seele baumeln lassen. Wir können Stress und Hektik hinter uns lassen – der Duft schenkt Abstand von der Hektik des Alltags.

Benzoe stimmt gelassen und lädt zu sinnlichem Genuss ein. Es ist ein Duft, der das Leben versüßen kann.

Vanille

Eine ähnliche Wirkung wie Benzoe hat der Duft der Vanille. Mit ihm fühlen wir uns geborgen und umsorgt und werden an die angenehmen Seiten unserer Kindheit erinnert.

Vetiver

Dieses erdige, modrige, schwere Wurzelöl erinnert an eine dunkle Waldhöhle, in die wir uns zurückziehen können, um die mächtige Kraft der Erde aufzunehmen. Wann immer wir zu sehr abheben, von Ideen und Träumen beflügelt in luftige Höhen aufsteigen und dort „kalte Füße bekommen", holt uns Vetiver zurück auf den Boden zu unseren Wurzeln. Dieser Duft gibt uns Stabilität und Sicherheit und unterstützt unsere Natur- und Erdverbundenheit.

Wenn wir uns auf diesen Duft einlassen, erfahren wir nicht nur die ruhige Kraft der Mutter Erde, sondern entdecken auch ihre tiefe, geheimnisvolle, sinnliche Seite.

Dill, Anis, Fenchel

Diese milden, süßen Gewürzdüfte haben eine anregende, erwärmende Wirkung auf den Verdauungstrakt. Sie sind entspannend, krampflösend, blähungswidrig und versöhnen Kopf und Bauch miteinander.

Tonka

Ein weiterer Duft zur Stärkung der Erdekraft und unserer Mitte ist die süße, freundliche Essenz der Tonkabohne.

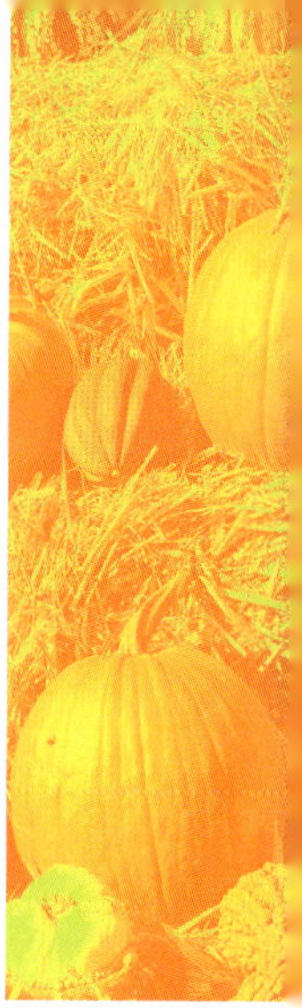

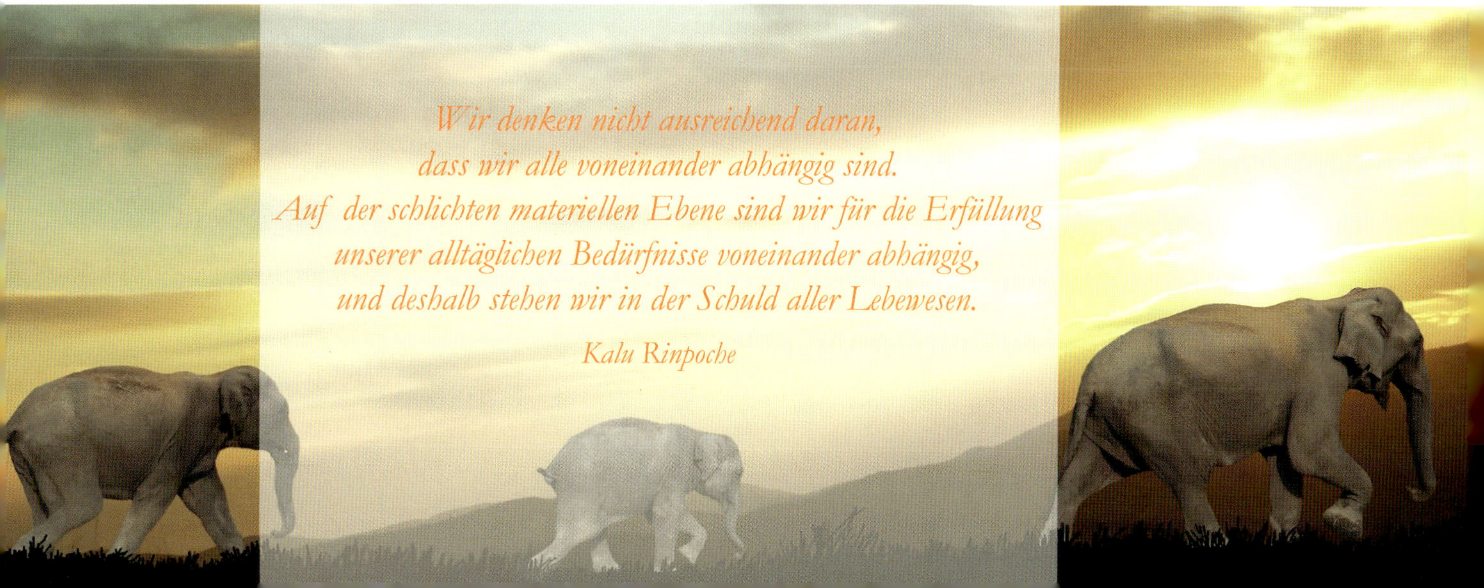

Wir denken nicht ausreichend daran,
dass wir alle voneinander abhängig sind.
Auf der schlichten materiellen Ebene sind wir für die Erfüllung
unserer alltäglichen Bedürfnisse voneinander abhängig,
und deshalb stehen wir in der Schuld aller Lebewesen.

Kalu Rinpoche

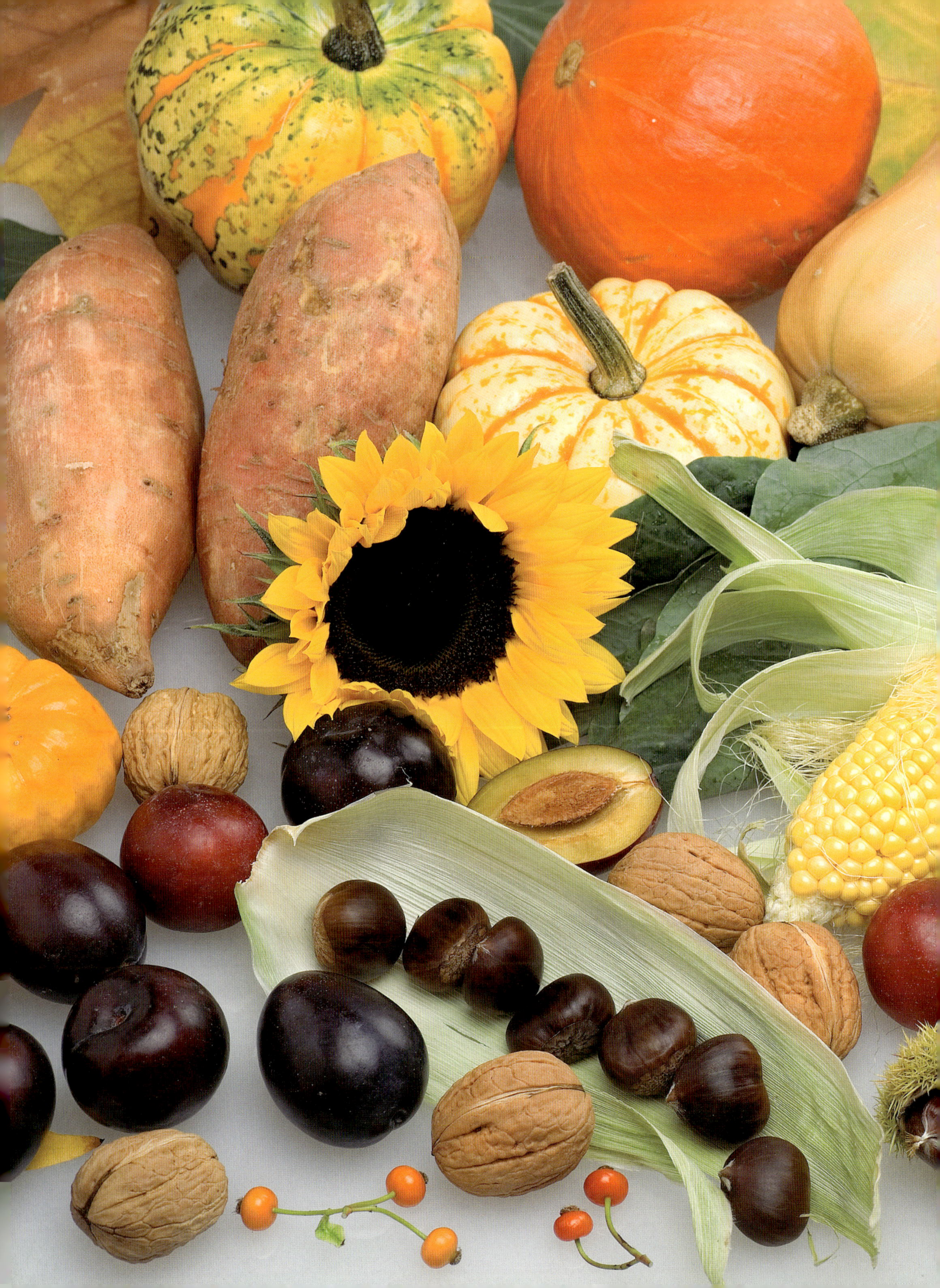

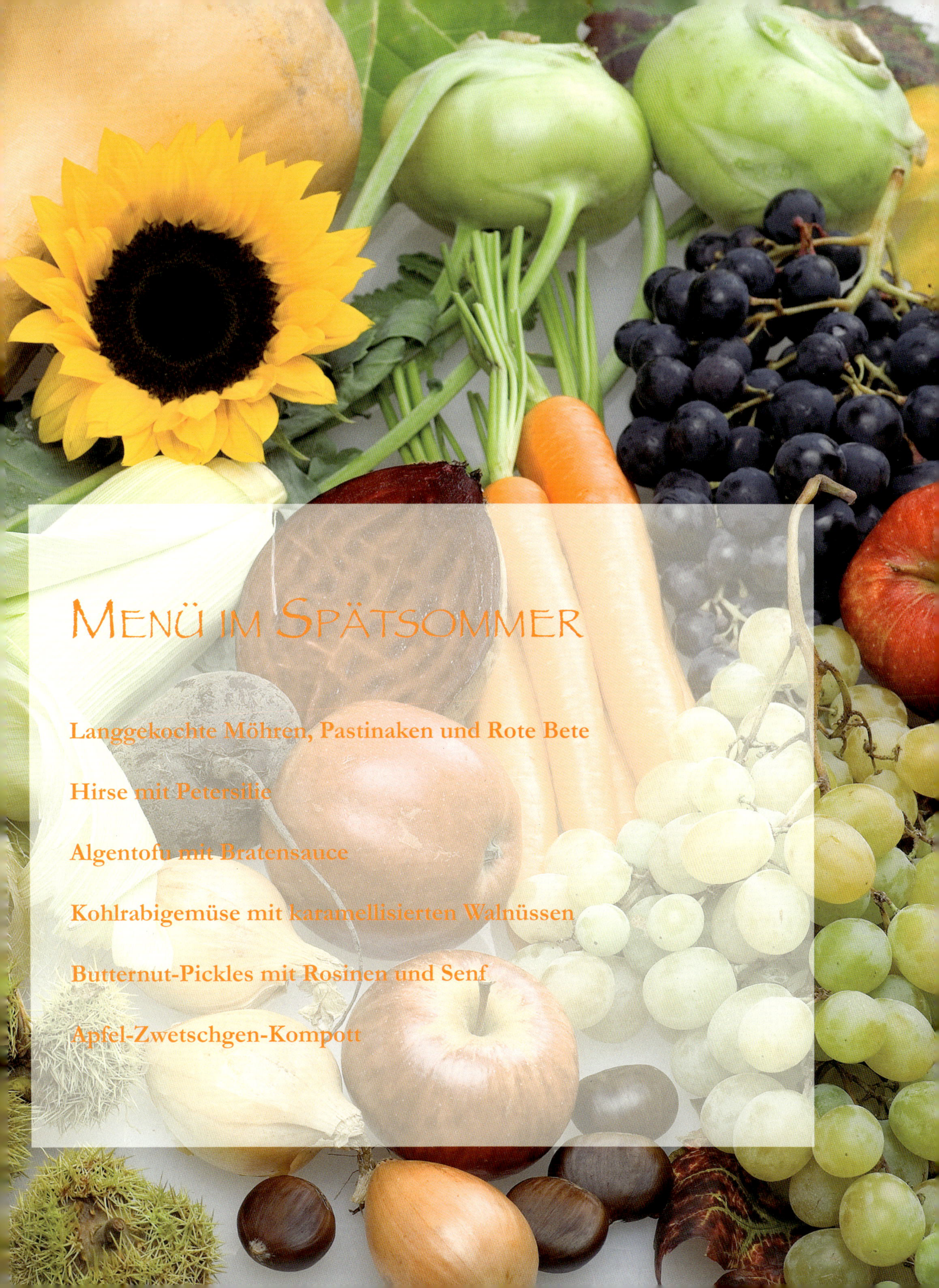

Menü im Spätsommer

Langgekochte Möhren, Pastinaken und Rote Bete

Hirse mit Petersilie

Algentofu mit Bratensauce

Kohlrabigemüse mit karamellisierten Walnüssen

Butternut-Pickles mit Rosinen und Senf

Apfel-Zwetschgen-Kompott

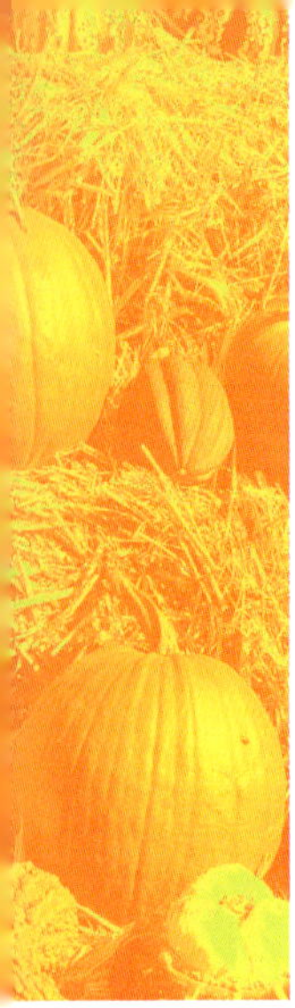

Kräutertees

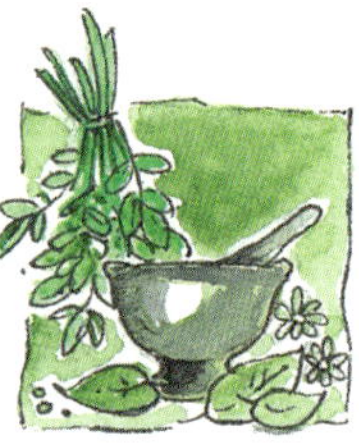

Eine **Kräuterteemischung***, die die Mitte stärkt, die Verdauung unterstützt und Schwere vertreibt; ein Tee für die ganze Familie: 12 g Fenchelsamen, 4 g Kümmel, 4 g Sternanis, 3 g Pfefferminze, 3 g Schafgarbe, 3 g Süßholz.

Kräuter einweichen, aufkochen und 10 Minuten ziehen lassen, 3 Tassen täglich, am besten eine halbe Stunde nach dem Essen trinken.

Fencheltee, Ingwertee, Süßholztee, heißes, lang gekochtes Wasser fördern die Verdauung.

Weitere verdauungsfördernde Kräuter und Gewürze: Basilikum, frischer Ingwer, Kardamom, Koriander, (Kreuz-)Kümmel, Lorbeer, Orangenschale, Rettichsamen, Rosmarin, Thymian, Weißdornfrüchte, Wermut.

* siehe Seite 31 unten

Kochen

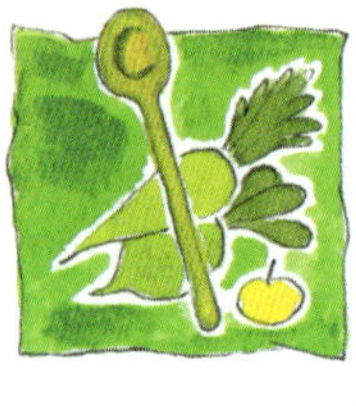

Die Erde stärken wir ganz besonders durch ein liebevoll zubereitetes Essen in gemütlicher Runde mit lieben Freunden oder der Familie. Der Tisch ist in warmen gelb-orangen Tönen gedeckt und mit reifen Früchten und netten Süßigkeiten dekoriert. Die Gäste werden umsorgt. Alle warten geduldig und nehmen sich Zeit zum Essen. Nach einem lecker-cremigen Nachtisch sind alle rundum zufrieden und lehnen sich entspannt zurück.

Der **süße Geschmack** ist der wichtigste Bestandteil unserer Nahrung. Er ist nährend, gibt körperliche und innere Stabilität, macht zufrieden und gelassen. Süß regt die Milz-Energie an und hat die stärkste aufbauende Wirkung auf den Organismus. Durch seine befeuchtende Wirkung nährt er die Körpersäfte. Süß steigt nach oben und hebt den Blutzuckerspiegel bei starker körperlicher und seelischer Beanspruchung. Darüber hinaus wirkt süß befreiend auf Leber und Gallenblase besonders bei Anspannung und Ärger.

Getreide nähren und machen satt, sie sollten deshalb ein Grundbestandteil der Ernährung sein. Das typische Erdegetreide ist Hirse. Andere Getreidearten dieses Elements sind Amaranth, Quinoa, Gerste, Mais und süßer Reis. Generell gehören Nahrungsmittel mit gelber, orangener oder erdiger Farbe zur Erde. Klassische Erdegemüse sind Möhren und Kürbis sowie Kartoffeln, Süßkartoffeln, alle Kohlsorten und viele Wurzeln. Passende Früchte sind unter anderem Bananen, Mangos, Pfirsiche, Pflaumen, Feigen, Datteln und Trauben.

Ebenso wie alles Süße gehören auch Fette zur Erde. Für den täglichen Gebrauch ist Olivenöl besonders geeignet. Als alternative Süßungsmittel sind Agavendicksaft, Reismalz und Stevia empfehlenswert.

Kochmethoden: Dämpfen, Dünsten – lange im eigenen Saft mit wenig Flüssigkeiten oder Fett auf kleiner Flamme in Ruhe vor sich hin köcheln lassen (mit Deckel). Gemüse in große Stücke schneiden und lange kochen lassen (bis zu einer Stunde), verstärkt die Süße.

Zubereitungsarten: Gleichmäßiges Rühren erdet und rundet die Erdequalität der Speisen ab. Breie allgemein stärken die Erde: weiche, feuchte, breiige, saftige und cremige Substanzen wie Möhrenbrei, Polenta, Kartoffelpüree oder Babybrei.

Menü im Spätsommer

Langgekochte Möhren, Pastinaken und Rote Bete

6 Möhren
2 Pastinaken
2 Rote Bete
1 Prise Salz
1 El Rapskernöl
50 ml Wasser

Möhren, Pastinaken und Rote Bete schälen und in große Stücke schneiden. In Öl bei großer Hitze 3 min unter Rühren anbraten. Salz und Wasser hinzugeben und auf kleiner Flamme 40 min bei geschlossenem Deckel köcheln.

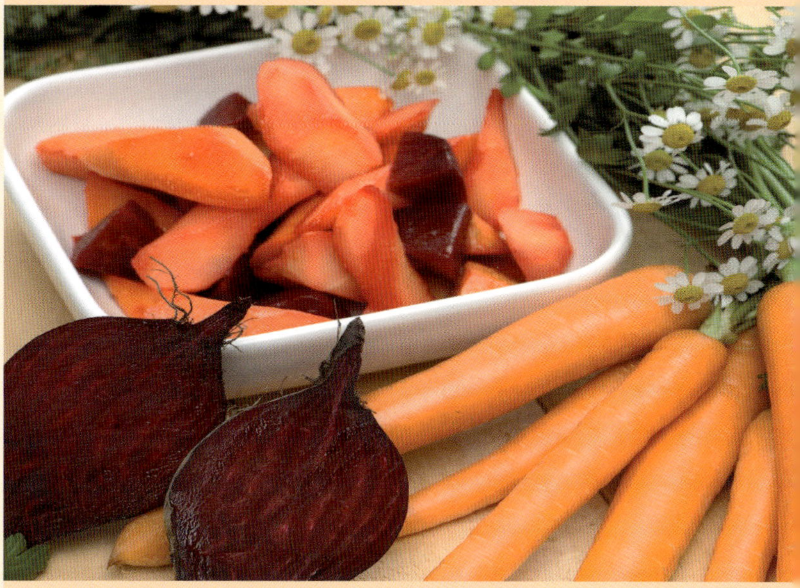

Hirse mit Petersilie

1 Tasse (200 g) Hirse
2 Tassen (500 ml) Wasser
1 Prise Salz
1 Bund Petersilie

Hirse mit Wasser und Salz zusammen aufkochen, dann auf kleiner Hitze ca. 25 min köcheln, bis alles Wasser von der Hirse aufgesaugt ist. Petersilie mit den Stielen grob hacken und unter die gekochte Hirse mischen.

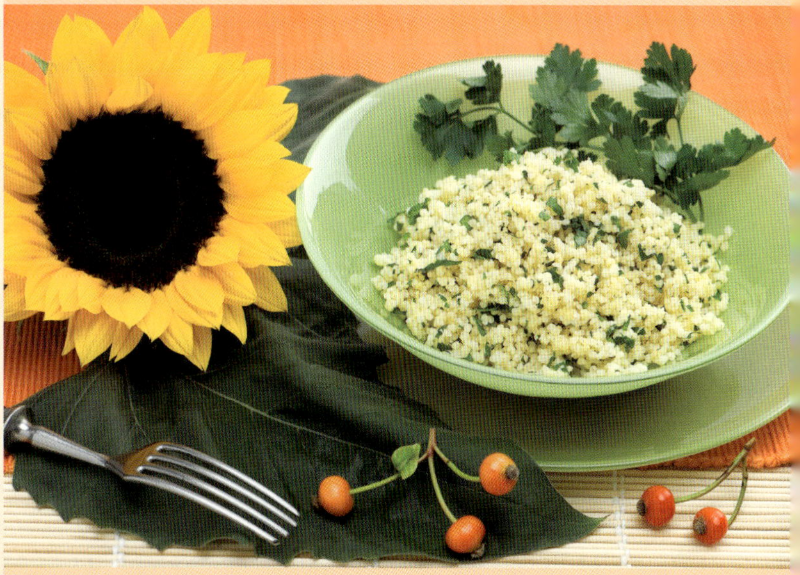

Menü im Spätsommer

Algentofu mit Bratensauce

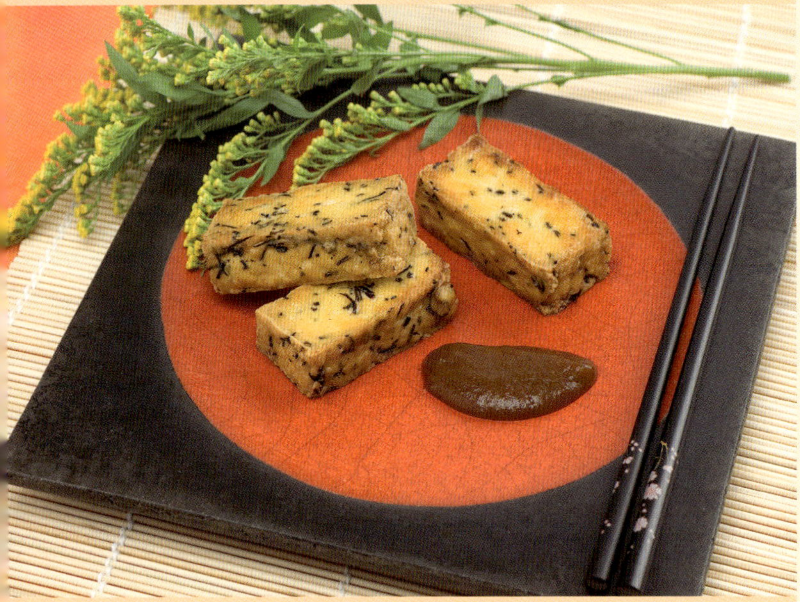

2 Pakete Algentofu oder anderen geräucherten Tofu
4 El Rapskernöl
4 Zwiebeln
1 El Reismalz oder Honig
4 El Sojasauce
150 ml Wasser

Zwiebeln schälen und in große Stücke schneiden. In 2 El Rapskernöl bei großer Hitze anbraten, bis sie bräunen. Reismalz oder Honig dazugeben und 3-4 min köcheln und karamellisieren. Sojasauce dazugeben und 2 min köcheln. Mit Wasser auffüllen und 20 min auf kleiner Flamme köcheln. Pürieren und mit Sojasauce oder Salz abschmecken.
Tofu in 8 dicke Scheiben schneiden. In 2 El Rapskernöl 3-5 min anbraten, dann wenden und noch 2 min braten. Mit der Sauce servieren.

Kohlrabigemüse mit karamellisierten Walnüssen

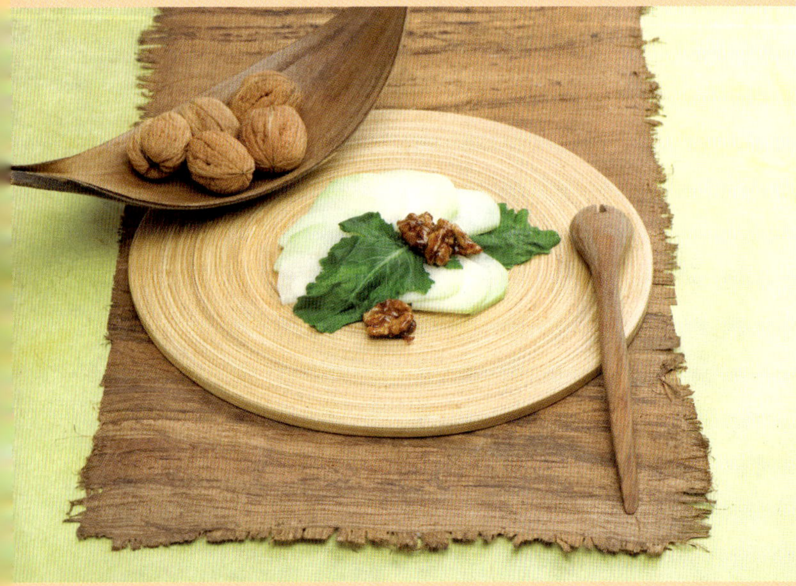

3 Kohlrabi, wenn möglich mit Blättern
50 ml Wasser
1 Prise Salz
100 g Walnüsse
1 El Reismalz oder Honig

Walnüsse bei mittlerer Hitze ca. 5 min rösten. Reismalz hinzugeben und unter Rühren so lange köcheln lassen, bis das Reismalz Fäden zieht. Auf Backpapier legen zum Auskühlen, dann grob zerbrechen oder hacken.
Kohlrabi schälen, halbieren und in feine Scheiben schneiden. Blätter in Streifen schneiden. Wasser mit Salz zum Kochen bringen, Kohlrabi und Blätter dazugeben. Bei geschlossenem Deckel und größter Hitze 5 min kochen. Mit den Walnüssen servieren.

Menü im Spätsommer

Butternut-Pickles mit Rosinen und Senf

1 kleiner Butternutkürbis
1 El Rosinen
1 Tl mittelscharfen Senf
1 Tasse Apfelsaft
$\frac{1}{3}$ Tasse Reisessig (Genmaisu)
1 Tl Salz

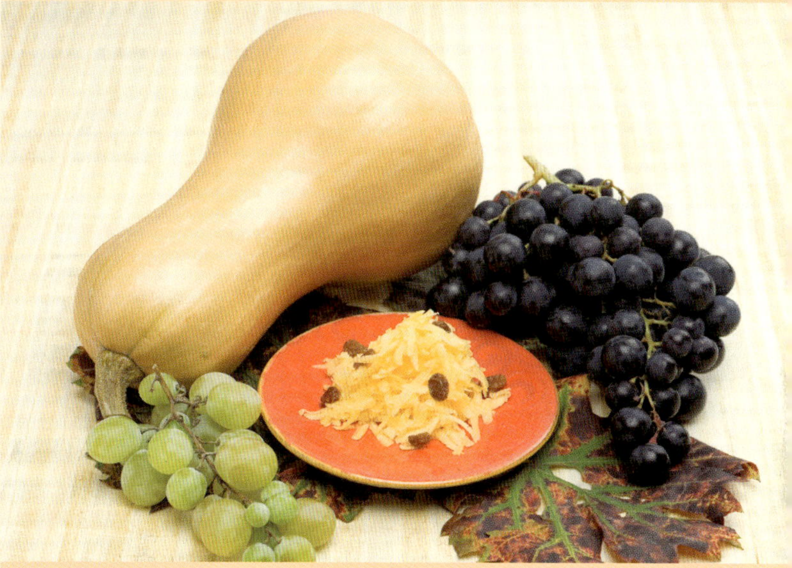

Kürbis vierteln, entkernen, schälen und grob raspeln. Mit dem Senf verkneten. Apfelsaft, Reisessig, Salz und Rosinen zum Kochen bringen und dann über den Kürbis gießen und verrühren. Direkt als Salat servieren oder im Kühlschrank aufheben, damit der Kürbis milchsauer vergären kann, d.h. zu Pickles wird.

Apfel-Zwetschgen-Kompott

0,75 l Apfelsaft
2 Äpfel
8 Zwetschgen
2 El Kuzu
etwas Wasser

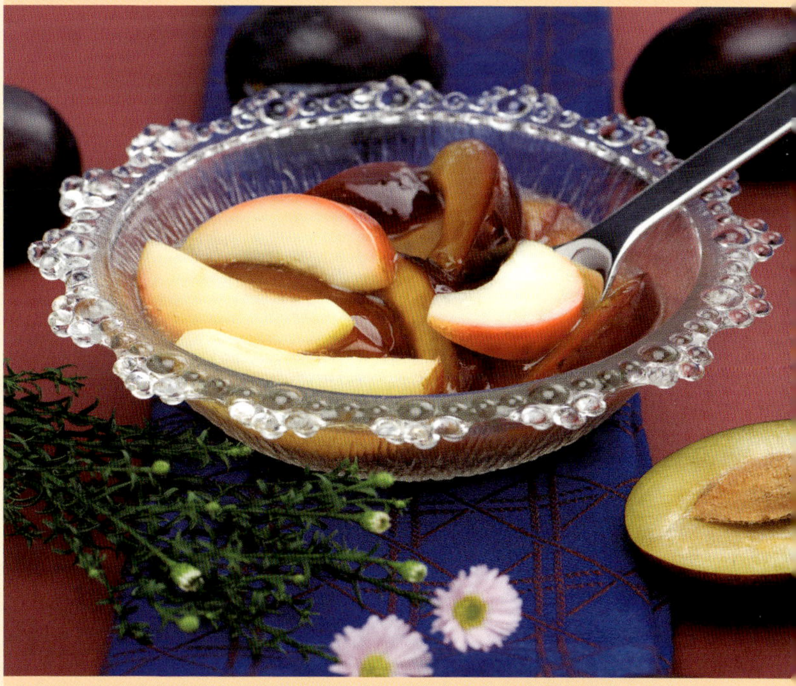

Apfelsaft zum Kochen bringen. Äpfel vierteln, entkernen und in große Würfel schneiden. Zwetschgen halbieren und entsteinen. Obst in den kochenden Apfelsaft geben. Aufkochen. Kuzu in wenig Wasser unter Rühren auflösen. Unter Rühren in das kochende Kompott eingießen und andicken. Warm oder kalt servieren.

Die Henne Glucki und ihr Sohn

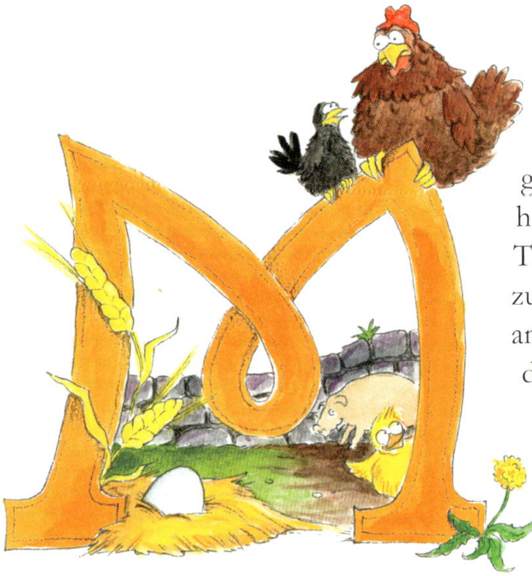

Mitten auf dem Lande auf einem großen Bauernhof lebten viele Tiere sorglos und zufrieden miteinander. Die Kühe, das Pferd und das Schwein wohnten in der Scheune, die Hunde hatten eine bequeme Hütte vor dem Haus, die Schwalben bauten ihr Nest über dem Scheunentor und die Enten schnatterten in einem kleinen Teich. Auf dem Heuboden war der Platz von Herrn und Frau Gockel. Die beiden waren auf dem Hof allseits beliebt. Viele Tiere gingen zu Frau Gockel, wenn sie Rat und Zuspruch brauchten. Die gute Henne hatte für die Sorgen und Nöte ihrer Freunde immer ein offenes Ohr. Sie hielt auch für jeden ein Körnchen oder eine andere Leckerei bereit, denn es bereitete ihr große Freude, ihre Gäste zu verwöhnen.

Frau Gockel – von ihrem Mann zärtlich Glucki genannt – fehlte nur noch eines zu ihrem Glück: Sie wünschte sich sehnlichst ein Küken. Sie und Herr Gockel waren nun schon eine lange Zeit verheiratet und hofften auf Nachwuchs, aber bisher war ihr Wunsch nicht in Erfüllung gegangen. Glucki betete jeden Abend zur großen Fruchtbarkeitshenne. Schließlich wurden ihre Gebete erhört, sie legte ein gesundes Ei, und nach einigen Wochen geduldigen Brütens erblickte ein entzückendes gelbes Wuschelküken das Licht der Welt. Herr Gockel, der glückliche Vater, stolzierte mit geschwellter Brust den Hof auf und ab und verkündete allen Tieren die gute Nachricht.

Frau Gockel hatte nur noch Augen für ihr Baby. Sie schloss das kleine Wesen liebevoll in ihre Flügel und versprach, es immer zu beschützen und vor allem Bösen in der Welt zu bewahren.

So wuchs das kleine Küken behütet und umsorgt heran und entwickelte sich zu einem prächtigen Gockeljüngling. Er war sehr aufgeweckt und scharrte überall herum. Schon bald kannte er jeden Winkel und jedes Tier auf dem Hof. Eines Tages traf er einen alten, struppigen Raben, der auf der Durchreise war und sich eine Weile auf dem Hof ausruhen wollte. So wild und abenteuerlustig wie der schwarze Vogel aussah, weckte er gleich die Neugier des kleinen Gockels. Der Rabe winkte das Küken zu sich und erzählte ihm von seinen tollkühnen Reisen über Wiesen und Wälder, Berge und Täler und über das große, weite Meer. Der kleine Hahn hörte ihm sehr interessiert und begeistert zu. In seiner Phantasie sah er sich schon selbst auf Reisen gehen und spannende Abenteuer erleben. Er träumte davon, über den Gartenzaun zu flattern. Der alte Rabe hatte ihm erzählt, dass es noch andere Bauernhöfe auf der Welt gab – sogar ganz in der Nähe! Sein Zuhause kam ihm nun sehr klein und langweilig vor ...

Seine Mutter beobachtete die beiden von der Scheune aus. Es gefiel ihr ganz und gar nicht, dass sich ihr behüteter Sohn mit diesem zerzausten Vogel traf. Der Rabe schien einen sehr schlechten Einfluss auf ihren kleinen Liebling zu haben. Glucki kannte keine Welt jenseits des Gartenzauns und wollte sie auch nicht kennen lernen. Hier auf dem Bauernhof fühlte sie sich sicher und geborgen – was brauchte man mehr? Die Vorstellung, dass ihr lieber Sohn sich eines Tages in eine ungewisse Welt aufmachen könnte, bereitete ihr große Sorgen.

Wie konnte sie ihn wieder auf den rechten Weg zurückbringen? Sie wusste nicht weiter und beschloss, ihre alten Freunde um Rat zu fragen. In letzter Zeit hatte sie wenig Kontakt zu den anderen Tieren gehabt, denn sie hatte sich nur noch um die Aufzucht ihres Kükens gekümmert. Aber nun brauchte sie Hilfe und machte sich auf, um die anderen Hofbewohner zu besuchen.

Als erstes ging sie zu Elfriede und Hugo, dem gemütlichen Hundepaar. Die beiden lagen vor ihrer Hütte und ließen ihren Pelz von der Nachmittagssonne wärmen. Hugo kam gleich freundlich schnuppernd auf sie zu, während seine Frau nur träge mit dem Schwanz wedelte. Sie hatte vor kurzem fünf kleine Hunde geboren und war noch etwas schwach. Die beide waren sehr gutmütig und hörten sich geduldig an, was Glucki ihnen erzählte. Aber ihre Sorgen konnten sie nicht verstehen. Ihre Welpen durften machen, was sie wollten. Sie tollten herum, stromerten durch die Gegend und kundschafteten alles aus. Nur wenn sie hungrig waren oder kuscheln wollten, kamen sie zu ihren Eltern zurück. Die Hundeeltern konnten also der aufgeregten Henne keinen Rat geben. Um aber die Henne ein wenig von ihren Sorgen abzulenken, sang Hugo für sie sein Lieblingslied: „Probier´s mal mit Gemütlichkeit ...“

Glucki freute sich über das Lied und bedankte sich bei Hugo für den schönen Gesang, aber sie fühlte sich nicht wirklich verstanden. So verabschiedete sie sich von den beiden und ging weiter zu dem großen Baum in der Mitte des Hofes, unter dem ihr Freund Alois, der Hamster, wohnte. Sie fand ihn in seiner Vorratshöhle mitten in einem Berg von Blumensamen und Ähren. Er sortierte seine gesammelten Lebensmittel und machte die Körnerbestellung für die kommende kalte Jahreszeit. Als Frau Gockel ihn ansprach, verrechnete er sich zum dritten Mal. Er sah nur kurz auf und nickte ihr mit einem sorgenvollem Blick zu. Dann fing er wieder an zu zählen.

Die nächste Anlaufstelle für Glucki war die dicke Sau Berta. Sie lag glückselig in ihrer Suhle und mampfte Kartoffelschalen mit Soße. Berta war ein sehr geselliges Tier. Sie lud die Henne gleich ein, es sich bei ihr gemütlich zu machen und mit ihr zu speisen. Aber Glucki hatte keinen Hunger und schüttete stattdessen Berta ihr Herz aus. Die blickte dem Huhn tief in die Augen, rülpste ein wenig und sagte: „Nun mach´ dir mal keine Sorgen. Iss lieber was, das wird dir gut tun.“ Dies war der einzige Rat, den Ella geben konnte. Bei ihr funktionierte er immer! Das Schwein hatte die Erfahrung gemacht, dass auf diese Weise alle Probleme zu lösen waren, und diese Weisheit teilte sie gerne mit anderen.

Frau Gockel fühlte sich wieder nicht verstanden und zog mutlos weiter. Sie hüpfte auf eine kleine Holzbank unter der großen Eiche und seufzte tief. Auf einem Ast des Baumes saß eine Amselfrau, die die Henne schon eine Weile beobachtet hatte. Nun kam sie zu ihr herunter geflattert. Sie spürte, was in Glucki vorging, und legte ihr mitfühlend einen Flügel um die Seite. Nachdem Glucki ihr von ihrem Kummer erzählt hatte, sprach die Amsel voller Mitgefühl: „So ähnlich ging es mir, als meine Kinder groß wurden und das Nest verließen. Auch ich hatte geglaubt, sie ewig beschützen zu müssen, aber als ich sie dann so glücklich fliegen sah, wurde mir klar, dass meine Kinder ihren eigenen Weg finden würden.“ Es entstand ein inniges Gespräch zwischen den beiden und Glucki konnte sich langsam entspannen und annehmen, was die Amselfrau ihr erzählte. Dankbar blickte sie ihrer Freundin in die Augen. Ihr wurde jetzt bewusst, wie wichtig ihr die Freundschaft zu den anderen Tieren war. Sie hatte diese seit der Geburt ihres Kükens völlig vernachlässigt, weil sie sich nur noch um ihr Kind gekümmert hatte. Nun freute sie sich darauf, wieder mehr Zeit mit ihren Freunden zu verbringen. Während sie noch mit Frau Amsel Flügel in Flügel dasaß, neigte sich der Tag seinem Ende zu. Herr Amsel saß wie jeden Abend auf dem Dach des Bauernhauses und sang für sie sein Lied.

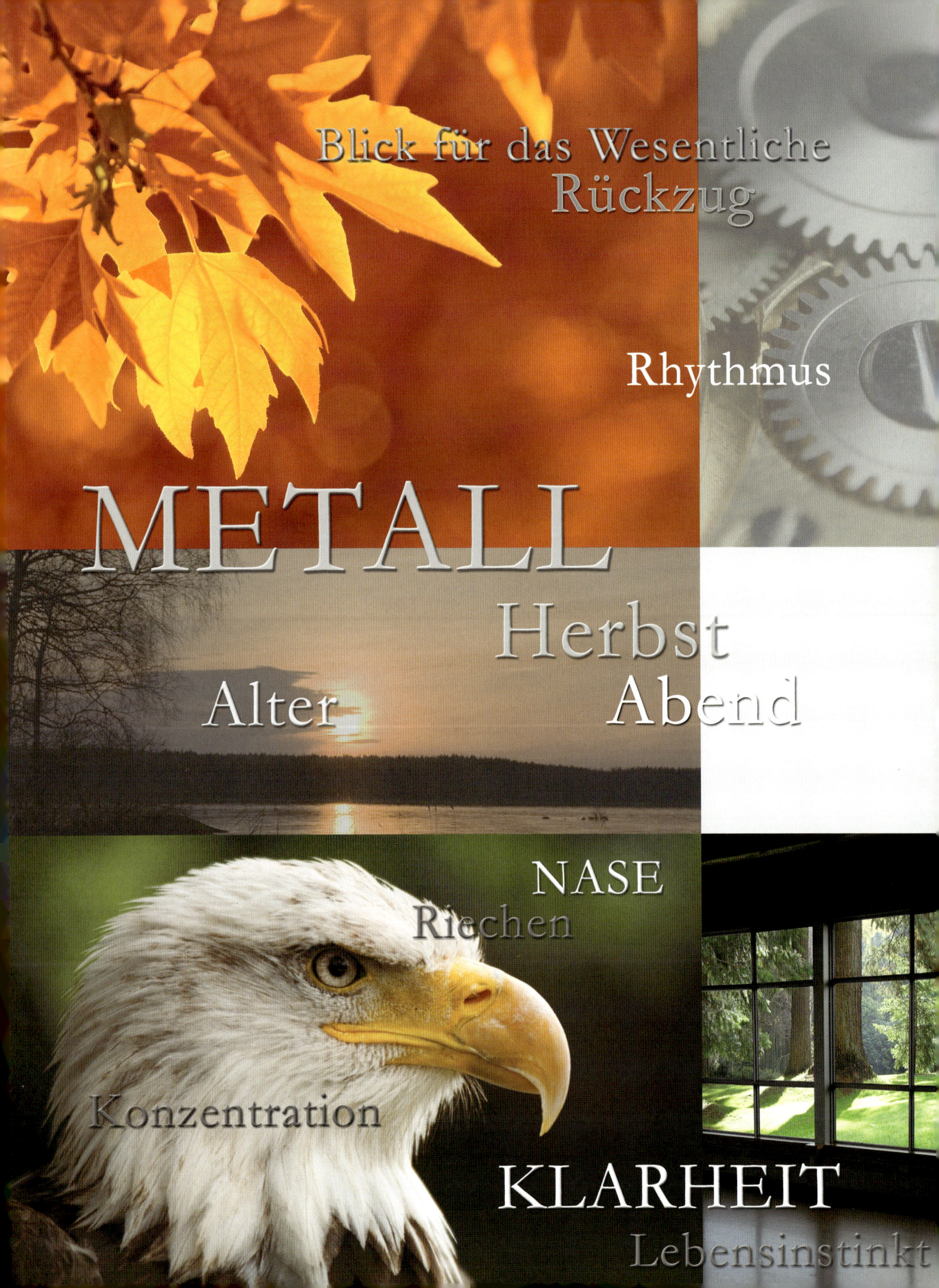
Blick für das Wesentliche
Rückzug
Rhythmus
METALL
Herbst
Alter
Abend
NASE
Riechen
Konzentration
KLARHEIT
Lebensinstinkt

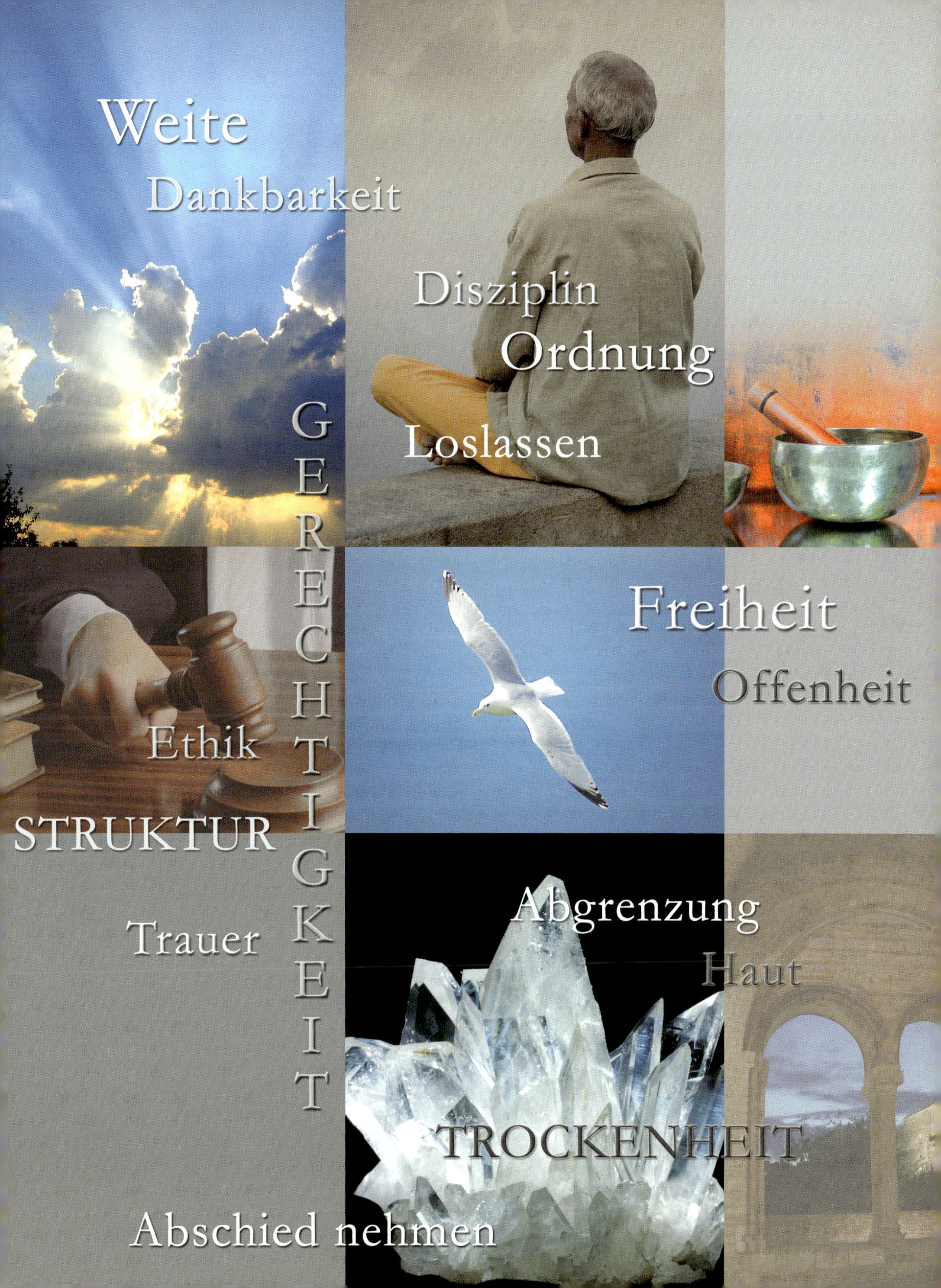
Weite
Dankbarkeit
Disziplin
Ordnung
Loslassen
GERECHTIGKEIT
Freiheit
Offenheit
Ethik
STRUKTUR
Trauer
Abgrenzung
Haut
TROCKENHEIT
Abschied nehmen

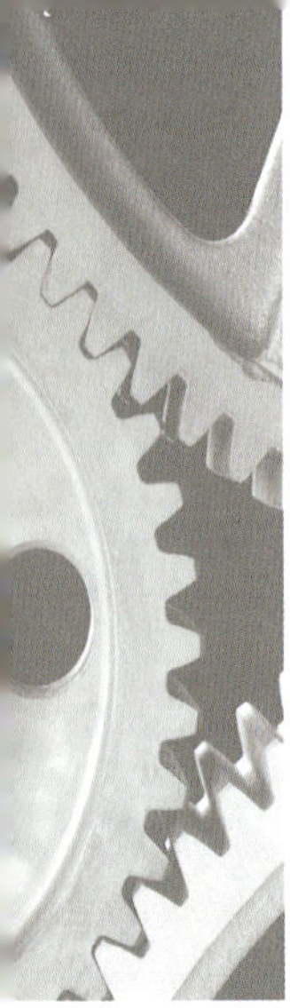

METALL – WEITE UND KLARHEIT

An einem kühlen Herbsttag bei einer Wanderung in den Bergen spüren wir die Kraft des Metalls auf einzigartige Weise. Die Luft ist klar und rein. Im Tal hat sich bereits das Laub der Bäume verfärbt und leuchtet in den rot-goldenen Farben des Oktobers. Je höher wir auf den Berg steigen, desto mehr gewinnen wir Abstand zum Alltag und zu unseren Problemen, die uns hier oben unbedeutend vorkommen. In der Nähe des Himmels scheint nur noch Wesentliches Bestand zu haben.

Der Herbst ist eine Zeit der Einkehr und Sammlung. Die kürzer werdenden Tage und die Vergänglichkeit, die uns die Natur vor Augen führt, können ein melancholisches Grundgefühl in uns auslösen. Möglicherweise empfinden wir eine Leere in der Brust, verbunden mit der Sehnsucht nach dem „Himmel", nach dem Göttlichen. Wenn wir uns danach auf die Suche machen, müssen wir Abschied nehmen: von dem, was unwichtig und unwiderruflich vorbei ist – auch wenn der Verlust schmerzhaft sein mag. Kummer ist eine natürliche Antwort auf Verlust. Eine tief empfundene Traurigkeit kann eine bedeutende Erfahrung sein. Sie lehrt uns Dankbarkeit und hilft, uns mit unserem Schicksal zu versöhnen. Hier finden wir die wertvollsten Aspekte der Metall-Energie.

Durch das Loslassen kann ein weiteres grundlegendes Lebensgefühl entstehen, das uns das Metall vermittelt: das Gefühl von Freiheit. Wirkliche Freiheit ist nicht abhängig von äußeren Umständen und hat auch nichts mit der Verwirklichung unserer Vorstellungen zu tun. Vielmehr ist die Freiheit in unserem Inneren gemeint, die verbunden ist mit Offenheit und innerem Raum. Der Atem ist der Schlüssel zu diesem Lebensgefühl.

Mit jedem Atemzug nehmen wir die „himmlische" Energie in uns auf. Über den Atem stehen wir auch in Kontakt mit unserer Umgebung. Eine nur flache, oberflächliche Atmung kann zu einer fehlenden Verbundenheit, zu Entfremdung und Distanz führen. Ein tiefer Atem hingegen lässt uns lebendig am Leben teilnehmen und wir erfahren eine offene Weite.

THEMEN UND AUFGABEN AUF DER REISE IN DIE WANDLUNGSPHASE METALL: „IN DIE WEITE ATMEN"

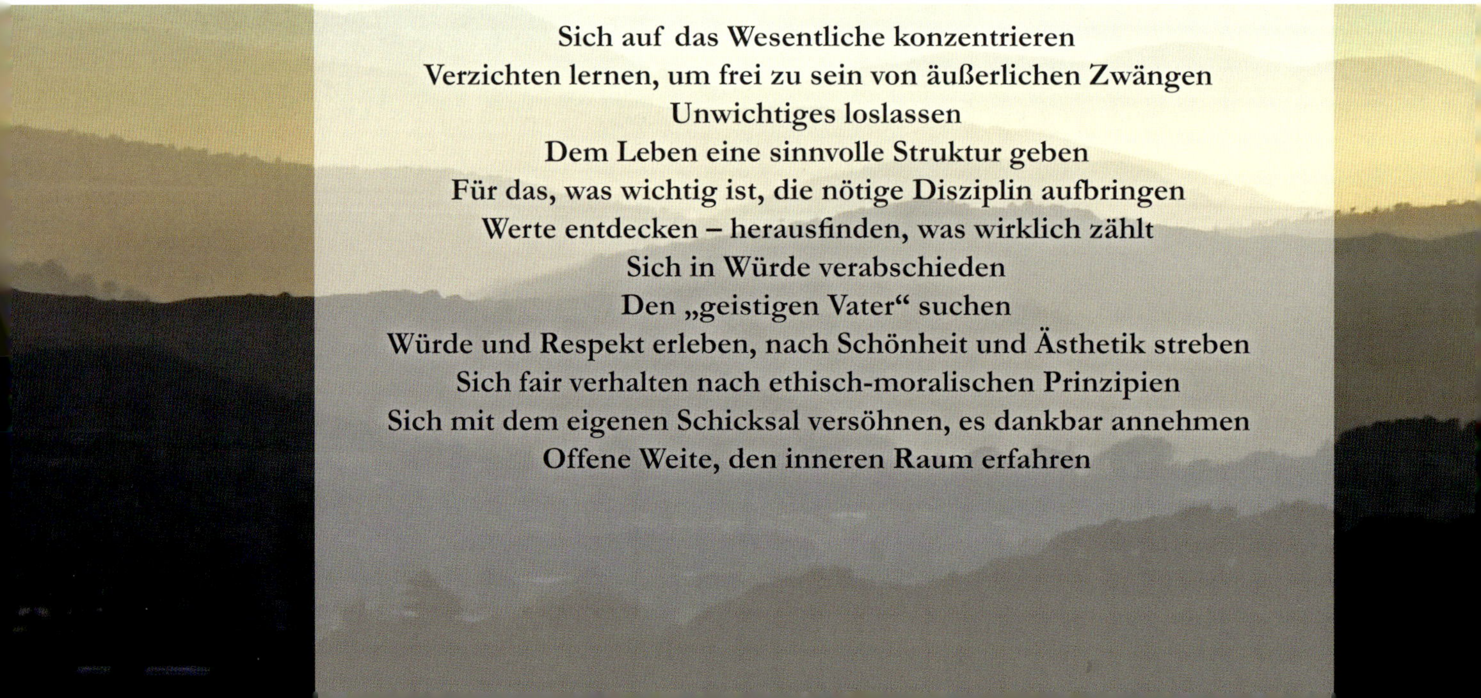

Sich auf das Wesentliche konzentrieren
Verzichten lernen, um frei zu sein von äußerlichen Zwängen
Unwichtiges loslassen
Dem Leben eine sinnvolle Struktur geben
Für das, was wichtig ist, die nötige Disziplin aufbringen
Werte entdecken – herausfinden, was wirklich zählt
Sich in Würde verabschieden
Den „geistigen Vater" suchen
Würde und Respekt erleben, nach Schönheit und Ästhetik streben
Sich fair verhalten nach ethisch-moralischen Prinzipien
Sich mit dem eigenen Schicksal versöhnen, es dankbar annehmen
Offene Weite, den inneren Raum erfahren

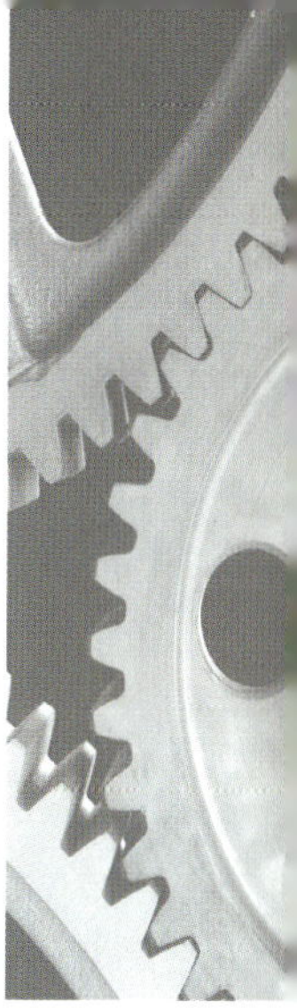

Metall-Persönlichkeit

Erscheinung
aufrecht, groß, schlank
manchmal steif
auffällige Nase
lange, schmale Hände
nasale Stimme
seufzen

Metallkind
aufrichtig, ehrlich, gerecht, fair
eher ernsthaft
zurückhaltend
kann gut alleine spielen
ordentlich, gewissenhaft
liebt tägliche Rituale und klare Regeln
vorsichtig
spürt instinktiv Gefahren

Eigenschaften und Qualitäten
ordnend, strukturiert, präzise, exakt
gründlich, diszipliniert, pünktlich
gradlinig, korrekt
hat Sinn für das Wesentliche im Leben
liebt Klarheit, Ästhetik, Einfachheit
liebt Freiheit und den freien Raum
innerlich frei, distanziert
ethisch, moralisch, ehrenhaft, urteilsfähig
kann gut das loslassen, was vorbei ist
zieht sich gerne zurück, hält Abstand
analytisch, hat eine messerscharfe Logik
blickt vertrauensvoll in die Zukunft
hat einen guten Instinkt
dankbar für die Geschenke und Herausforderungen des Lebens

Beispiele für Metall-Persönlichkeiten

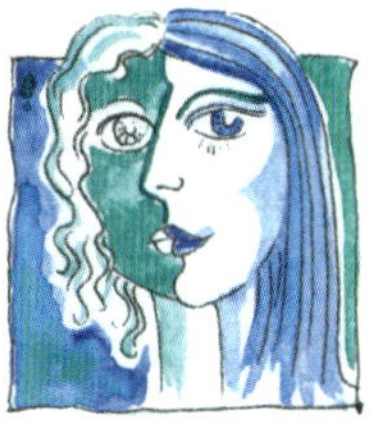

Thomas Mann, dargestellt von Armin Müller-Stahl in der biografischen Verfilmung von Heinrich Breloer: distanziert, korrekt, kontrolliert, emotional kühl, abweisend, unverbindlich, beobachtend, unnahbar.

Mahatma Ghandi führte ein Leben für Freiheit und Gerechtigkeit nach sehr strengen, kompromisslosen Prinzipien. Er war für viele Menschen ein Vorbild und stand mit großem Mut für seine Ideale ein. Seine ethisch-moralischen Ansprüche an sich selbst waren noch höher als die an seine Umgebung.

Konfuzius, der chinesische Philosoph, stellte vor 2500 Jahren strenge Regeln für ein sittliches Handeln auf und schuf das Ideal eines moralisch einwandfreien Menschen. Seine Vorstellungen von Tradition, Ordnung und tugendhaftem Verhalten prägten ein ganzes Land.

Professor McGonagall, eine Lehrerin von Harry Potter: autoritär, streng, aber gerecht.

Reichskanzler Bismarck, Bundeskanzler Adenauer und die **„Preußen"** waren berühmt für „metallische Tugenden" wie Disziplin, Pflichterfüllung, Erhaltung von Werten, Wahrung von Traditionen, Vaterlandsliebe, Treue.

Ritter oder **Samurai** führten ein Leben nach hohen ethisch-moralischen Prinzipien und waren immer bereit, für eine gerechte Sache zu kämpfen.

Zen-Meister lassen sich nie von hitzigen Emotionen leiten, sondern leben und lehren mit großer Klarheit und Distanz.

Verhalten bei einem Ungleichgewicht der Metall-Energie

bei Fülle:

perfektionistisch, rigide, streng
dogmatisch, strikt, spartanisch
gefühllos, emotional distanziert
mitleidslos streng
verschlossen, entfremdet, unnahbar
spricht nicht gerne
egoistisch, ungerecht
hält Gefühle für überflüssig
formell, kühl, isoliert
macht sich Sorgen um die Zukunft

bei Leere:

undiszipliniert, unklar, schlampig
fehlendes Gespür für Wesentliches und Wertvolles
unfähig, Abschied zu nehmen und loszulassen
unbewältigte Trauer über Verlust
niedergeschlagen
geschwächter Lebensinstinkt

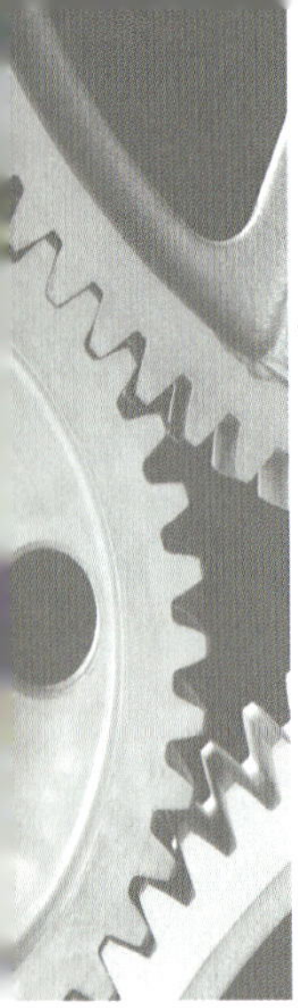

Körperliche Symptome bei einem Ungleichgewicht der Metall-Energie

schwache Abwehr-Energie
Neigung zu Erkältungskrankheiten
verstopfte Nase
verschleimte Stirn- und Nasennebenhöhlen
Halsschmerzen, Husten, Heiserkeit
flacher Atem
Engegefühl im Brustkorb
belastungsabhängige Kurzatmigkeit
Bronchitis, Asthma
allergische Erkrankungen
Lungenentzündung
Verstopfung, auch atonische Verstopfung
trockene Haut/Haare, Hauterkrankungen/Ekzeme
Gesichtsblässe
leise, schwache, auch seufzende oder weinerliche Stimme
hüsteln

Redewendungen

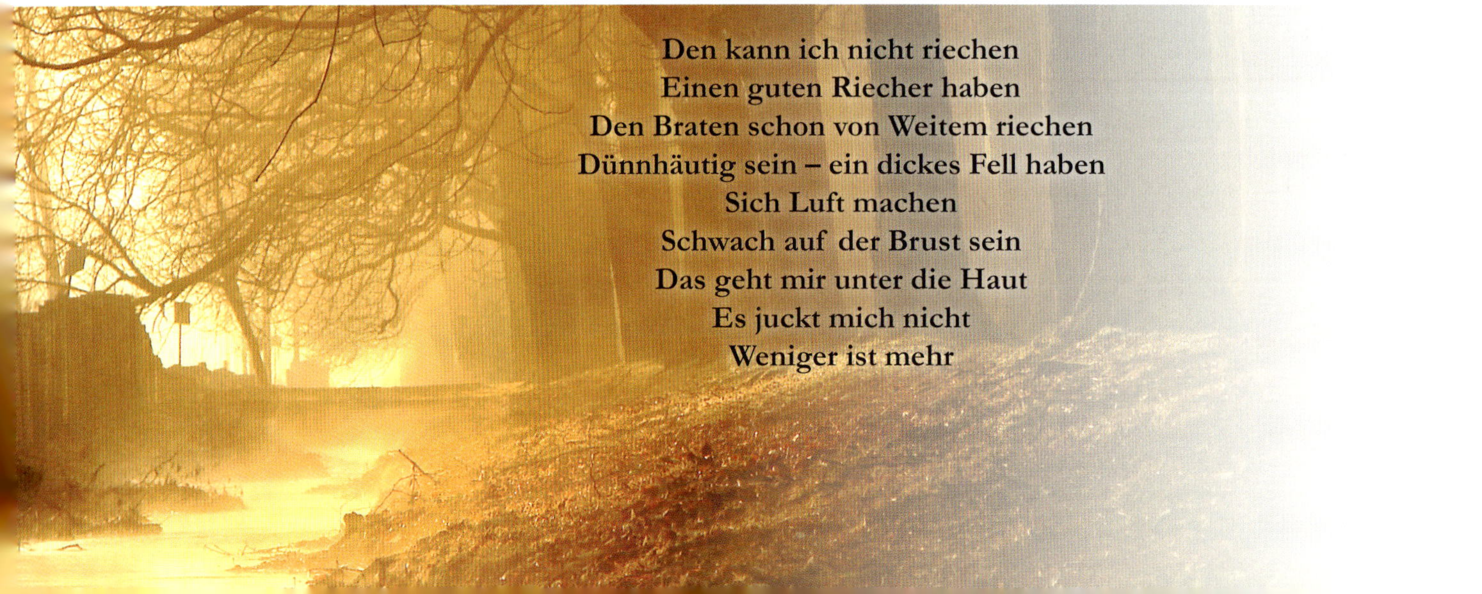

Den kann ich nicht riechen
Einen guten Riecher haben
Den Braten schon von Weitem riechen
Dünnhäutig sein – ein dickes Fell haben
Sich Luft machen
Schwach auf der Brust sein
Das geht mir unter die Haut
Es juckt mich nicht
Weniger ist mehr

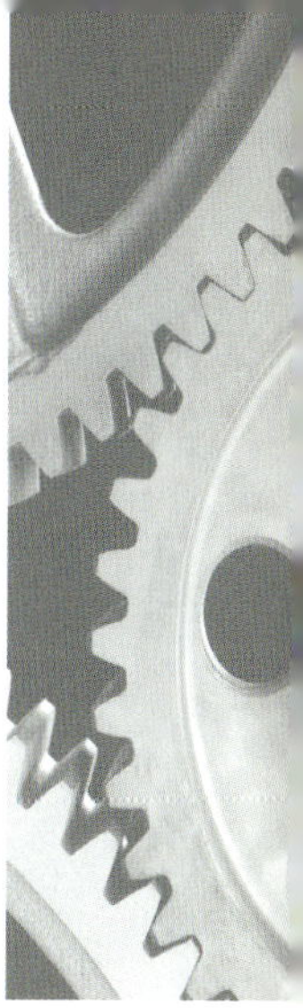

Was du tun kannst, um deine Metall-Energie zu stärken

Körperübungen und Sportarten

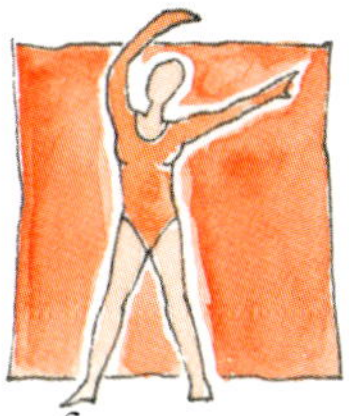

Alle Übungen, die die Atmung bewusst machen und vertiefen, wirken sich positiv auf die Metall-Energie aus. Folgende Körperbereiche spielen dabei eine besondere Rolle: die Arme, der Brustkorb und der obere Rücken. Bei den Übungen ist darauf zu achten, einen gleichmäßigen Atemrhythmus einzuhalten, da die rhythmische Bewegung von Ein- und Ausatmung die Metall-Energie zusätzlich unterstützt (die Lunge ist Meister der rhythmischen Ordnung).

Übungen zum Lockern des Zwerchfells. Die folgenden Übungen sind empfehlenswert, wenn deine Atmung nur oberflächlich ist und du Schwierigkeiten hast, in den Bauch zu atmen.

Hecheln: Sitze bequem und aufrecht und hechle mit geöffnetem Mund 1-2 Minuten lang. Stelle dir am besten dazu vor, dass du ein Hund bist, der gerade herumgetobt ist.

Bellen: Stelle dir weiter vor, ein Hund zu sein, und belle nun eine Weile laut.

Eisenbahn: Strecke mit dem Ausatmen deine Arme schwungvoll nach vorne aus und mache den Laut „schsch". Mit dem Einatmen ziehe die Arme angewinkelt zurück. Wie bei einer alten Dampflok, die nur langsam in Fahrt kommt, beginne mit einem ruhigen Tempo und werde dann schneller. Diese Übung kann auch zu zweit praktiziert werden. Die Partner sitzen sich dabei gegenüber und halten sich an den Händen. Während der eine die Arme anwinkelt und einatmet, streckt der andere die Arme mit dem Laut „schsch" nach vorne aus.

Fechten: Diese traditionelle Kampfsportart hat klare Formen und Regeln und wird nach strengen Ritualen in metall-weißer Kleidung praktiziert.

Die „sieben Atemöffner": Diese einfache Übungsreihe vergrößert den Atemraum und vermehrt die Aufnahme der Lebensenergie Qi.

Stehe aufrecht, die Füße parallel im schulterbreiten Abstand, die Knie leicht gebeugt, Schultern und Kiefer sind entspannt. Lasse Atmung und Bewegung zusammenfließen. Atme durch die Nase in den Bauch ein, atme durch den Mund aus. Die Augen sind leicht geöffnet. Mache jede Atemöffner-Übung dreimal hintereinander.

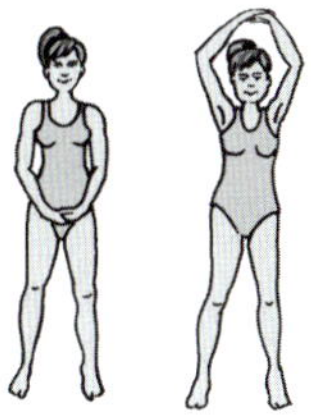

Lege die Hände auf Höhe des Haras übereinander. Führe die Hände mit dem Einatmen über den Kopf. Mit dem Ausatmen bringe sie zurück in die Ausgangsposition.

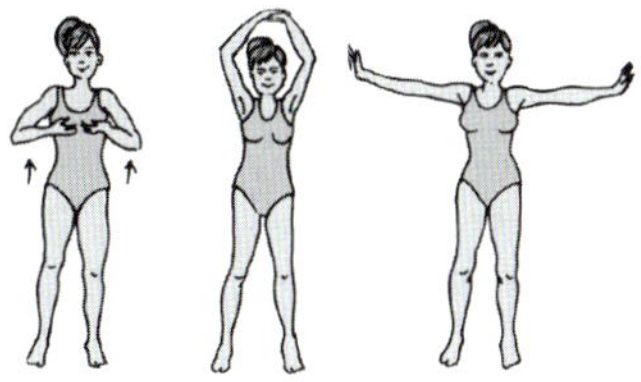

Strecke die Arme mit den Handflächen nach oben über dem Kopf aus, während du einatmest. Drehe die Handflächen nach außen und bringe mit dem Ausatmen die Arme in einem Bogen zurück nach unten.

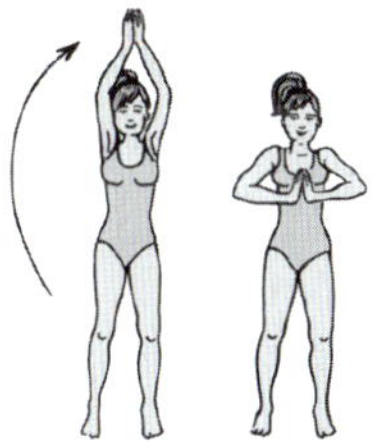

Führe die Arme beim Einatmen seitlich in einem Bogen nach oben über den Kopf. Mit dem Ausatmen bewege die Arme mit zusammengelegten Handflächen über die Körpermitte nach unten.

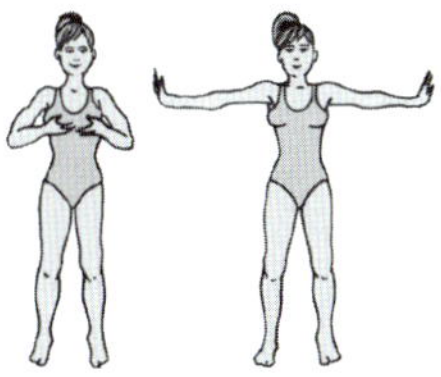

Führe die Hände mit geöffneten Handflächen nach oben bis auf Schulterhöhe, während du einatmest. Drücke die Handflächen mit dem Ausatmen nach außen gegen imaginäre Wände. Entspanne die Hände und bringe die Arme zurück nach unten.

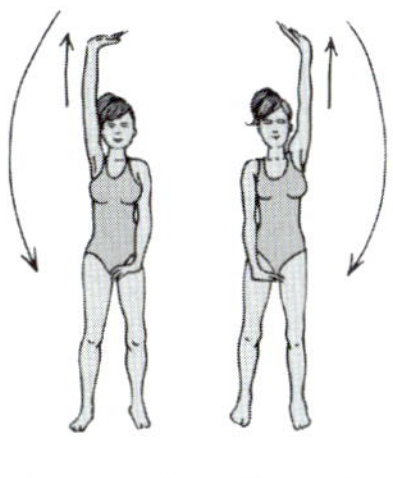

Die linke Handfläche zeigt nach unten, die rechte nach oben. Bewege mit dem Einatmen den rechten Arm nach oben – Handfläche nach oben – bis er über deinem Kopf ausgestreckt ist und „den Himmel stützt". Die linke Handfläche wird nach unten geführt. Bewege den rechten Arm mit dem Ausatmen in einem Bogen über die Seite nach unten. Wiederhole die Sequenz auf der anderen Körperseite.

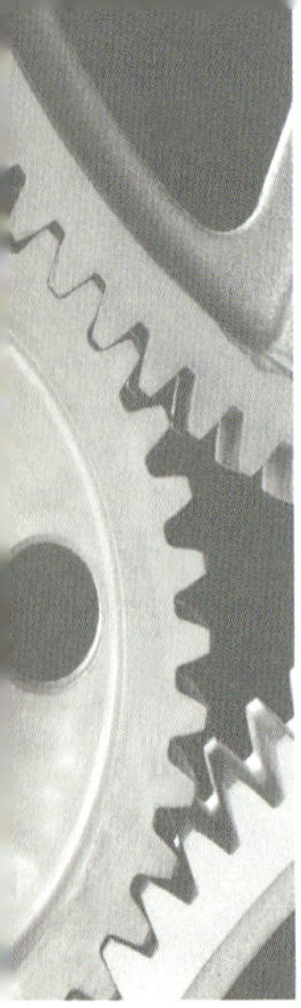

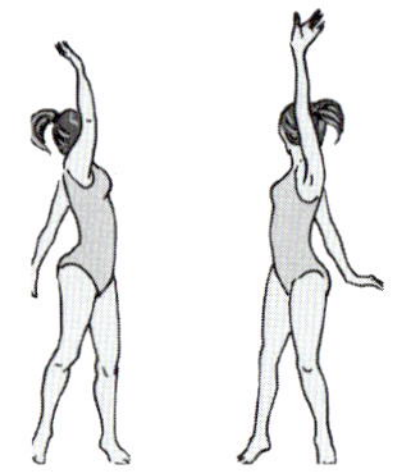

Beginne mit derselben Ausgangspositon wie vorher. Mit dem Einatmen drehe den Rücken und den Kopf nach links und strecke den linken Arm nach unten aus und den rechten diagonal nach rechts oben. Mit dem Ausatmen wechsle zur anderen Seite.

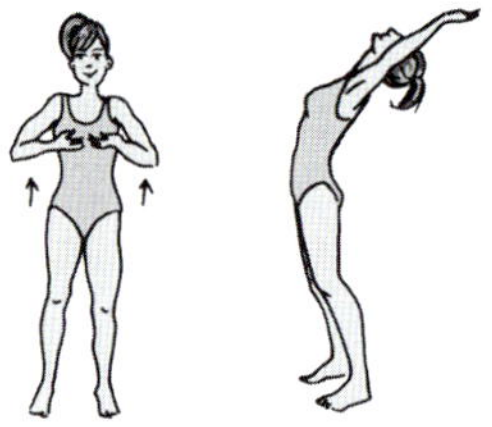

Bringe deine Arme mit geöffneten Handflächen nach oben über den Kopf und beuge dich leicht nach hinten. Mit dem Ausatmen senke die Arme zur Seite herunter.

Meisterübung: Ausgangsposition wie bei den Atemöffnern. Diese Übung stimuliert den Lungenmeridian und unterstützt den Energiefluss im ganzen Körper.

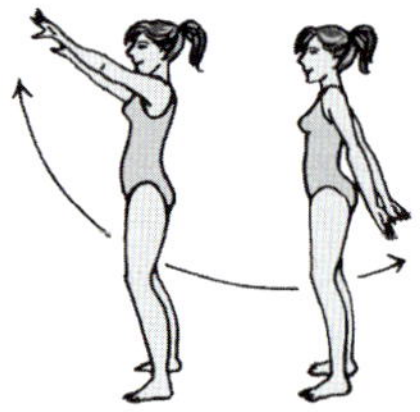

Schwinge die Arme entspannt parallel zum Körper. Beim Einatmen führe die Arme nach oben und mit dem Ausatmen nach hinten. Diese Übung stimuliert den Lungenmeridian und unterstützt den Energiefluss im ganzen Körper.

Meditationen

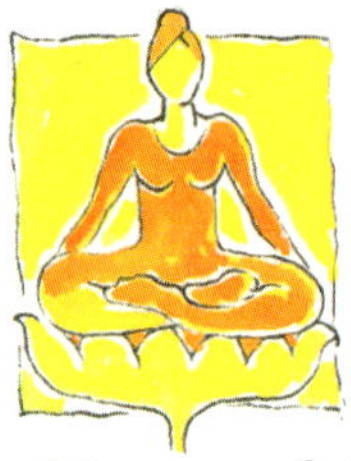

Vipassana Meditation: Bei dieser sehr alten, einfachen Meditationstechnik wird im stillen Sitzen das Ein- und Ausströmen der Atemluft beobachtet. Schon vor 2500 Jahren war die Vipassana Meditation in Indien bekannt und es heißt, dass Buddha durch diese Meditation zur Erleuchtung gelangt ist. Wenn unsere ganze Aufmerksamkeit auf den Atem gerichtet ist, sind wir immer im Moment, im „Hier und Jetzt".

Quantum Light Breath: In der heutigen Zeit ist die Vipassana Meditation für viele Menschen zu ruhig und zu langsam. Stilles Sitzen konfrontiert uns häufig mit einer Flut von Gedanken und innerer Unruhe. In diesem Fall ist die Quantum Light Breath Meditation zu empfehlen, eine „moderne" Form der Vipassana. Bei dieser geführten Meditation wird ein bewusstes und tiefes Atmen mit speziell zusammengestellter Musik kombiniert. Das bringt uns in Kontakt mit zum Teil tief verschütteten Gefühlen. Die Gefühle werden erlaubt, sie können in dieser Meditation geschehen. Der Fokus bleibt jedoch immer auf die Atmung gerichtet. Die QLB ist vor allem für Menschen mit wenig Meditationserfahrung ein tiefes Erlebnis und manchmal die erste Erfahrung, ganz bei sich zu sein.

ZaZen: Diese Meditationsform hat eine klare Struktur und eine gewisse Strenge. Sie wird traditionell in japanisch-buddhistischen Klöstern praktiziert. Der Meditierende sitzt dabei aufrecht vor einer schmucklosen Wand, die Augen halb geöffnet. Er bleibt rezeptiv und wach in einer nicht urteilenden Bewusstheit.

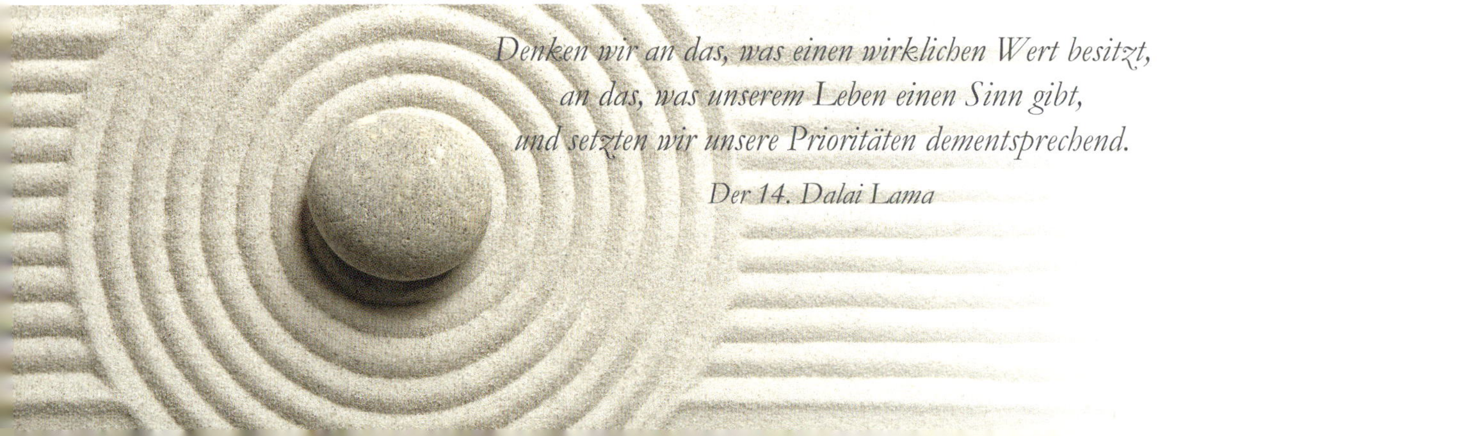

Denken wir an das, was einen wirklichen Wert besitzt,
an das, was unserem Leben einen Sinn gibt,
und setzten wir unsere Prioritäten dementsprechend.

Der 14. Dalai Lama

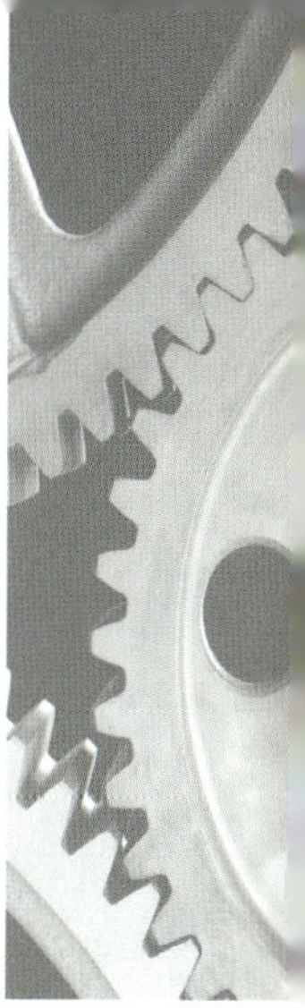

Psychotherapie

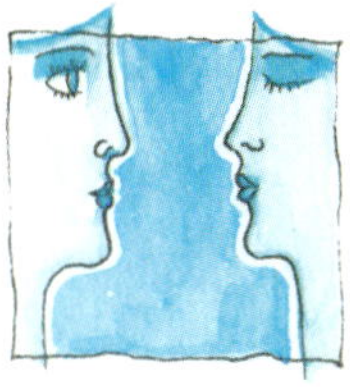

Atemtherapie nach Ilse Middendorf vergrößert den Atemraum und kann ein Gefühl von Weite und innerer Freiheit geben.

Systemische Familientherapie nach Bert Hellinger ist eine klar strukturierte, ritualisierte Therapieform. Sie macht sichtbar, wie tief und unterschiedlich die Mitglieder einer Familie miteinander verbunden und oft auch miteinander verstrickt sind. Das Lösen dieser Verstrickungen lässt eine natürliche „Ordnung" entstehen. So kann jeder seinen richtigen Platz finden, und dadurch frei werden für ein selbstbestimmtes Leben.

Und sonst noch ...

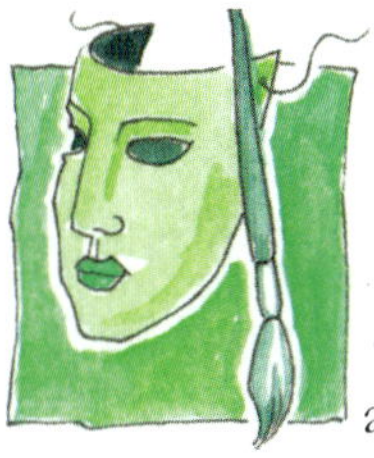

Bergsteigen lässt dich den weiten Himmel, die Klarheit und Weite über dir spüren. Hoch oben in den Bergen ist die Luft klar und rein. Der weite Ausblick in die Ferne auf einem Berggipfel gibt einen heilsamen Abstand zu den alltäglichen Dingen im Tal und ermöglicht manchmal auch, eine neue Perspektive zu entwickeln.

Ordnung und Struktur: Aufräumen und Ordnen in der Wohnung und am Arbeitsplatz gibt auch eine innere Klarheit. Das Aussortieren von altem Ballast verschafft wieder den Blick für das, was wesentlich ist.

Rituale in den Alltag integrieren: Kleine Rituale können dem Alltag etwas Wertvolles geben, etwa eine kleine „Teezeremonie", die das Nachmittagsgetränk zu etwas Besonderem macht. Ein Räucherritual mit Weihrauch oder Kampfer reinigt und klärt die Wohnung oder den Arbeitsplatz oder bereitet den Raum für eine Meditation vor.

Gurdjieff-Tänze: Bei diesen Tänzen sind geometrische, abstrakte Körperformen vorgegeben. Sie verkörpern objektive Gesetze, die das Leben bestimmen. Die Tänzer sind aufgefordert, ihre persönliche Geschichte und ihre Emotionen beiseite zu lassen und sich ganz den vorgegebenen Bewegungsmustern hinzugeben. So entsteht ein Raum der Klarheit, in dem innere Freiheit möglich wird.

Aufenthalt in einem Kloster: Neben den modernen christlichen Klöstern, die Besuchern einen kleinen Urlaub in Stille zur Einkehr und Besinnung auf das Wesentliche bieten, ist der Rückzug in ein traditionelles japanisches Zen-Kloster empfehlenswert, um die besonderen Werte der Metall-Energie zu erfahren: Klarheit, Struktur, Disziplin, Einfachheit. Das gilt auch für **Pilgerreisen**.

Zen-Bogenschießen ist eine meditative Übungsform, bei der die Atmung und die Geistesgegenwart eine wichtige Rolle spielen.

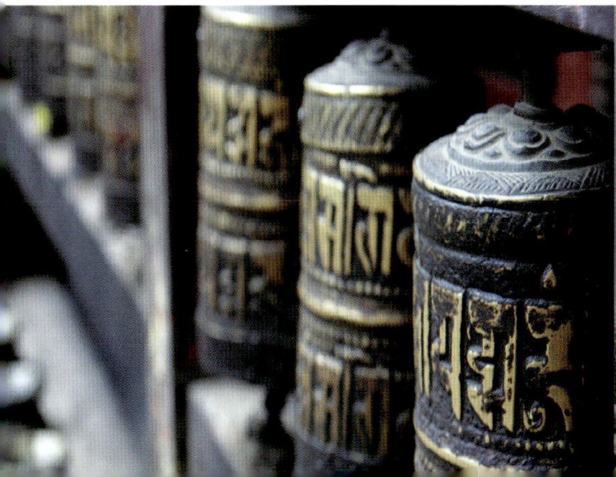

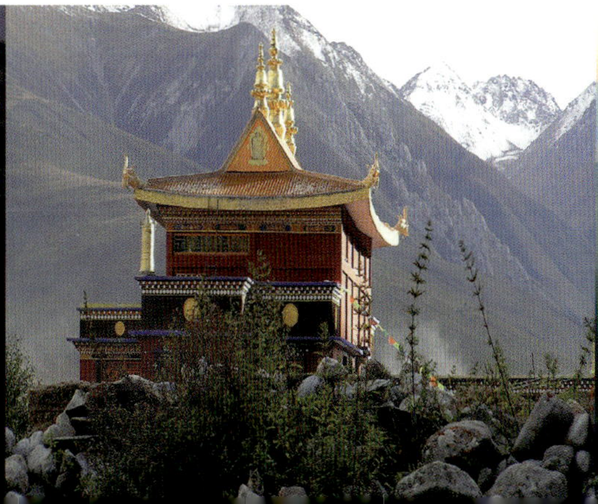

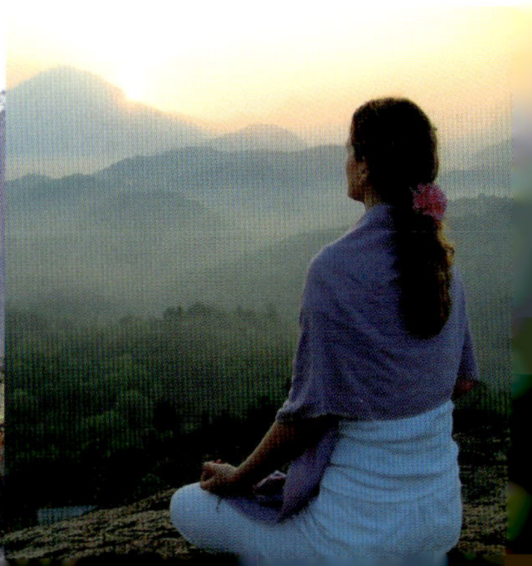

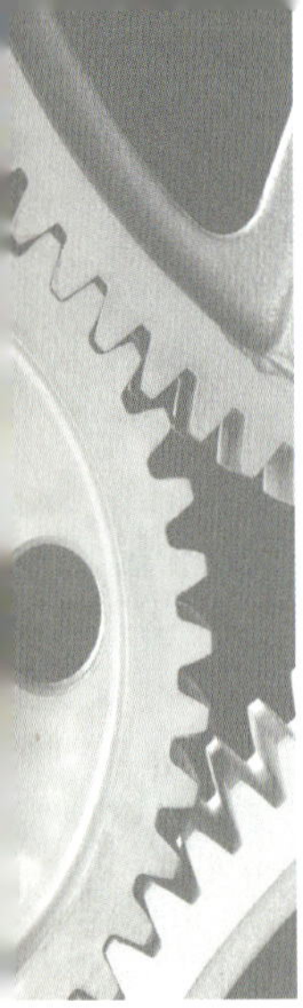

Musik

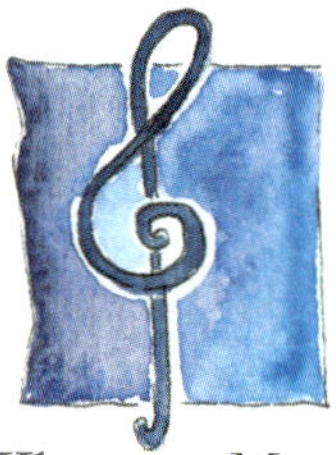

Metallmusik vermittelt Weite und inneren Raum. Ganz besonders möchten wir **„Twenty eight parallel“** von **Vangelis**, **„Adiemus“** von **Adiemus** oder die schnelleren Stücke **„Ameno“** von **Era** und **„Approach spiral“** von **Michael Schrieve** und **Klaus Schulze** empfehlen.

In **Gregorianischen Mönchgesängen** und ganz besonders im religiösen Gesang von **Thomas Otten („Close to silence“)** schwingt die Sehnsucht nach dem Wahren, dem Göttlichen mit.

Für eine melancholische Grundstimmung, zum Abschiednehmen und Loslassen eignen sich unter anderem **„The Dreamer“** von **Michael Hoppe** und **Tim Wheater**, **„A Concert of Angels“** von **Asha** und **„Moon shines at night“** von **Djivan Gasparyan** oder **Mozarts „Konzert für Klarinette und Orchester A-dur, KV 622“**.

Manchmal brauchen wir Musik, die uns darin unterstützt, traurig zu sein und zu weinen: Dafür eignet sich unter anderem die Musik von **Clannad** und **Enya** oder natürlich **„Time to say goodbye“** von **Brightman** und **Bocelli**.

Weitere: Die Musik von metallenen Klangschalen, die nach dem Anschlagen noch lange nachklingt, bevor wieder Stille entsteht: **Sabda („The Purity of Sound“)** oder **Karma Moffett („Golden Bowls“)**; die klare, fast schon mathematisch strukturierte Musik von **Bach**.

Man muss in der grenzenlosen Weite verweilen,
hellwach und klar,
die Unendlichkeit des Raums schauend,
so, als säße man auf dem Gipfel eines Berges
mit freier Sicht nach allen Seiten.

Shabkar

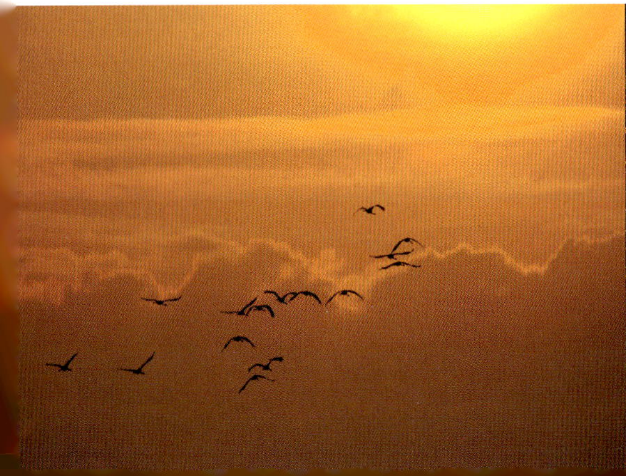

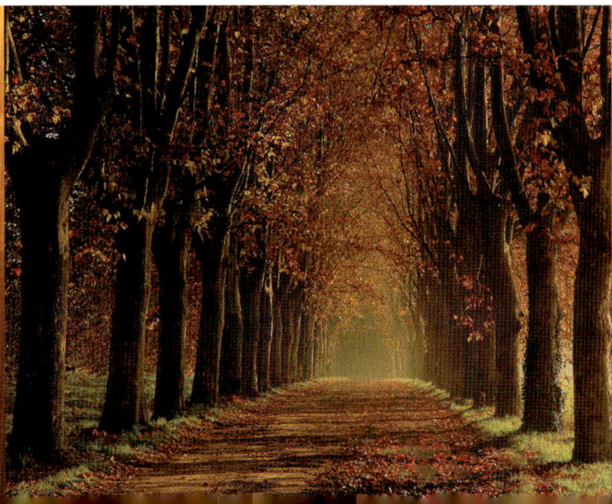

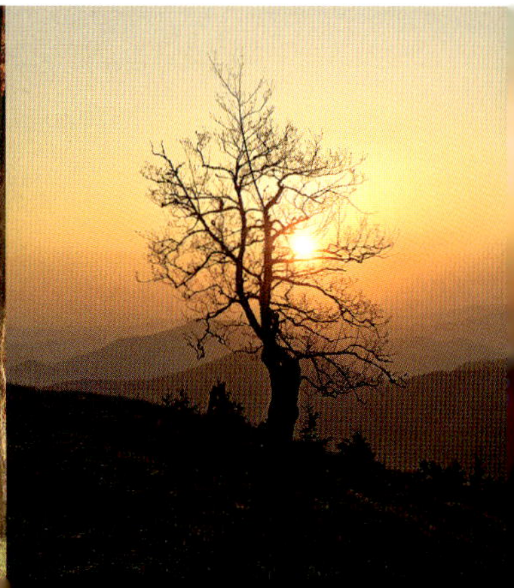

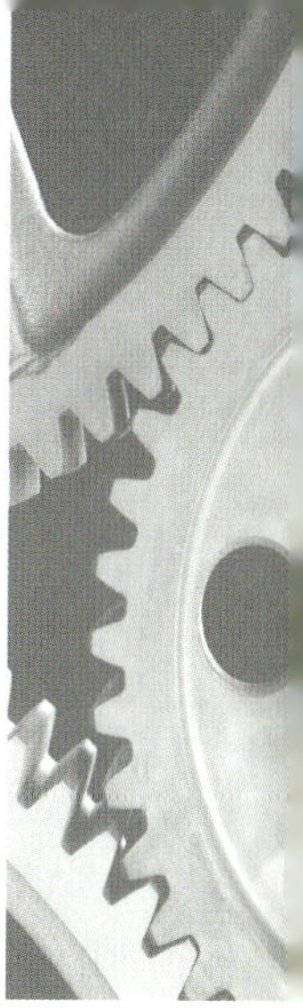

Bücher

Folgende eindrucksvolle Autobiografien beschreiben die aufrichtige Suche nach einer „himmlischen" oder „göttlichen" Instanz und die Beziehung zwischen einem Meister oder spirituellem Lehrer und einem Schüler. Diese ganz besondere Beziehung auf der spirituellen Suche, die geprägt ist von Respekt, Gehorsam, Hingabe und Loslassen, wird dem Metall zugeordnet.

In **„Begegnungen mit bemerkenswerten Menschen"** erzählt **Gurdjieff**, ein spiritueller Lehrer des 20. Jahrhunderts, von seiner Suche nach „Wahrheit", die ihn in die abgelegensten Regionen Asiens führte.

Yogananda, der erste indische Yogi, der in den Westen ging, schildert in **„Autobiografie eines Yogi"** seine Begegnungen mit vielen Mystikern in Indien, bis er schließlich seinen Meister fand.

Reshad Feild und **Irina Tweedy** beschreiben in ihren Büchern **„Ich ging den Weg des Derwisch"** bzw. **„Der Weg durchs Feuer"** ihre Lehrjahre als Schüler eines Sufi-Meisters.

Bücher über Erfahrungen in einem Zen-Kloster: **„Der leere Spiegel"** von **Janwillem van de Wetering** ist ein eher nüchterner Bericht, während in **„Im Herzen der Stille"** von **Maura O´Halloran** viel Liebe für den Weg und Hingabe an den Zen-Meister spürbar ist.

Die philosophische Betrachtung der Welt, das Verständnis von „Richtig" und „Falsch" und von Ethik und Moral, gehört zum Metall. Zu diesem Thema ist **„Wer bin ich und wenn ja, wie viele?"** von **Richard David Precht** zu empfehlen.

Thomas Manns komplexer, detailgenauer Roman **„Der Zauberberg"** beschreibt die eigentümliche Atmosphäre in einem Lungensanatorium. Hier sind die Kranken von dem wirklichen, aktiven Leben völlig abgetrennt und leben in einer Scheinwelt. Diese Entfremdung kann entstehen, wenn die Lungen-Energie uns nicht mehr ausreichend mit unserem Umfeld verbindet.

Filme

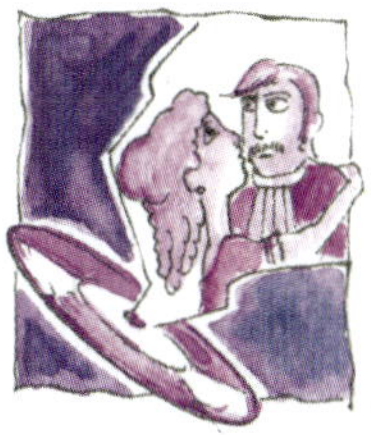

Der letzte Samurai: Der Film ist von den besonderen Tugenden des Metall-Elementes erfüllt: Disziplin, Struktur, Klarheit, Ehre und Respekt vor dem Lehrer.

Jenseits von Afrika: Ein melancholischer Film über das Loslassen und Abschiednehmen. Schon allein der Klang der Stimme der Hauptdarstellerin bei ihrem ersten Satz: „Ich hatte einmal eine Farm in Afrika" spiegelt diese Metallqualitäten wider.

Die Geschichte einer Nonne: Dieser Filmklassiker zeigt den Konflikt einer jungen Klosterschülerin mit den strengen Strukturen, der Disziplin und insbesondere dem Gehorsam im Klosterleben.

Die Möwe Jonathan ist ein Film über die Freiheit, das Fliegen und das Streben nach dem Höheren.

Die große Stille zeigt das strenge Klosterleben der Karthäusermönche, das vom Gebot des Schweigens und von weltlicher Abgeschiedenheit geprägt ist.

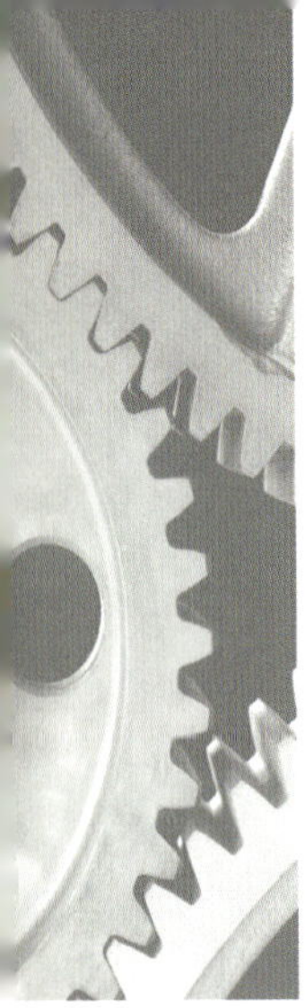

Krafttier

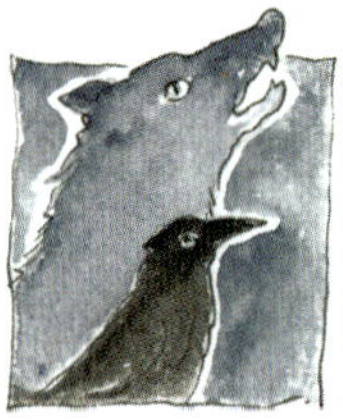

Adler: Hoch oben in den Lüften atmet er die reine Luft und spürt die Weite des Himmels. Er liebt es, zu fliegen und sich in den Lüften treiben zu lassen. Hier ist er frei von Enge und Begrenzung und fern von den gewöhnlichen, weltlichen Dingen des Alltags.

Die Dinge loszulassen bedeutet nicht, sie loszuwerden.
Sie loslassen bedeutet, dass man sie sein lässt.

Jack Kornfield

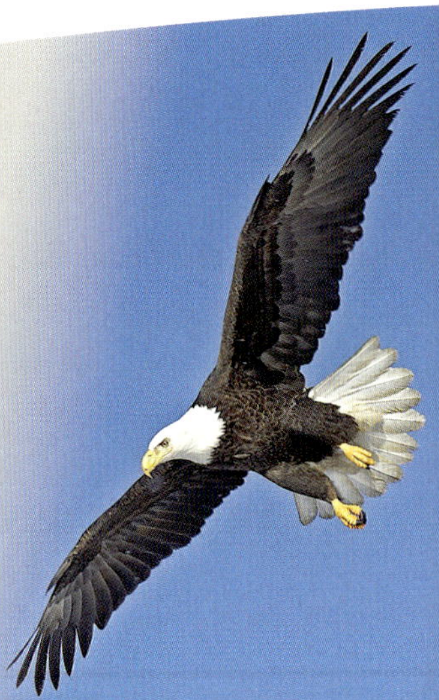

Düfte

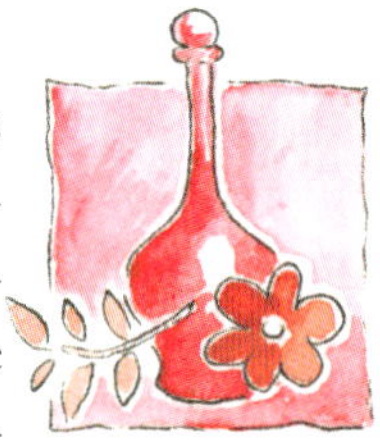

Zur Unterstützung des Metall-Aspektes können wir waldige, würzige, frische Düfte verwenden, die Klarheit und Weite vermitteln. Es eignen sich unter anderem die ätherischen Öle von mächtigen Nadelbäumen wie Zeder, Zirbelkiefer, Douglasfichte oder des Laubbaumes Eukalyptus. Mit ihren ausladenden, weit verzweigten Ästen erinnern diese Bäume an den Aufbau des Atemtrakts, wobei die Luftröhre dem Stamm ähnelt und die Bronchien und Broncheolen den Ästen und Zweigen entsprechen. Diese Düfte unterstützen die Atmung und machen den Lungenraum frei und weit.

Weihrauch
Der würzig-holzige Duft des Weihrauchs hat einen engen Bezug zu Tempeln und Kirchen, den Orten des Gebets und der Meditation. Mit ihm erheben wir uns über das Weltliche und Vergängliche. Er gibt uns einen Geschmack von Ewigkeit. Er lässt uns innehalten, einen tiefen Atemzug nehmen und weist uns den Weg zu unserem inneren Zentrum.

Zeder
Der warme, holzige Duft der Zeder vermittelt die Würde und natürliche Autorität eines erwachse-

nen, gereiften Menschen. Wie dem archetypischen Urbild des Vaters zollen wir der mächtigen Zeder Respekt und finden durch sie Ruhe und inneren Halt. Im Nahen Osten wird die Zeder als heilig angesehen.

Douglasfichte

Diese kräftige, weitausladende Kiefernart verströmt einen frischen, waldigen Duft. Ihr Aroma lässt uns tief durchatmen und eine Weite und Grenzenlosigkeit spüren, die wir im alltägliche Leben so leicht vergessen. Es ist so, als könnten wir mit einem einzigen Atemzug den Oberkörper aufrichten und weit ausdehnen.

Zypresse

Der würzig-warme Duft der Zypresse stimmt uns ernst und feierlich. Vom Wuchs her klar und gradlinig, vermittelt auch der Duft dieses Baumes eine ähnliche Botschaft: Gehe aufrecht durchs Leben und konzentriere dich auf das Wesentliche. Seine Strenge lässt nichts Überflüssiges, Unechtes zu. Er hilft, klare Grenzen zu ziehen und Struktur in unser Leben zu bringen.

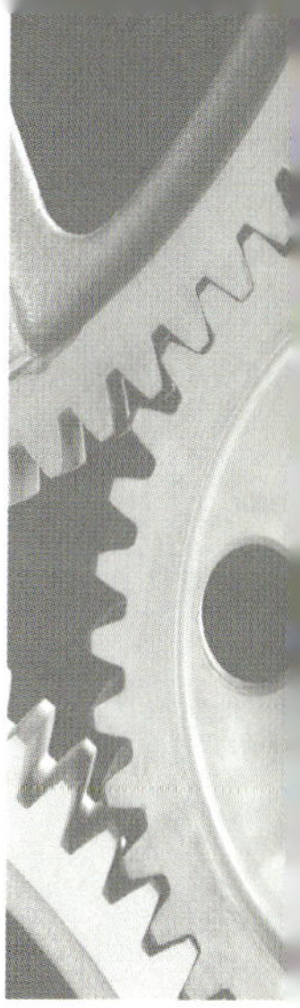

Myrthe

Ein frischer, würziger Duft, der Klarheit und Unschuld vermittelt. Er schafft eine reine Atmosphäre und dadurch eine Vorraussetzung für Sammlung und Meditation. Das Öl der Myrthe befreit den Atem und klärt den Brustraum.

Halte jeden Augenblick heilig.
Gib jedem Klarheit und Bedeutung,
gib jedem das Gewicht deiner Bewusstheit.

Thomas Mann

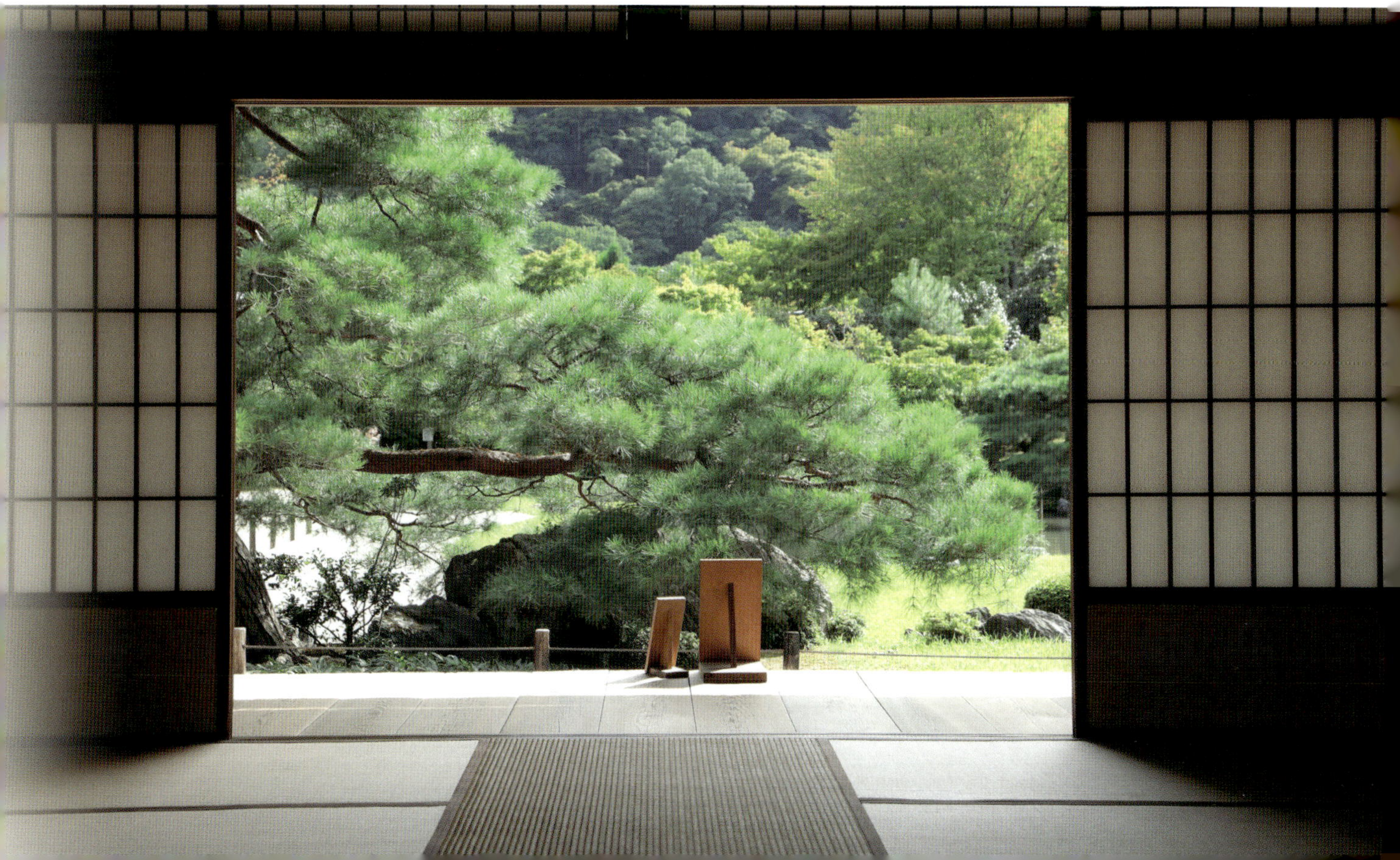

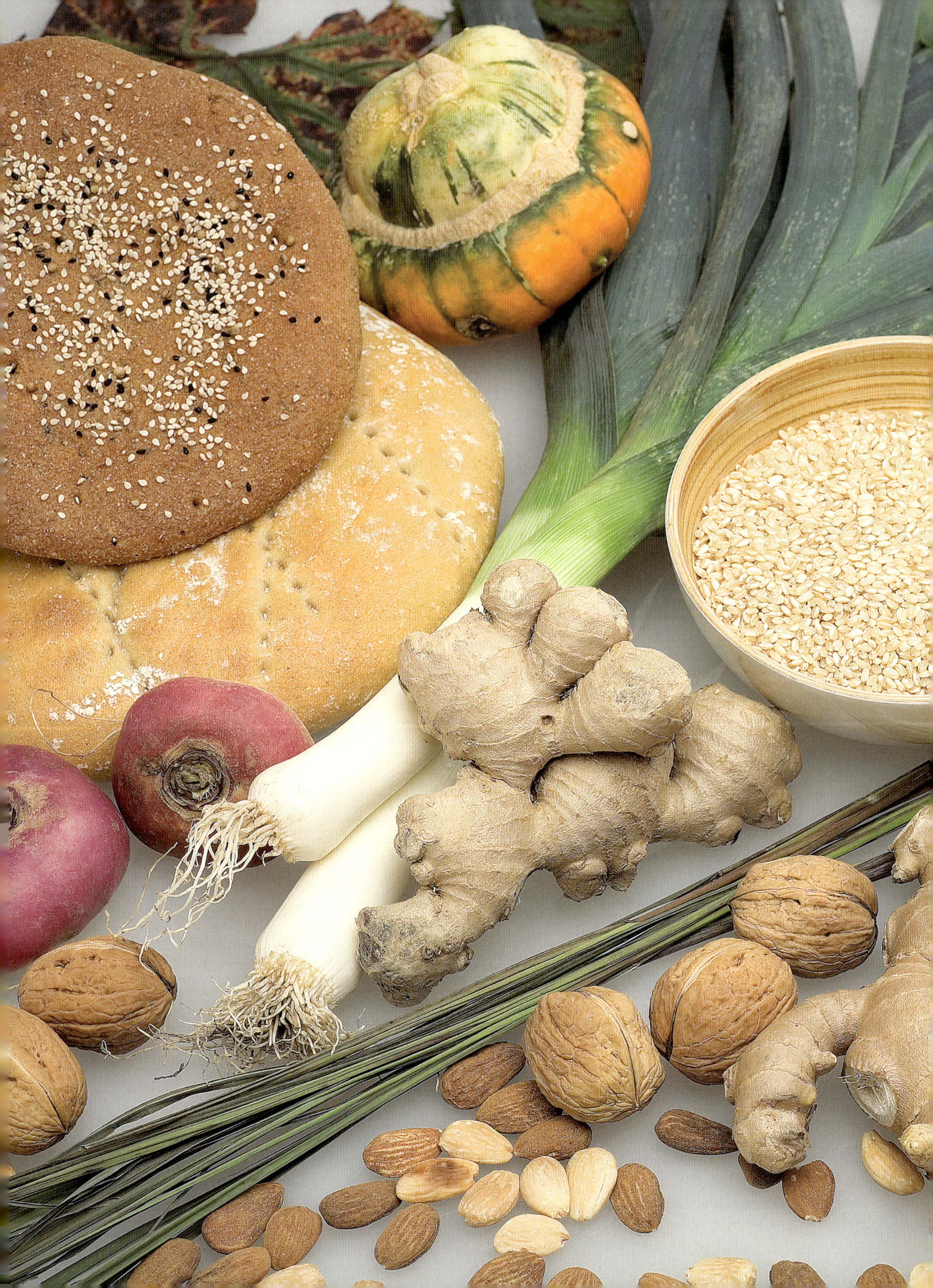

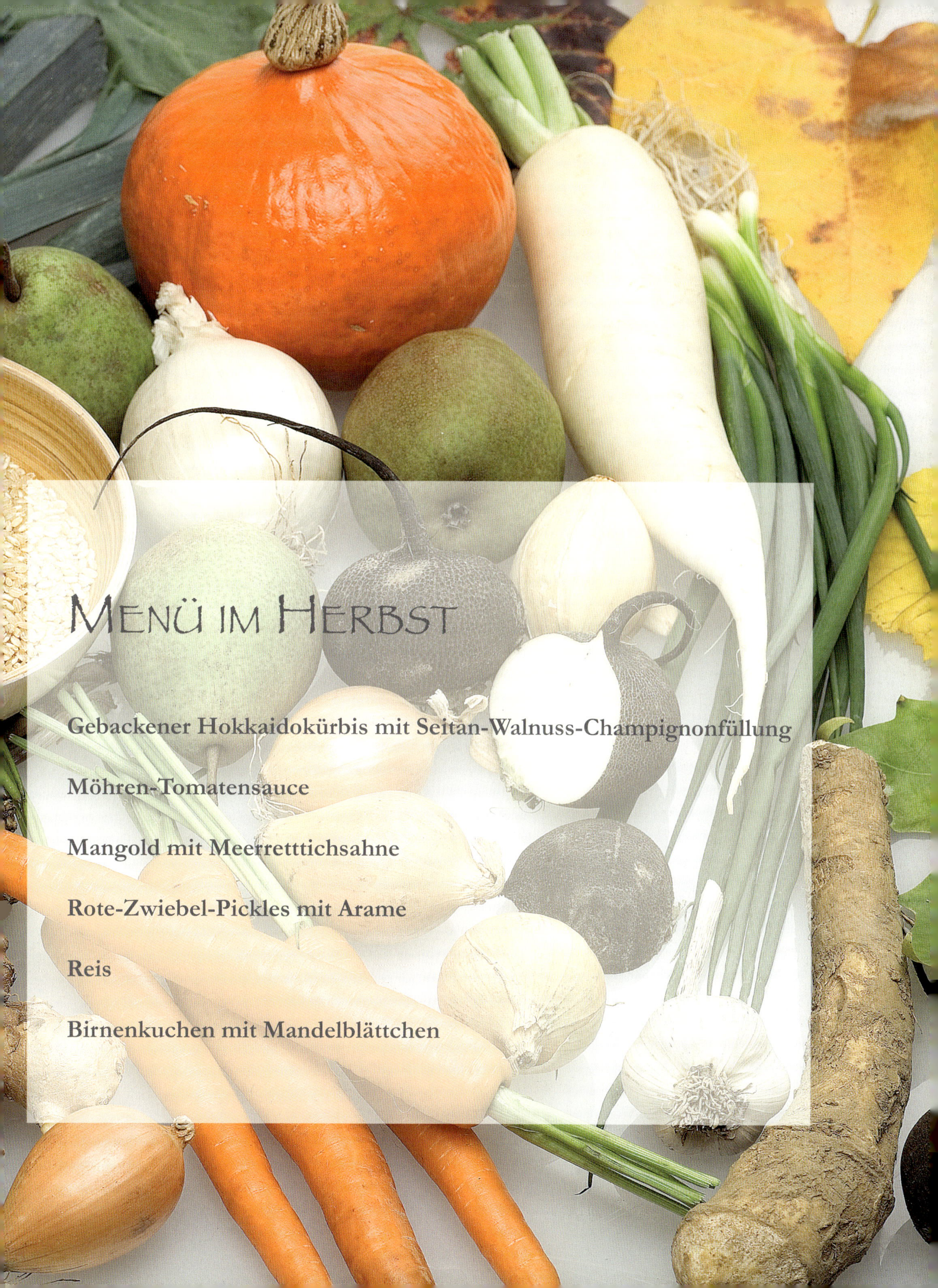

Menü im Herbst

Gebackener Hokkaidokürbis mit Seitan-Walnuss-Champignonfüllung

Möhren-Tomatensauce

Mangold mit Meerretttichsahne

Rote-Zwiebel-Pickles mit Arame

Reis

Birnenkuchen mit Mandelblättchen

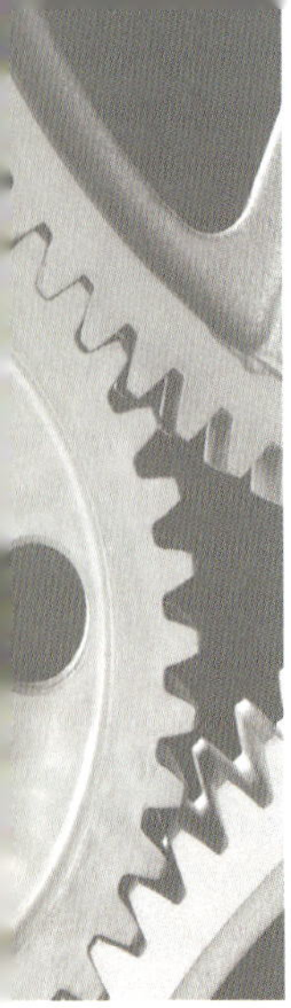

Kräutertees

Kräuter zur Unterstützung der Atmung: Eine **Kräuterteemischung***, die die Lungen unterstützt: 5 g Thymian, 5 g unreife Brombeeren (oder unreife Himbeeren), 4 g Rosmarin, 3 g weißer Ginseng, 2 g Fenchelsamen.
Kräuter mit heißen Wasser aufgießen, 10 Minuten ziehen lassen, 3 Tassen täglich trinken.

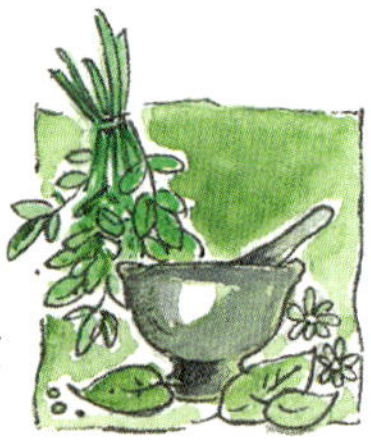

Kräuter bei Erkältungskrankheiten: Eukalyptus, Thymian, frischer Ingwer, Huflattich, Rettichsamen, schwarzer Rettich, geröstetes Süßholz, Alantwurzel, Ysop, getrocknete Mandarinenschalen, Zwiebel- und Knoblauchtee.

* siehe Seite 31 unten

Kochen

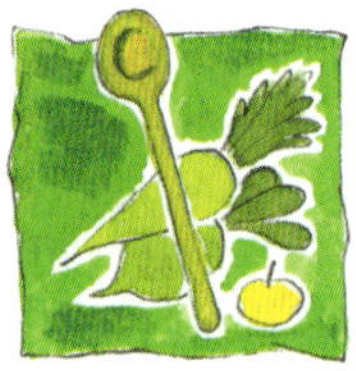

Der **scharfe Geschmack** des Metalls stärkt die Lunge. Er wird eingesetzt, um Stagnation und Kälte zu zerstreuen, und bringt die Energie in Bewegung. Scharf stärkt die Immunabwehr. Scharfe Nahrungsmittel und Gewürze sind meist auch wärmend oder erhitzend wie etwa Meerrettich, Ingwer, Lauch, Zwiebeln oder Chili. Die schweißtreibende Wirkung von einem heißen Ingwertee, von Frühlingszwiebeln oder einer scharf gewürzten Mahlzeit wärmt gut auf, wenn man sich kalt fühlt oder die Lebensenergie sich innerlich zu weit zurückgezogen hat. Die Poren der Haut können sich öffnen und eingedrungene Kälte wird beim Schwitzen wieder hinausbefördert. Erkältungskrankheiten können wir beispielsweise gut vorbeugen mit einem Yogitee, der Zimt, Kardamom, frischen Ingwer, Nelken und Pfeffer enthält. Scharf-heiße Gewürze unterstützen das Verdauungsfeuer von Magen und Nieren. Herz und Kreislauf werden durch scharf angeregt. Vorsicht bei zuviel Hitze!

Dem Metall sind besonders getrocknete Nahrungsmittel zugeordnet wie getrocknete Kräuter, Dörrobst, getrocknete Pilze ebenso wie Nüsse, Kerne und Samen. Getrocknetes hat neben Frischem auch eine Bedeutung, da es durch seine konzentrierte Form auf einer tieferen Ebene wirkt. Allerdings gehören einige der auf gezählten Zutaten aufgrund ihres süßen Geschmacks zum Erde-Element.

„Metallisch" ist auch das nach unten gerichtete, tief wurzelnde Gemüse etwa Schwarzwurzeln oder Meerrettich, sowie die weiße Farbe bei Lebensmitteln.

Im Herbst empfiehlt sich eine Reinigungskur, die den Körper vor dem Winter entschlackt. Das ist ein wichtiger Schutz, um erkältungsfrei durch die kalte Jahreszeit zu gehen. In der Fünf-Elemente-Küche geschieht das durch Getreidekuren. Dabei wird eine Getreidesorte, vorzugsweise Hirse, lange gekocht und 3 x täglich ohne Salz verzehrt. Will man zusätzlich Feuchtigkeit ausleiten, wird das Getreide vorab geröstet. Im Frühjahr kann erneut eine Getreidekur, beispielsweise mit Reis, wiederholt werden.

Kochmethoden: Braten, Umluft, Kochen im Druckkochtopf, Backen (aus etwas Flüssigem – Teig – etwas Festes machen = konzentrierte/verdichtete Form von Energie). Durch diesen Vorgang wird das Produkt trockener.

Zubereitungsarten: Die Klarheit des Metalls bringt man durch genaues, feines und gleichmäßiges Schneiden der Zutaten (dünne Streifen, Anspitzen, Späne oder Spiralen) ins Essen.

Menü im Herbst

Gebackener Hokkaidokürbis mit Seitan-Walnuss-Champignonfüllung

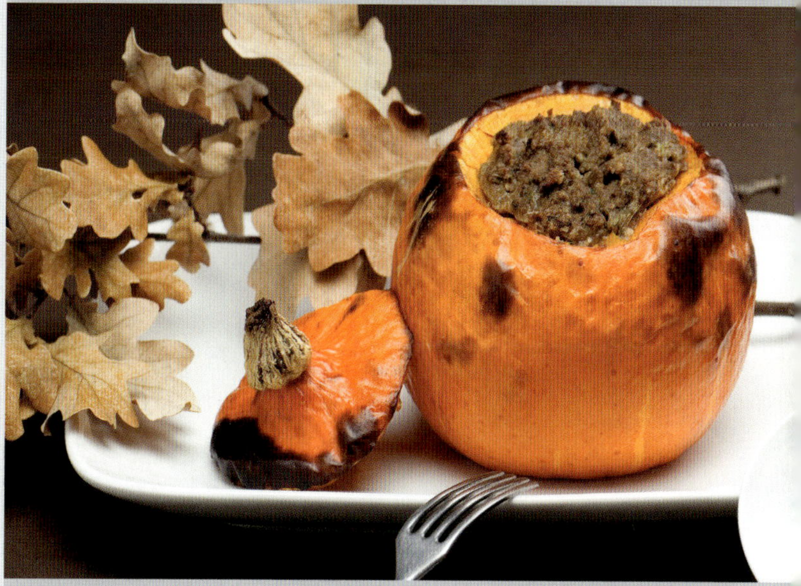

1 Hokkaidokürbis
250 g Seitan
100 g Walnüsse
250 g Champignons
1 Zwiebel
1 Tl Salz
2 El Rapskernöl
½ Tl süßes Paprikapulver

Die Champignons in Scheiben schneiden und im Öl anbraten, bis sie gebräunt sind. Die Zwiebel würfeln und zu den Champignons geben, weiter braten, bis auch diese etwas gebräunt sind. Den Seitan mit der Küchenmaschine zu „Gehacktem" verarbeiten oder sehr klein schneiden, in die Pfanne dazugeben. Kurz mit anbraten. Mit Salz und Paprika würzen. Gehackte Walnüsse dazugeben. Vom Kürbis einen Deckel abschneiden und mit einem Löffel die Kerne herausnehmen. Die Seitanmasse hineinfüllen, den Kürbis in eine feuerfeste Form stellen, Deckel daneben legen und bei 220° ca. 45 min backen, bis der Kürbis weich ist (mit einer Gabel durch die Kürbisschale stechen).

Möhren-Tomatensauce

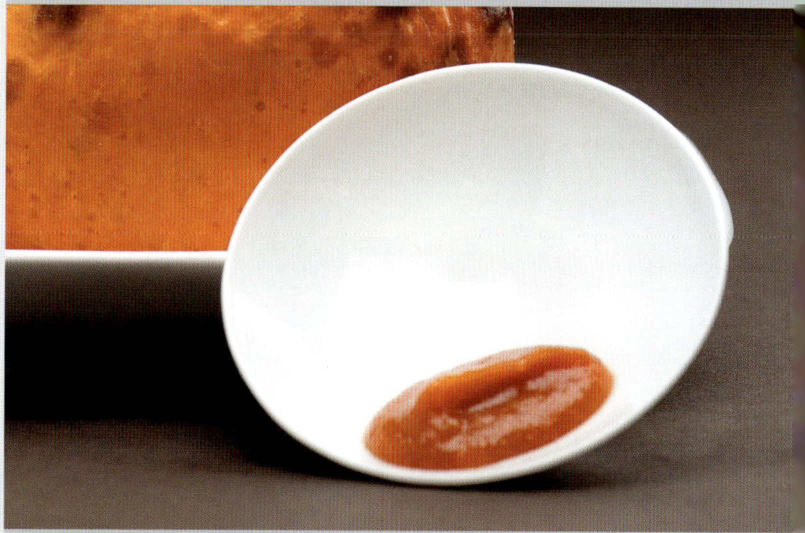

4 Möhren, 2 Zwiebeln
4 El Tomatenmark, 2 El Rapskernöl
1 Prise Chilipulver, ½ Tl Kreuzkümmel
Wasser, 1 Tl Salz

Die Möhren schälen und in große Stücke schneiden. Die Zwiebel schälen und in große Stücke schneiden. Beides zusammen im Öl anbraten. Tomatenmark hinzugeben, mit Wasser auffüllen, so dass die Möhren und Zwiebeln gerade bedeckt sind. Kreuzkümmel und Chili hinzugeben. Mit geschlossenem Deckel 45 min köcheln. Pürieren, eventuell noch etwas Wasser hinzugeben. Mit Salz abschmecken.

Menü im Herbst

Mangold mit Meerrettichsahne

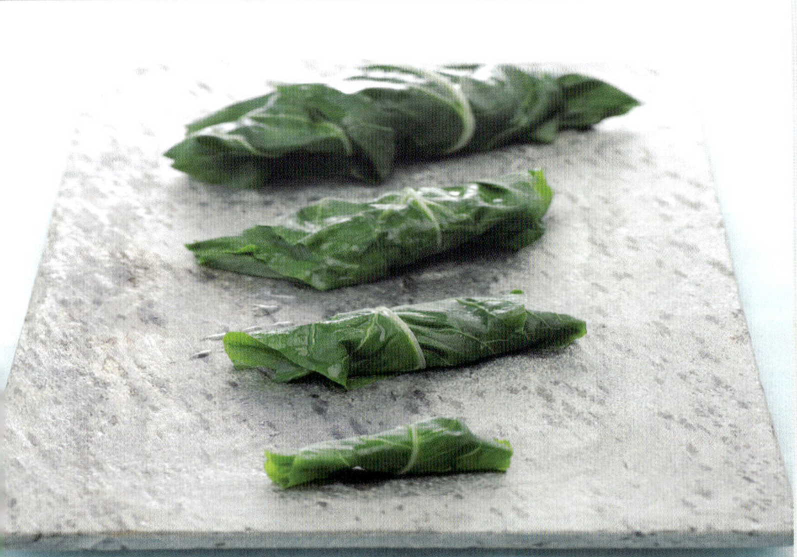

1 großer Mangold
50 ml Wasser
1 Prise Salz
250 ml Sojacuisine
2-3 Tl Meerrettich aus dem Glas
½ Tl Salz

Mangold in breite Streifen schneiden und waschen. (Oder die Blätter ganz lassen und nach dem Kochen zu Röllchen aufrollen.) Das Wasser zum Kochen bringen, 1 Prise Salz hinzugeben und bei geschlossenem Deckel ca. 5 min bei größter Hitze garen. Sojacuisine mit Meerrettich und Salz abschmecken und verrühren und zum Mangold reichen.

Rote-Zwiebel-Pickles mit Arame

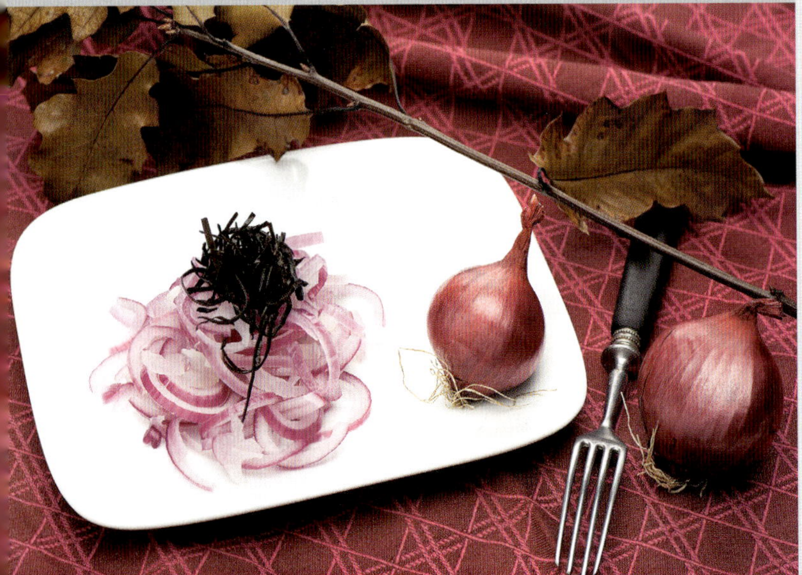

3 rote Zwiebeln
2 El Arame
50 ml Reisessig
1 Tl Agavendicksaft
¼ Tl Salz

Arame mit etwas Wasser 10 min köcheln, durch ein Sieb abgießen und mit kaltem Wasser überspülen. Zwiebeln in feine Ringe schneiden, in eine Schüssel legen und mit kochendem Wasser aufgießen. 1 min ziehen lassen, durch ein Sieb abgießen und abtropfen. In einer Schüssel Zwiebeln, Arame, Reisessig, Salz und Agavendicksaft verrühren.

Menü im Herbst

Reis

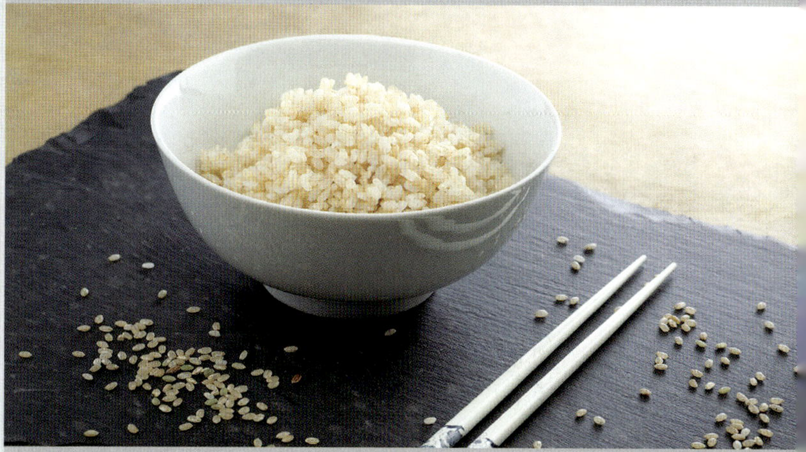

1 Tasse (200 g) Vollkornreis
2 ¼ Tassen (500 ml) Wasser
1 Prise Salz

Reis zusammen mit Wasser und Salz zum Kochen bringen. Bei geschlossenem Deckel 45 min köcheln lassen, bis alles Wasser vom Reis aufgesaugt ist.

Birnenkuchen mit Mandelblättchen (1 Blech = 12-16 Stücke)

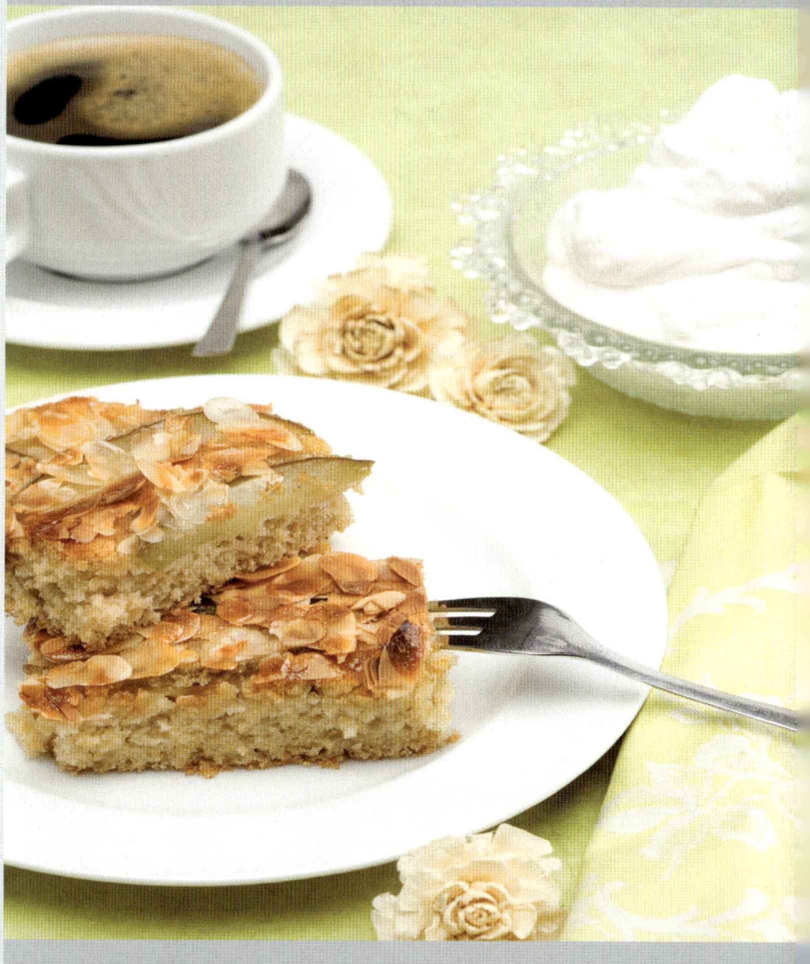

4 Birnen
400 g Dinkelmehl 1050
9 El Rapskernöl
9 El Agavendicksaft
ca. 2 Tassen Wasser
1 Päckchen Weinsteinbackpulver
125 g Mandelblättchen
4 El Reismalz
1 Paket Soyatoo Sojasahne

Die Birnen vierteln, entkernen und in Würfel oder feine Scheiben schneiden. Mehl, Öl und Agavendicksaft mit einem Holzlöffel oder Schneebesen nach und nach mit dem Wasser verrühren, sodass ein zäher Pfannkuchenteig entsteht. Erst jetzt das Backpulver dazugeben.
Ein Backblech mit Backpapier auslegen, den Teig darauf verteilen, die geschnittenen Birnen auf dem Teig verteilen. Im vorgeheizten Backofen bei 200° ca. 25 min backen, bis der Kuchen hell golden ist. Aus dem Ofen nehmen, das Reismalz darauf fließen lassen, die Mandelblättchen darauf verteilen und noch einmal ca. 10 min backen.
Die geschlagene Sojasahne dazu reichen.

Thomas entdeckt das Wesentliche

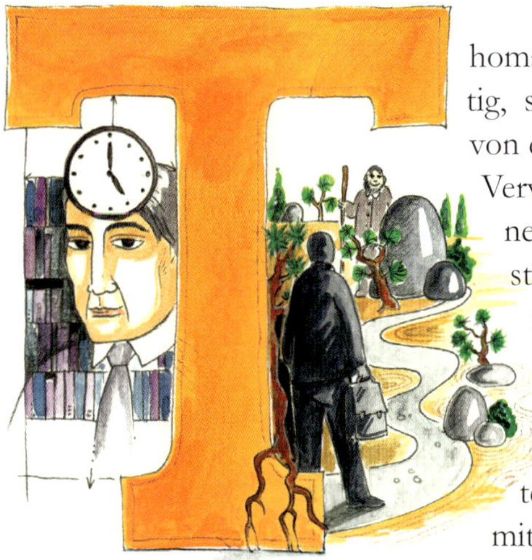

Thomas war es ganz wichtig, sich abzugrenzen – von den gefühlsmäßigen Verwicklungen in seiner Familie, von den ständig neuen Anforderungen seines Chefs und von all dem Leid, das er zu sehen glaubte, wann immer er mit dem Bus durch die große Stadt fuhr. So zog er sich mehr und mehr zurück und war bald unbeteiligt und die Wirrungen des Lebens berührten ihn nicht mehr.

Er führte ein geregeltes Leben. Er hatte es auf die Anforderungen seines Alltags abgestimmt und penibel eingeteilt nach seinen präzise definierten Bedürfnissen. Thomas verschwendete seine Zeit nicht, sondern hatte alle Arbeitsabläufe so rationalisiert, dass er viel Zeit sparte. In dem Büro, in dem er seit 27 Jahren arbeitete, galt er als sehr zuverlässig. Er kam auf die Minute pünktlich zum Dienst, korrekt gekleidet in einem makellosen grauen Anzug, einem weißen Hemd und mit sorgfältig frisiertem Haar. Seine Arbeit verrichtete er gewissenhaft und gründlich. Thomas war die Stütze seiner Firma und hatte die Gabe, Ordnung und Struktur in die oft chaotische Arbeit seines Chefs zu bringen. Dabei wünschte er keine Ablenkung und lehnte Einladungen zu Kaffeepausen oder Feierlichkeiten meist ab. Er verabscheute oberflächlichen Small Talk und war eher introvertiert und nicht leicht zugänglich.

Wenn er abends nach Hause kam, zog er sich eine bequeme Hose und einen Pullover an, aß eine Kleinigkeit und machte es sich dann auf seinem sauberen, weißen Ledersofa bequem.

Seine Wohnung war klar, einfach, ja fast spartanisch eingerichtet. Sie war auf das Notwendige reduziert, denn alles Überflüssige störte ihn und nahm ihm die Luft zum Atmen. Thomas verbrachte seine Freizeit hauptsächlich mit Lesen. Er las sehr gerne und viel – ganz besonders die Schriften und Biografien großer Gelehrter und Philosophen. Die wichtigsten Passagen schrieb er sorgfältig in ein kleines Heft. Wenn seine Augen vom vielen Lesen schmerzten und er ein wenig Bewegung brauchte, machte er eine kleine Pause. Er öffnete ein Fenster oder ging auf seinen kleinen Balkon und atmete ein paar Mal tief durch. Dann räumte er seine Wohnung auf oder ordnete seine Bücher. Die Bücher, die er nicht mehr lesen wollte, sortierte er aus und brachte sie zum Antiquariat. Das besuchte er immer am Donnerstag, denn an diesem Tag hatte er früher Feierabend. Hier nahm er dann wieder neue Bücher mit.

Aber in letzter Zeit kam es immer häufiger vor, dass er abends keine Lust hatte zu lesen. Und seine Wohnung war so sauber und ordentlich, dass es für ihn nichts zu tun gab. Dann saß er still auf seinem Sofa und dachte über sein Leben nach. In solchen Momenten merkte er, dass er nicht glücklich war. Sein Leben füllte ihn nicht aus. Das Wesentliche, das wirklich Wertvolle fehlte. Er fühlte sich in seiner selbst festgelegten Struktur beengt und behindert. Da war eine Leere in seiner Brust und das machte ihn traurig und bedrückt. Und je trauriger er wurde, desto weniger Hoffnung verspürte er, dass sich daran jemals etwas ändern würde. Seine Bewegungen wurden schwerfälliger und er ließ den Kopf hängen. Immer wieder seufzte er tief.

Aber alles ging weiter wie immer bis zu jenem Donnerstag, der sein Leben auf den Kopf stellen sollte. Wie immer hatte er pünktlich um 17 Uhr Feierabend gemacht und um 17.15 Uhr den Bus

117 genommen. Er fand gleich einen Sitzplatz und nahm sein Buch heraus. Das hatte ihm sein Antiquar empfohlen. Er konnte sich aber nicht darauf konzentrieren und döste vor sich hin. Da setzte sich ein älterer Herr neben ihn. Er trug einen abgetragenen Anzug mit ausgebeulten Hosen und ein verwaschenes Hemd. Thomas hätte ihn nicht weiter beachtet, aber dann spürte er den Blick des Mannes von der Seite. Das war Thomas äußerst unangenehm. Er versuchte, sich wieder auf sein Buch zu konzentrieren, was ihm aber nicht gelang. Da sprach ihn sein Nachbar an: „Ah, das Buch habe ich auch gelesen, es ist sehr gut ..." Thomas sah irritiert auf. Er kannte den Mann nicht und es war ihm sehr unangenehm, von einem Fremden angesprochen zu werden. Er empfand es als einen Eingriff in seine Privatsphäre. Innerlich angespannt, doch äußerlich ruhig blickte er seinen Sitznachbarn missbilligend an. Doch das schien seinen Nachbarn nicht weiter zu stören, denn der redete weiter auf ihn ein.

Thomas fühlte sich in seiner Welt gestört. Er hasste es, wenn andere ihm zu nahe traten und seine Grenzen überschritten wurden. Er konnte sich normalerweise sehr gut abgrenzen, und nun suchte er krampfhaft nach einer Möglichkeit, den Mann loszuwerden. Aber der Bus war voll besetzt und bot ihm keinen Ausweg. Der Mann rutschte noch näher und klopfte ihm freundschaftlich auf die Schulter. Thomas hielt den Atem an. Schon lange hatte ihn niemand angefasst! Er bekam bereits ein beklemmendes Gefühl in der Brust, als endlich die erlösende Stimme des Schaffners erklang: „Endstation – alle aussteigen!"

Thomas sprang ruckartig auf und ging, ohne sich zu verabschieden, zur Tür. Der alte Mann rief ihm noch hinterher: „Ich wünsche Ihnen ein schönes Leben." Aber Thomas drehte sich nicht mehr um, sondern drängte nach draußen. An der frischen Luft nahm er ein paar tiefe Atemzüge und sah sich dann erleichtert um. Der alte Mann war verschwunden. Langsam ließ er seinen Blick schweifen und stellte verwundert fest, dass er diese Gegend nicht kannte. Er war viel zu weit gefahren.

Thomas wollte gerade zur anderen Straßenseite überwechseln, um die Abfahrtzeiten für die Rückfahrt in die Stadt zu studieren. Da öffnete sich ihm gegenüber ein großes, kunstvoll geschmiedetes Tor. Thomas schaute fasziniert auf die japanischen Schriftzeichen, die in das Tor graviert waren. Darüber stand in goldenen Lettern „Zen-Zentrum". Merkwürdig – das Buch, das er heute angefangen hatte, handelte auch von Zen! Das wollte er sich genauer anschauen, und so ging er auf das Tor zu. Es war noch immer weit geöffnet und gab den Blick frei auf einen gewundenen Pfad, der sich durch einen ganz besonderen Garten schlängelte. Im Hintergrund konnte man ein pagodenförmiges Gebäude erkennen.

Langsam und auf eigentümliche Weise berührt ging Thomas durch das Tor und den Weg entlang. Pflanzen und Steine waren überall im Garten verteilt und wirkten wie zufällig angeordnet. Und dennoch – alles schien einer höheren Ordnung zu unterliegen. Noch nie hatte Thomas einen Garten von solch einer Schönheit und Klarheit gesehen. Es war so, als würden ihm nach langer Zeit wieder die Augen aufgehen. Er fand Zugang zu etwas, das ihm wirklich wesentlich und bedeutungsvoll erschien. Zutiefst berührt und ehrfürchtig hielt er einen Moment inne. Da sah er einen Gärtner, der eine Harke aus einem Geräteschuppen holte. Er trug einen abgetragenen Anzug mit ausgebeulten Hosen. Langsam blickte er sich um, sah Thomas direkt in die Augen und lächelte. Und Thomas, der plötzlich das Gefühl hatte, dass sein Leben eine wunderbare Wendung nahm, lächelte zurück – das erste Mal seit vielen, vielen Jahren.

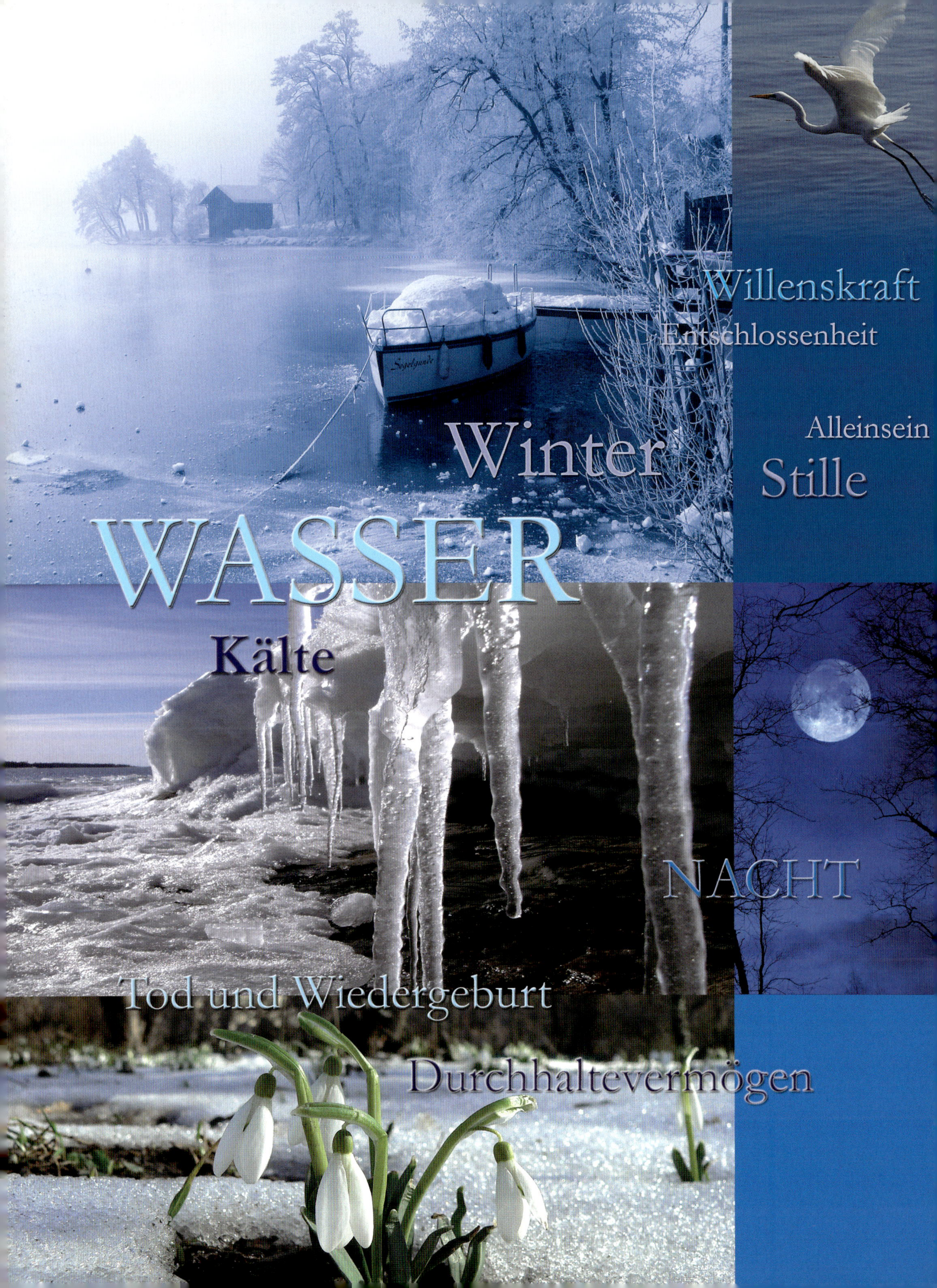
Willenskraft
Entschlossenheit
Alleinsein
Winter
Stille
WASSER
Kälte
NACHT
Tod und Wiedergeburt
Durchhaltevermögen

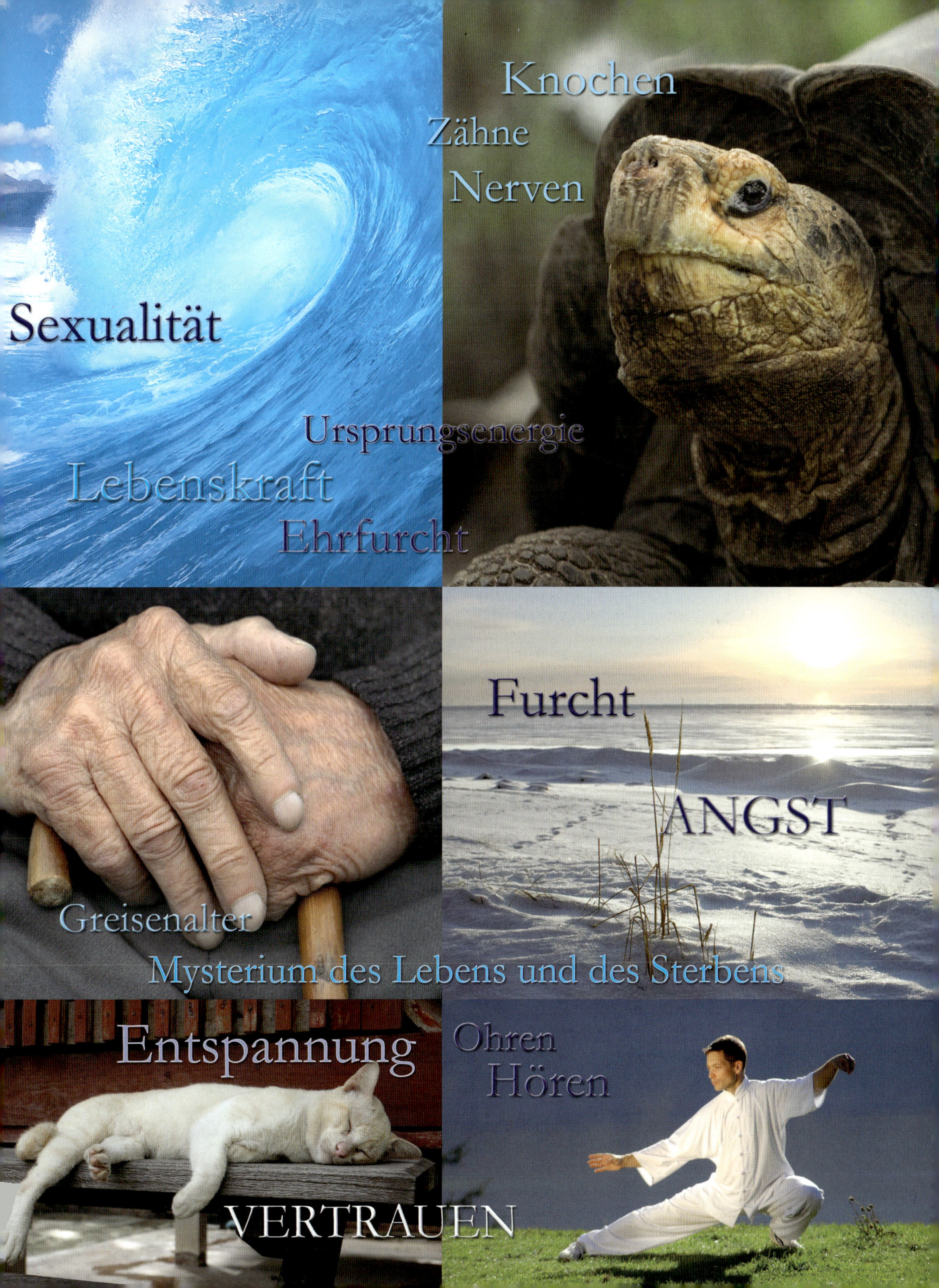
Knochen
Zähne
Nerven
Sexualität
Ursprungsenergie
Lebenskraft
Ehrfurcht
Furcht
ANGST
Greisenalter
Mysterium des Lebens und des Sterbens
Entspannung
Ohren
Hören
VERTRAUEN

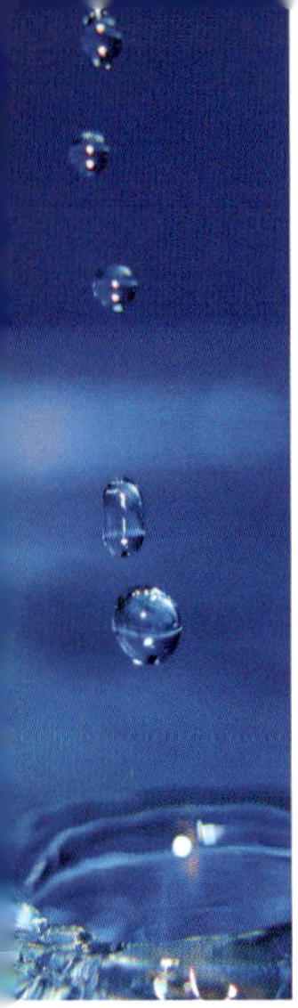

Wasser – Stille und Vertrauen

Bei einem Spaziergang in einer kalten, verschneiten Winternacht können wir die Wasser-Energie deutlich spüren. Der Schnee hüllt die Landschaft wie eine Decke ein und glitzert im fahlen Mondlicht. Unser Weg, der unberührt vor uns liegt, zeigt an, dass wir hier vollkommen alleine sind. Fasziniert von der schlichten Schönheit der Natur, halten wir einen Moment inne. Ohne das Knirschen unserer Schritte im Schnee ist es jetzt ganz still. Doch bevor wir völlig dem Zauber der Nacht verfallen, machen wir uns wieder auf den Weg nach Hause, denn die Kälte dringt tief in unseren Körper ein.

In der dunklen Zeit des Winters geht es ums Überleben. Das kann Ängste in uns auslösen. Angst ist eine natürliche Reaktion auf eine potenziell gefährliche Situation. Sie versetzt uns in einen Zustand erhöhter Wachsamkeit und kann Energie und Entschlossenheit freisetzen, die wir brauchen, um Gefahren zu überstehen. Wenn die Krise vorbei ist, kehrt wieder Ruhe im Körper ein. Bleibt die ängstliche Alarmbereitschaft in Körper und Geist jedoch unnatürlich lange bestehen, zehrt sie unsere Reserven auf und schädigt nachhaltig die Wasser-Energie.

Wenn wir uns unsere Angst bewusst machen und den Mut haben, ihr zu begegnen, finden wir oft heraus, dass die Situation nicht so bedrohlich ist, wie wir befürchtet hatten.

Mit einer starken Wasser-Energie verfügen wir über eine essentielle innere Kraft, die uns hilft, mit schwierigen Situationen umzugehen. Diese Basis-Energie, die auch mit unserem Willen verknüpft ist, verleiht uns zudem die Fähigkeit, uns immer wieder auf neue Begebenheiten einzustellen und damit „Stress“ zu vermeiden.

Das größte Geschenk, das wir vom Wasser erhalten, ist Vertrauen: Vertrauen in das Leben, unser Selbst, das TAO oder in Gott. Wenn es stark ist, haben auch widrige Umstände keinen Einfluss darauf. Der biblische Hiob ist dafür ein gutes Beispiel: Trotz aller Schicksalsschläge, wird sein Vertrauen in Gott nicht erschüttert. Das Wasser gibt uns die Fähigkeit, uns dem Fluss des Lebens anzuvertrauen und zu erkennen, dass das Leben immer Veränderungen mit sich bringt, die alle Teil unserer Entwicklung sind. Mit einem starken Urvertrauen bleiben wir bei alledem ganz entspannt.

Themen und Aufgaben auf der Reise in die Wandlungsphase Wasser: „Das Tor zur Tiefe durchschreiten“

Ganz tief entspannen
Ängste überwinden
Das Mysterium des Lebens und des Sterbens ergründen
Die Essenz des Lebens suchen – das, was letztendlich Bestand hat
Der Vergänglichkeit ins Auge sehen – sich mit dem Tod vertraut machen
Sich dem Fluss des Lebens anvertrauen – sich treiben lassen
Abtauchen in die Tiefe unseres Seins
Das Unbekannte offenherzig und mutig betreten
All-Ein-Sein erfahren
Nicht-Tun

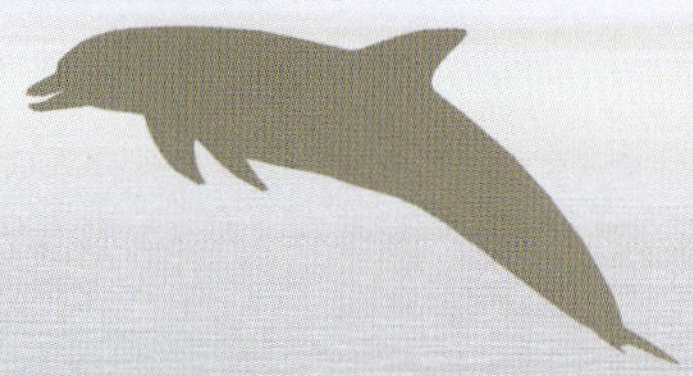

Wasser-Persönlichkeit

Erscheinung
kräftiger Knochenbau
gute Zähne
volle Haare
buschige Augenbrauen
langsame, fließende Bewegungen
tiefe, brummende Stimme

Wasserkind
innerlich stark
stille Autorität
ernsthaft, konsequent
anpassungsfähig, sensibel
überwindet immer wieder seine Angst
lässt sich gerne treiben
ist gerne allein

Eigenschaften und Qualitäten
ruhig, gelassen, weise
kann sich gut entspannen
willensstark, zäh, entschlossen
gutes Durchhaltevermögen
voller Vertrauen ins Leben
mutig, furchtlos
bleibt ruhig bei Stress
selbstgenügsam, bescheiden, sparsam
hat den Mut, nach innen zu gehen
hat den Mut, schwerwiegende Entscheidungen zu treffen
liebt die Stille und das Alleinsein
große innere Kraft, starke Sexualenergie

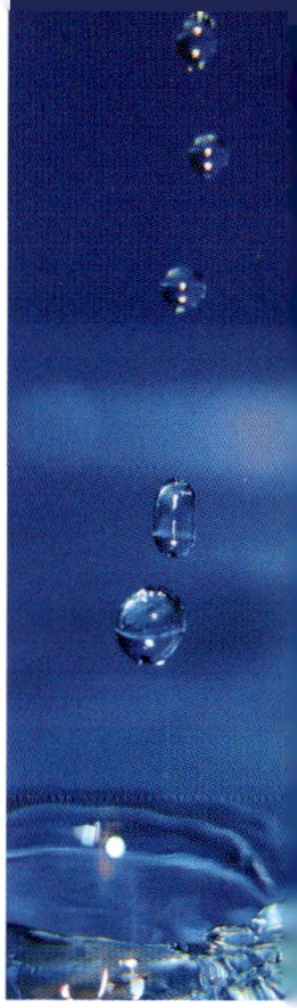

Beispiele für Wasser-Persönlichkeiten

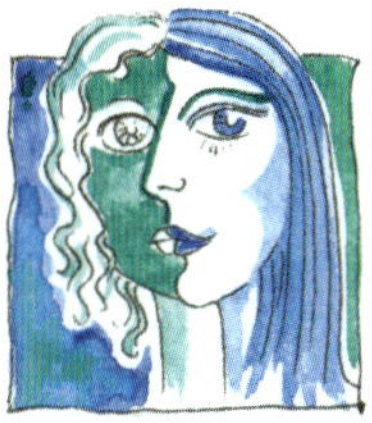

Reinhold Messner: Ein Grenzgänger, der oft den Rand des Überlebbaren erfahren und dem Tod ins Auge gesehen hat. Seine unglaubliche Willenskraft und sein Durchhaltevermögen haben ihm immer wieder geholfen, Gefahren zu überwinden.

Nelson Mandela: Nur jemand mit einer ganz starken Wasser-Energie konnte die unvorstellbaren Strapazen des jahrelangen Gefängnisaufenthaltes ohne Schaden an Geist und Seele überstehen und so ein langes, kraftvolles, positives Leben erleben.

Alexandra David-Néel war eine faszinierende Frau von grenzenloser Energie – im Alter von 100 Jahren ließ sie sich ihren Reisepass verlängern! –, mit großer Entschlossenheit, Zähigkeit und viel Mut. Sie hat viele Jahre in asiatischen Klöstern und Einsiedeleien verbracht.

Laotse, der große Meister und Verfasser des „Tao Te Ching", gilt als einer der Begründer des Taoismus und des „Wu Wei", das später beschrieben wird.

Omar Sharif in der Rolle des **Monsieur Ibrahim** in dem Film „Monsieur Ibrahim und die Blumen des Koran" ist voller Vertrauen und strahlt eine große Ruhe und Aufrichtigkeit aus. Das gilt auch für Robert Redford in dem Film **„Der Pferdeflüsterer"**.

Sheherazade ist eine sinnliche, erotische und sehr mutige Frau. Im Angesicht des Henkers begegnet sie dem Sultan ohne Angst und erzählt die Geschichten aus 1001 Nacht.

Aragorn aus der Trilogie „Herr der Ringe" ist ein mächtiger Mann mit übermenschlicher Kraft und unbezwingbarem Willen. Er geht entschlossen und furchtlos den Weg seiner Bestimmung.

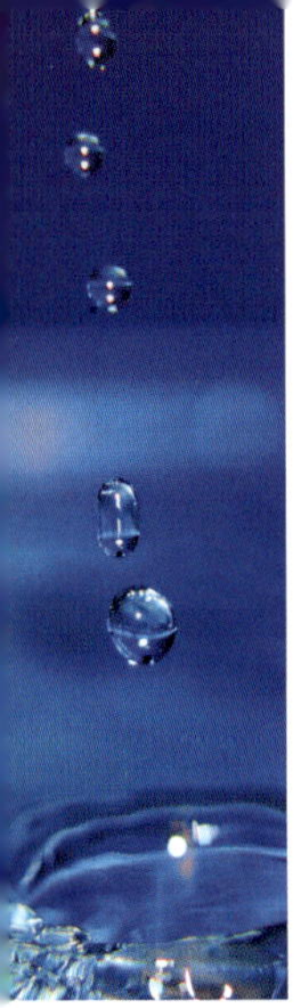

Verhalten bei einem Ungleichgewicht der Wasser-Energie	Körperliche Symptome bei einem Ungleichgewicht der Wasser-Energie

Verhalten bei einem Ungleichgewicht der Wasser-Energie

bei Fülle:

zurückgezogen
emotional verschlossen
weltfremd
kann sich nicht mitteilen
misstrauisch, argwöhnisch, paranoid
waghalsig, tollkühn
fatalistisch, resigniert, starr
sexbesessen

bei Leere:

ängstlich, fühlt sich leicht bedroht
scheu, schreckhaft
vor Schreck gelähmt, traumatisiert
schwaches Nervenkostüm
überfordert, gestresst
wenig belastbar
willensschwach
kraftlos, lustlos, frigide
motivationslos
unsicher, fühlt sich minderwertig
Mangel an Vertrauen und Glauben
geistesabwesend

Körperliche Symptome bei einem Ungleichgewicht der Wasser-Energie

Abneigung gegen Kälte
kalte Füße, Kältegefühl und Schwäche in den Knien und im unteren Rücken
Schmerzen im unteren Rücken und Kreuzbeinbereich
Müdigkeit durch Erschöpfung
Blasenentzündung/Reizblase
Nierenentzündung
häufiges Wasserlassen mit reichlichem Harnfluss
Harninkontinenz, nächtliches Wasserlassen
frühzeitiges Ergrauen der Haare, Haarausfall
Ohrenkrankheiten, Gehörverminderung, Gehörverlust
Tinnitus, Hörsturz
schlechte, lockere Zähne
Knochenschmerzen, Knochenabbau (Osteoporose)
schwache Sexualenergie
frühzeitiges Altern
Ängste, Phobien, Schreckhaftigkeit

Redewendungen

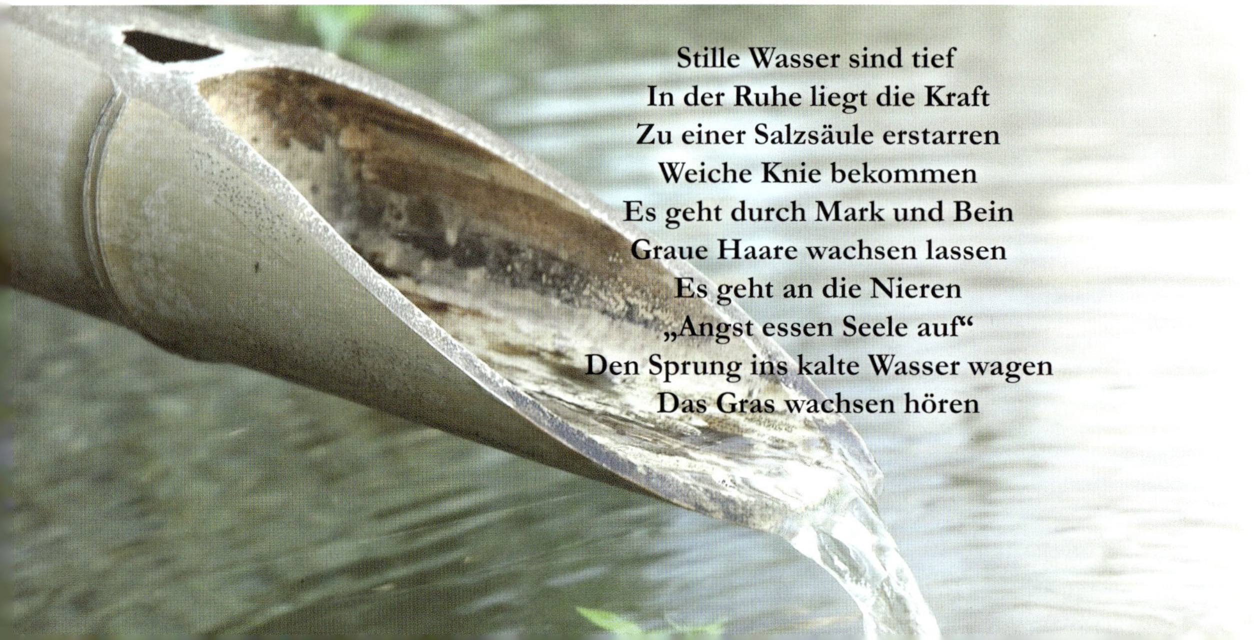

Stille Wasser sind tief
In der Ruhe liegt die Kraft
Zu einer Salzsäule erstarren
Weiche Knie bekommen
Es geht durch Mark und Bein
Graue Haare wachsen lassen
Es geht an die Nieren
„Angst essen Seele auf“
Den Sprung ins kalte Wasser wagen
Das Gras wachsen hören

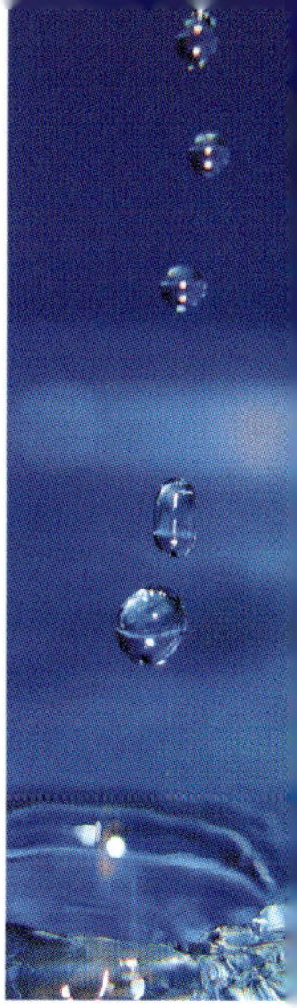

Was du tun kannst, um deine Wasser-Energie zu stärken

Körperübungen und Sportarten

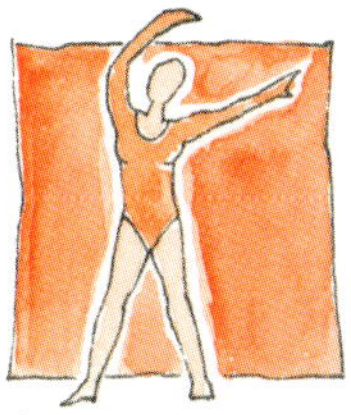

Für die Wasser-Energie eignen sich alle Übungen, die den unteren Rücken, die Hüfte und den Beckenboden stärken, das Ileosakralgelenk lockern und Spannungen in allen Bereichen lösen. Übungen aus dem **Yoga** etwa oder dem **Pilates** sind hier besonders zu empfehlen. **Cantienica** lässt den Beckenboden besser erspüren und trainiert gezielt seine Muskulatur. Der Wechsel von Bewegung und Ruhe ist sehr wichtig für das Wasser. Phasen der Dehnung und Anspannung sollten abgelöst werden von Phasen der Entspannung, in denen du dich auf dem Rücken liegend ausruhst.

Die Meeresalge: Schließe die Augen und stelle dir vor, eine Alge im Meer zu sein. Deine Füße stehen dabei sicher und fest auf dem Boden, als wären sie verankert wie die Wurzeln einer Alge im Meeresgrund. Richte nun deine Aufmerksamkeit auf deinen Atem und beobachte die Bewegung, die durch den Atem entsteht. Vielleicht erwächst daraus ein Impuls für eine Bewegung deines Körpers. Nimm wahr, was von alleine passiert. Es kann sein, dass sich nur der kleine Finger bewegt oder aber größere Veränderungen geschehen. Wie eine Alge, die in den Wellen hin und her schwingt, lässt auch du dich bewegen, lässt dich treiben. Dein sicherer Stand macht dich flexibel und anpassungsfähig, so dass du jedem Impuls nachgeben kannst.

Tennisball-Shiatsu: Diese Übung kann einen harten, verspannten Rücken entlasten. Auf keinen Fall bei einer Schädigung der Wirbelsäule anwenden!

Nimm einen Tennisball und lege dich mit dem Rücken auf eine harte bis mittelweiche Unterlage. Stelle deine Füße auf, sodass die Beine angewinkelt sind. Lege einen Tennisball unter dein Kreuzbein und lass dein Gewicht darauf sinken. Bewege nun die Hüften vorsichtig hin und her. Auf diese Weise wird das ganze Kreuzbein massiert. Hier liegen 16 Punkte des Blasenmeridians.

Dann hole den Tennisball hervor und lege ihn unter den Rücken zwischen Schulterblatt und Wirbelsäule. Beginne auf der Seite, die entspannter ist. Lasse nach und nach dein Gewicht auf den Ball sinken. Atme dabei langsam und tief. Dadurch wird ein angenehmer „Wohlweh“-Druck auf die Muskulatur seitlich der Wirbelsäule ausgeübt. Nach einer Weile verschiebe den Ball etwas nach unten und verweile wieder. Gehe auf diese Weise den ganzen Rücken Stück für Stück hinunter bis zum Kreuzbein. Dann wiederhole diesen Ablauf auf der anderen Seite.

Täglich angewendet, kann diese Übung die verhärtete Rückenmuskulatur lockern. Sie wird weicher und entspannter.

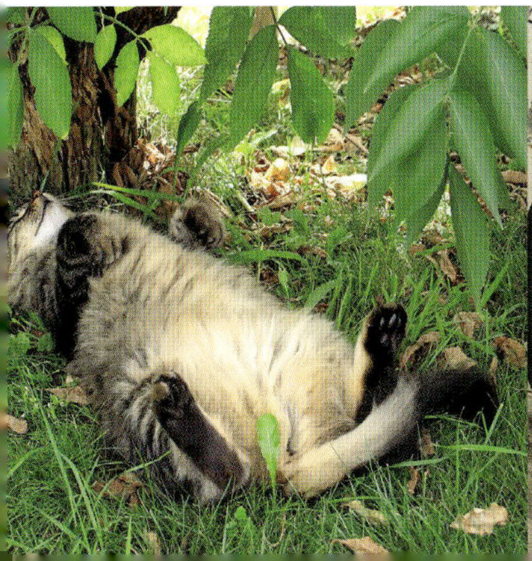
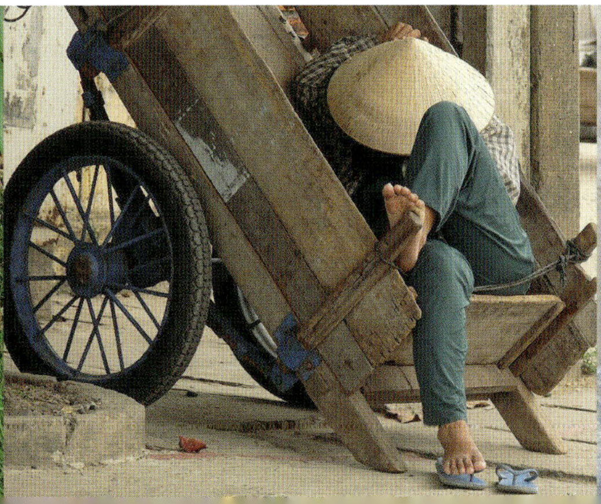
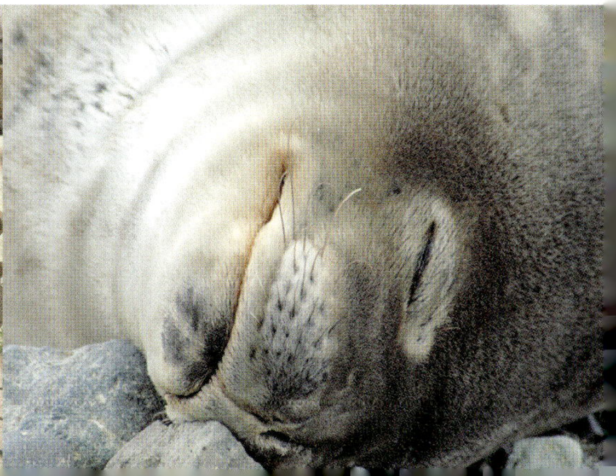

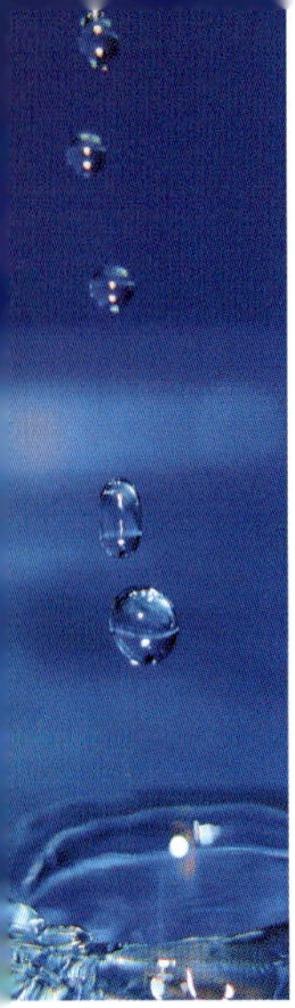

Meditationen

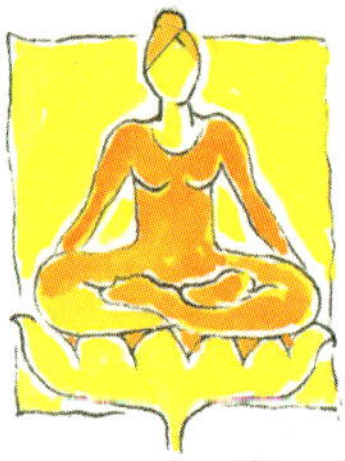

Latihan, „die göttliche Bewegung“: Eine Meditation aus der Empfänglichkeit, dem Nicht-Tun. Ähnlich wie bei der Meeresalgen-Übung geschehen die Bewegungen bei der Latihan-Meditation ohne bewusste Beeinflussung. Du erlaubst die Bewegung deines Körpers, die ganz von alleine geschieht.

Hörmeditation: den Klängen einer Musik lauschen und auch die Stille zwischen den einzelnen Tönen bewusst wahrnehmen. Für diese Meditation eignet sich nicht etwa eine einlullende, zum Träumen anregende Musik, die im Handel oft als „Meditationsmusik“ verkauft wird. Für eine Hörmeditation braucht es eine Musik, die den Zuhörer entspannt und aufmerksam beobachten lässt, beispielsweise Shakuhachi-Musik mit der traditionellen japanischen Flöte oder klassische indische Musik, zum Beispiel von Hari Prasad.

Dunkelheitsmeditation: Diese Meditation findet in einem vollständig abgedunkelten und geräuschisolierten Raum statt. Der Meditierende ist mit vollkommener Dunkelheit und Stille konfrontiert. Es gibt nichts, was die Aufmerksamkeit ablenkt – keine Lichtquelle, keine Geräusche, keine Musik. Um nicht einzuschlafen, bleiben die Augen während der Meditation geöffnet. Die Dunkelheitsmeditation wird in vielen religiösen Schulen auch als Retreat angeboten: Der Meditierende lebt über Tage oder Wochen in Finsternis und Lautlosigkeit und wird von außen mit den notwendigen Nahrungsmitteln versorgt. Diese Meditation ist für die Teilnehmer eine tiefgreifende Erfahrung. Sie kann dazu führen, dass der Meditierende sein eigenes, inneres Licht entdeckt.

Vertrauen ist der Vogel, der singt,
wenn die Nacht noch dunkel ist.

Rabindranath Tagore

Psychotherapie

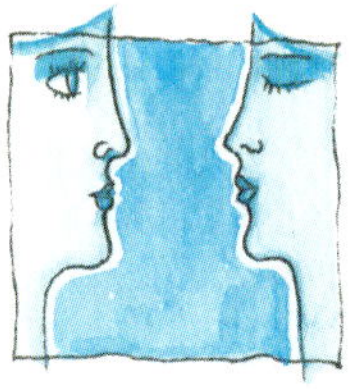

Wenn starke Ängste das Wasser schwächen oder tief sitzende Traumata den Menschen erstarren lassen, wird eine Psychotherapie sehr wichtig. Schwerwiegende emotionale Erlebnisse lassen einen Menschen seelisch einfrieren. Ein Trauma ist wie eine innere Zwangsjacke, die die Entfaltung des Lebens verhindert.

Traumaheilung, wie etwa Somatic Experiencing nach Dr. Peter Levine, ist in diesem Fall sehr empfehlenswert. Durch diese Behandlung können posttraumatische Stressreaktionen aufgelöst werden. Sie unterstützt auf behutsame Art die schrittweise Entladung und Entfaltung der im Nervensystem gebundenen Lebenskräfte. Das ermöglicht es dem Traumatisierten, den Herausforderungen des Lebens wieder entgegenzutreten.

Erickson Hypnose ist eine weitere nicht-invasive Therapiemethode, bei der dem Unterbewusstsein in tief entspannter Trance heilsame Geschichten erzählt werden.

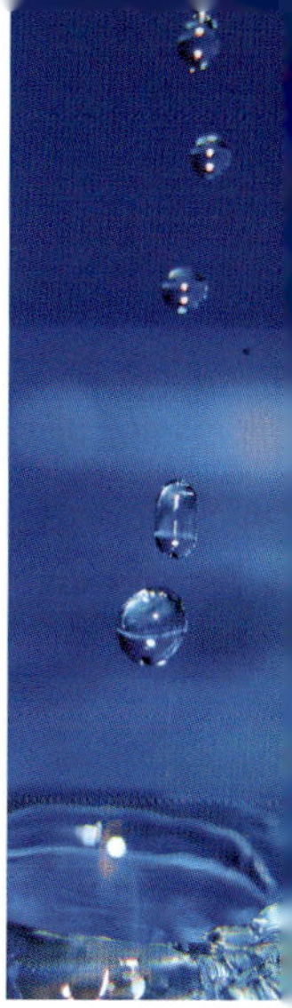

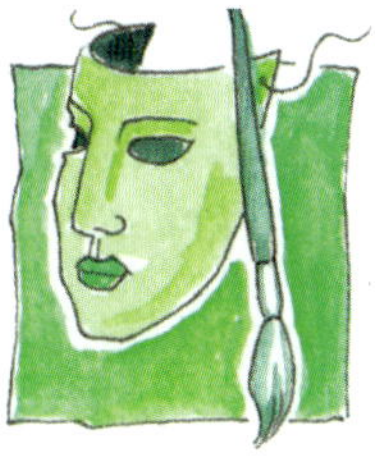

Entspannen: Um die Wasser-Energie zu unterstützen und zu heilen ist es wichtig, immer wieder ganz tief zu entspannen. Für viele Menschen ist das eine große Herausforderung. Meistens kreieren wir unsere Anspannung selbst, indem wir uns unter Druck setzen und von uns Dinge erwarten, die wir nicht erfüllen können.

Unser natürlicher Zustand wird in der taoistischen Tradition „Wu Wei“ genannt und beinhaltet Nicht-tun, Geschehen lassen und Vertrauen. Dieser Zustand des einfachen „So-Seins“ ist das Einfachste, was es gibt und doch eine hohe Kunst. Das Schwierige daran ist, dass im Nicht-Tun Ängste und Unruhe hochkommen, die wir normalerweise vermeiden.

Um So-Sein zu „erlernen“, ist vielleicht erst einmal eine **regenerierende Kur** vonnöten, die einen tiefen, erholsamen Schlaf ermöglicht. Wir können nur dann geistig abschalten, wenn wir körperlich ausgeruht sind. Sind wir aber erschöpft oder gar ausgebrannt, fällt Entspannung und Nicht-Tun äußerst schwer. Viele Körpertherapien wie **Shiatsu** oder **Craniosacrale Therapie** unterstützen uns dabei, zu entspannen und aufzutanken. Als Selbsthilfemethode ist die **Progressive Muskelentspannung** nach Jakobsen zu empfehlen.

Die Entspannung kann gefördert werden durch **Reisen ans Meer** – auch im Winter – mit langen Spaziergängen am Strand oder einfach nur dem Lauschen der Wellenmusik.

Sehr wohltuend ist auch das vertrauensvolle Sich-Treiben-Lassen in warmem Wasser, vielleicht zusammen mit einem Partner, der das **„Floaten“** unterstützt.

Beim **Tauchen** erfahren wir die Wasser-Energie durch schwereloses Abtauchen in die geheimnisvollen Tiefen des Meeres, wo der Meeresgrund nicht zu erkennen ist und sich nur ins Unendliche führende Abgründe vor uns auftun.

Ein weiteres „Wassererlebnis“ ist der **„Samadhi-Tank“:** Das Schweben in einem mit hochkonzentriertem Salzwasser gefülltem Wasserbecken, der mit einem Deckel geschlossen wird, erzeugt in vollkommener Dunkelheit und Stille ein Gefühl der Schwerelosigkeit.

Die Beschäftigung mit dem Tod: Viele religiöse und spirituelle Traditionen bereiten auf diese letzte Reise vor. Sie wird in vielen Büchern beschrieben. Am wissenschaftlichsten ist die tibetische Darstellung des Sterbeprozesses und des Zwischenzustands nach dem Tod und vor dem Eintritt in ein neues Leben (Bardo). Sich gegen den Tod zu wenden, ihn zu verleugnen und als Feind zu betrachten, ist einer der größten Fehler in unserer westlichen Zivilisation und führt zu vielen Ängsten und Missverständnissen.

Tantra lehrt den heilsamen Umgang mit der stärksten Kraft des Körpers, der Sexualenergie, die in den Nieren gespeichert wird.

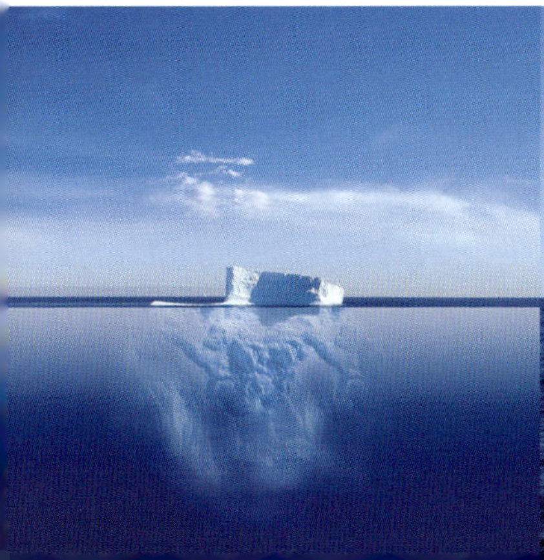

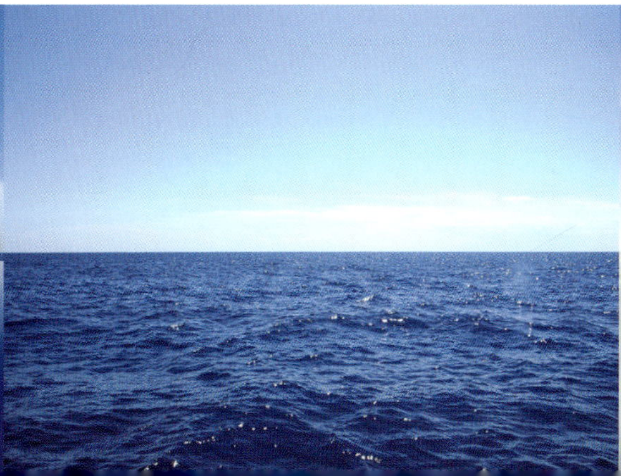

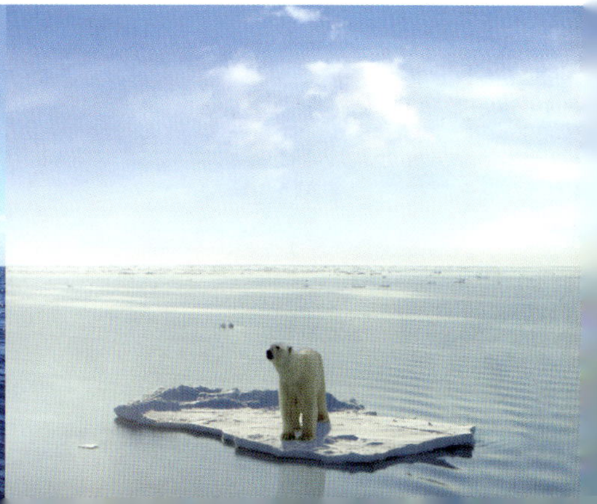

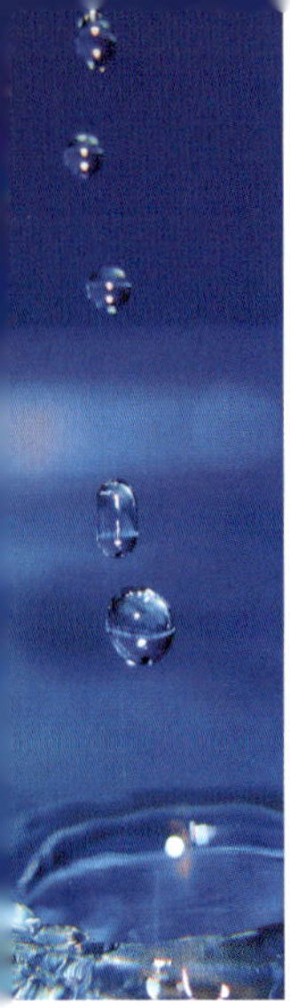

Musik

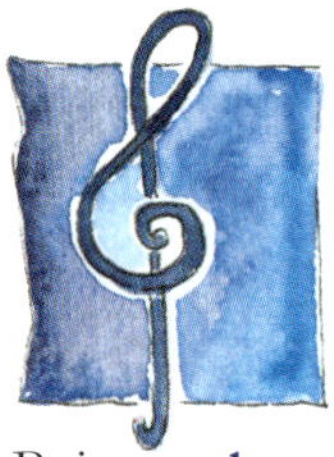

Wassermusik lässt uns tief entspannen. Hervorheben möchten wir besonders **„Raku“** oder **„Bamboo“** von **P.C. Davidoff**. In **„Shakuhachi“** von **Stan Richardson** wechseln sich die Klänge der japanischen Flöte mit Momenten der Stille ab. Beim bewussten Lauschen dieser Musik erleben wir Augenblicke der Meditation.

Zum Wasser-Element gehören auch Klänge, durch die wir in die Tiefe abtauchen können: **„Diving Dreams“** von **G.E.N.E**, **„Whale Song“** von **Tim Wheater**, **„Reverence“** von **Terry Oldfield**.

Mit **„Song of the big fish“** von **Zeus Faber**, **„River/Bells“** oder **„Ocean/Tambura“** von **Anugama** können wir uns treiben lassen und mitfließen.

„Dorje Ling“ von **David Parsons** bringt uns in Kontakt mit unserer Ursprungsenergie, der Kraft aus der Tiefe.

Und so ist es auch mit dem Tod –
dem Höhepunkt des Lebens,
der Reifeprüfung,
dem Abschied vor einer neuen Begrüßung,
dem Ende vor einem neuen Anfang.
Der Tod ist der große Übergang.

Elisabeth Kübler-Ross

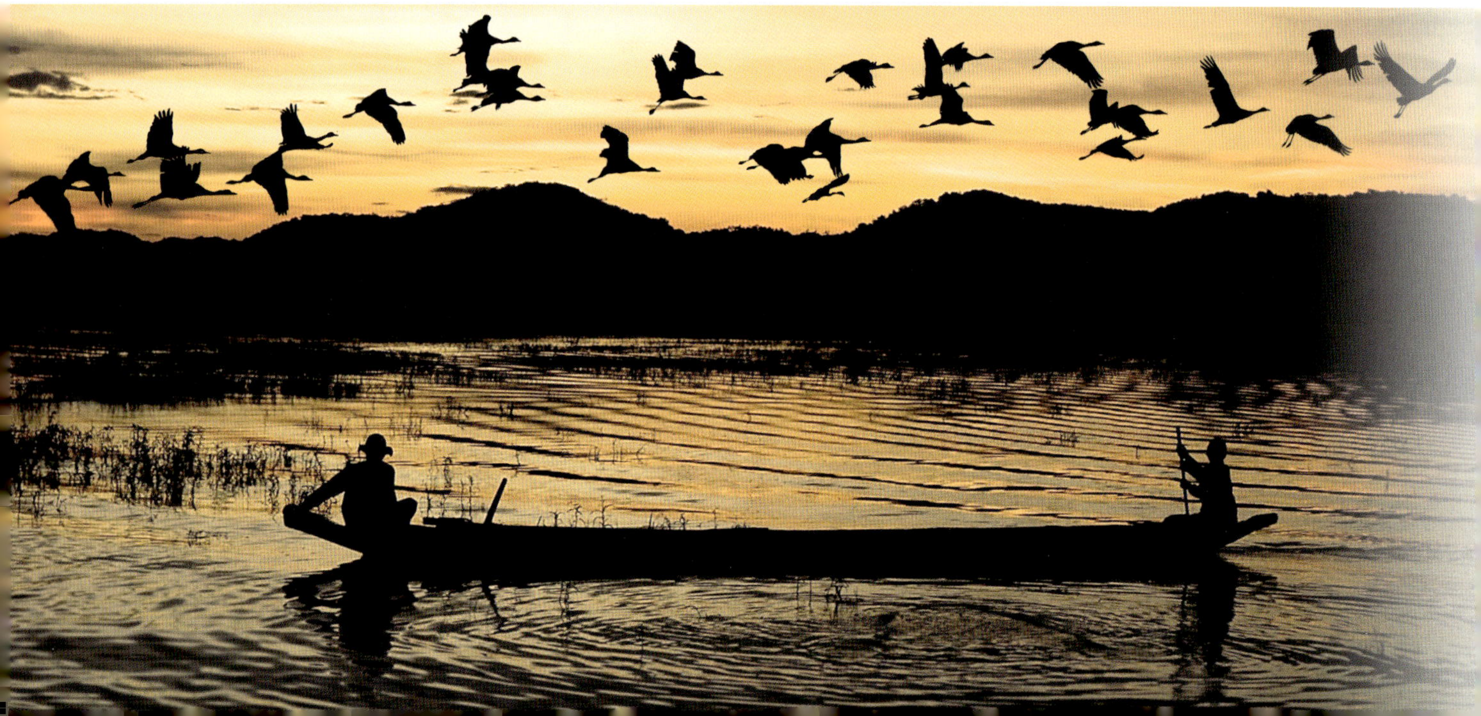

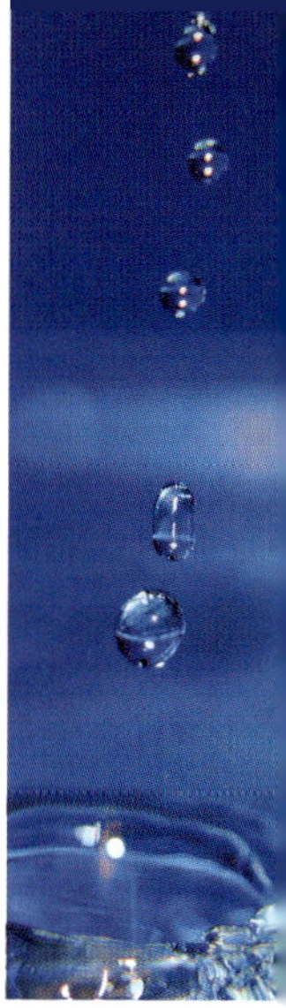

Bücher

Einfühlsame Bücher zum Thema Sterben, Tod und den Übergang in den jenseitigen Lebensbereich:

„Sein lassen – Heilung im Leben und im Sterben“ von **Stephen Levine** ist ein Buch für all jene, die nach körperlicher, psychologischer, emotionaler oder spiritueller Heilung suchen. Es beschreibt auf eindrückliche Weise, dass Heilung nicht bedeutet, körperlich gesund zu sein, sondern auch im Sterben geschehen kann, wenn wir unsere Leiden und Symptome als einen Teil von uns annehmen.

„Das tibetische Buch vom Leben und Sterben“ von **Sogyal Rinpoche** ist eine auf den westlichen Menschen abgestimmte Auslegung der buddhistischen Lehren. Es werden meditative Übungen vorgestellt, durch die wir lernen, uns unserer eigenen Vergänglichkeit zu stellen und das Sterben schon mitten im Leben zu erfahren. So können wir die Furcht vor dem Tod verlieren.

Ebenso empfehlenswert sind Bücher der Sterbeforscherin **Elisabeth Kübler-Ross**, beispielsweise **„Jedes Ende ist ein strahlender Beginn“:** Dieses Buch enthält wunderschöne Aufnahmen von Schmetterlingen, die für die Autorin ein Symbol für den Tod und die Unsterblichkeit sind. In der Biografie **„Mut und Gnade“** beschreibt **Ken Wilber**, wie seine Frau Treya und er mit ihrer Krebsdiagnose und dem nahenden Tod umgegangen sind. Treya hat den Mut, bewusst zu sterben und er hat den Mut, den Tod seiner Geliebten anzunehmen und sie durch die Stadien des Sterbens zu begleiten.

„Das Ende ist mein Anfang“ von **Titiano Terzani** handelt von den Gesprächen, die der Autor kurz vor seinem Tod mit seinem Sohn führte. Terzani blickte auf sein reiches Leben und nahm bewusst und friedvoll Abschied.

Elisabeth Haich beschreibt in ihrem mystisch-biografischen Roman **„Die Einweihung“** eindrucksvoll die Gesetze von Karma und Reinkarnation.

„Ophelias Schattentheater“ von **Michael Ende** ist ein Meisterwerk an Einfachheit und Tiefe über den Tod für Kinder und Erwachsene.

Das **„Tao Te Ching“** von **Laotse**, dem Begründer des „Wu Wei“, ist eine Sammlung alter, jedoch höchst lebendiger Weisheitssprüche.

Der Weg zu allem Großen geht durch die Stille.

Friedrich Nietzsche

Filme

Living Buddha ist die faszinierende Dokumentation einer Wiedergeburt. Sie zeigt die erfolgreiche Suche nach dem tibetischen Meister Gyalwa Karmapa, der 1981 in Chicago verstarb und 1985 in Tibet wiedergeboren wurde. Den Ort seiner Wiedergeburt hatte er in seinem vorherigen Leben angekündigt.

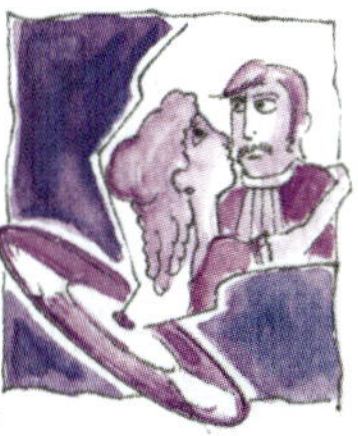

Broken silence ist die Geschichte eines Karthäuser-Mönchs, der sein halbes Leben in Stille in einer Mönchszelle verbracht hat und nun hinausgeschickt wird in die Welt, in der er mit dem Leben und dem Tod konfrontiert wird. Ein sehr tiefer und gleichzeitig humorvoller Film!

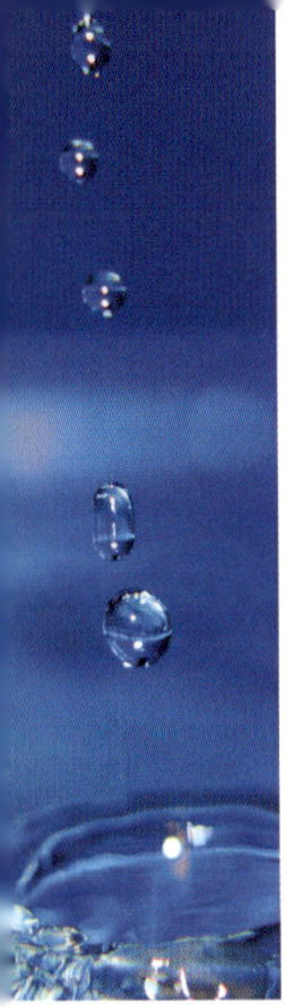

Kirschblüten Hanami ist ein berührender Film über das Altwerden, die Vergänglichkeit und den Frieden, den wir auch im Angesicht des Todes erfahren können.

Der Name der Rose, ein mittelalterlicher Krimi, unheimlich, gruselig, mysteriös. Immer wieder packt einen das Grauen. Furcht und Ehrfurcht liegen eng beieinander ...

Und noch zwei Filme, die man sich am besten mit Zeit und Muße ansieht, um die Bilder auf sich wirken zu lassen:

Fluss der Zeit: Eine Dokumentation über die Arbeit des Naturkünstlers Andy Goldworthy, der wunderschöne Kunstwerke in der Natur erschafft, die oft nur wenige Momente nach der Fertigstellung verfallen. Das Filmwerk beschreibt das Entstehen und Vergehen seiner einzigartigen, meist kurzlebigen Kunstwerke. „Fluss der Zeit" ist ein sehr stiller Film, auch über die Vergänglichkeit.

Ashes and Snow: Dieser ästhetische Film zeigt mutige Kinder und Erwachsene, die in einer Haltung von vollkommener Stille und in tiefer Meditation wilden Tieren begegnen. Sie sind dabei voller Vertrauen und frei von Angst, was die Tiere zu spüren scheinen, denn sie sind friedlich und greifen nicht an.

Wenn der Ozean dich ruft, vertraue ihm.
Spring hinein und löse dich in ihm auf.

Osho

Krafttier

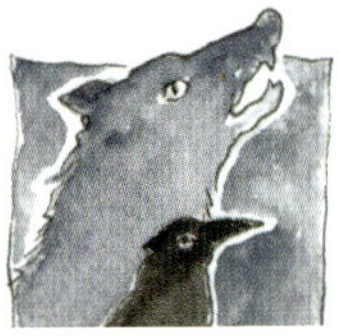

Kranich: Mit tiefer Ruhe und Gelassenheit steht der Kranich in einem seichten Gewässer, völlig sicher auf einem Bein, und wartet auf seine Beute, einen vorbeiziehenden Fisch ...

Auch eine **Schildkröte** spiegelt viele Qualitäten des Wassers wider: Sie ist ausgesprochen ruhig und bedächtig und wird sehr, sehr alt.

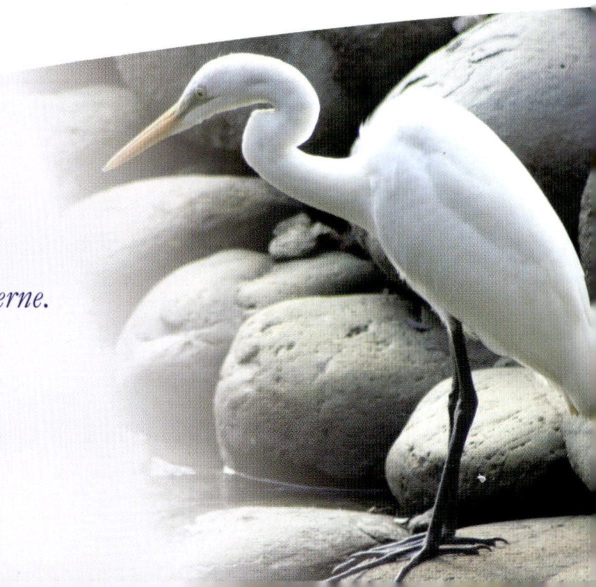

Nur in einem ruhigen Teich spiegelt sich das Licht der Sterne.

Tibetische Weisheit

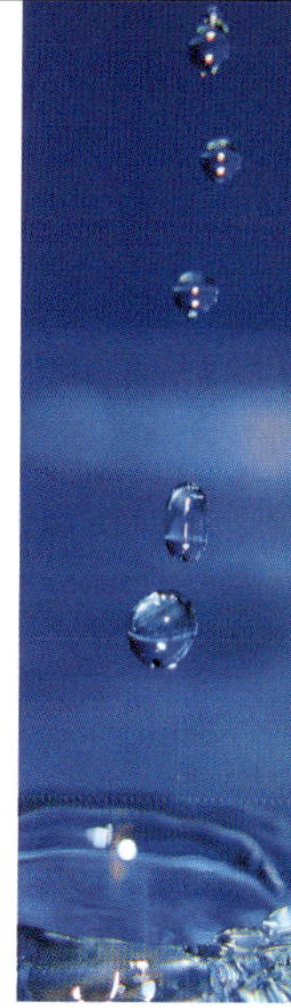

Düfte

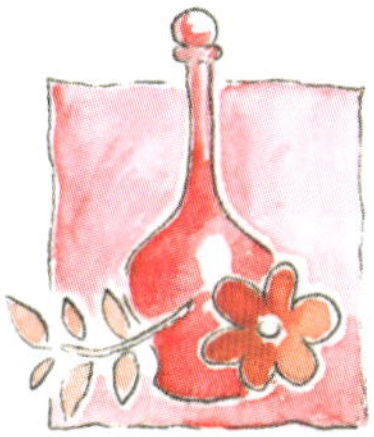

Wasserdüfte laden uns zum wohligen Entspannen und Loslassen ein, schenken Vertrauen und erwecken auf natürliche, kraftvolle Weise unsere Sexualität.

Sandelholz

Der warme, balsamische Duft dieses Holzes schenkt Ruhe und Gelassenheit. Er hüllt uns ein wie in weichen Samt. Anspannung und Hektik fallen von uns ab und wir schmelzen dahin. „In der Ruhe liegt die Kraft", so lautet seine Botschaft. Sandelholz stärkt unser Urvertrauen und mindert unsere Ängste – die Angst, nach innen zu gehen, die Angst vor Sexualität ... Sandelholz gilt in östlichen Ländern als heilig. Seine Essenz stärkt und unterstützt nicht nur die Basis des Körpers, das Wurzelchakra, sondern steht auch in Verbindung mit dem Kronenchakra, wo Einssein und Erleuchtung möglich wird. In traditionellen Tantra-Schulen wird Sandelholz zur Unterstützung der Transformation der sexuellen Energie verwendet. Es ist ein Duft, der verzaubern kann und uns in das Geheimnis indischer Nächte entführt.

Jasmin (Wasser- und Feuer-Element)

Der betörend-blumige schwere Duft des Jasmins ist sehr geheimnisvoll. In seinem Ursprungsland Indien wird Jasmin als die „Königin der Nacht" oder „Mondlicht im Hain" bezeichnet. Seinen verheißungsvollen Duft verschenkt diese Pflanze besonders bei Nacht. Jasmin regt die sexuelle Lust an und fördert die sinnliche Zuwendung zum anderen. Sein Duft vertreibt Ängstlichkeit, Unsicherheit und innere Kälte und schenkt Hingabe und Vertrauen. Er löst seelische Verkrampfungen und unterstützt die Bewältigung emotionaler Traumata. So schafft Jasmin alle Voraussetzungen für eine sinnliche Liebesreise.

YlangYlang (Wasser- und Feuer-Element)

Ein Duft, der sowohl das Wasser-Element stärkt, indem er Entspannung, Vertrauen und Loslassen fördert, als auch das Feuer-Element unterstützt mit seinem Temperament und seiner Leidenschaft.

Moschuskörner

Moschuskörner geben einen dunklen, animalisch-tiefen Duft. Mit ihm tauchen wir hinab zu den Wurzeln unserer Sexualität und stellen uns seiner Aufforderung, ohne „Wenn und Aber" zu leben. Das kann gefährlich werden!

Follow the river – it flows by itself.

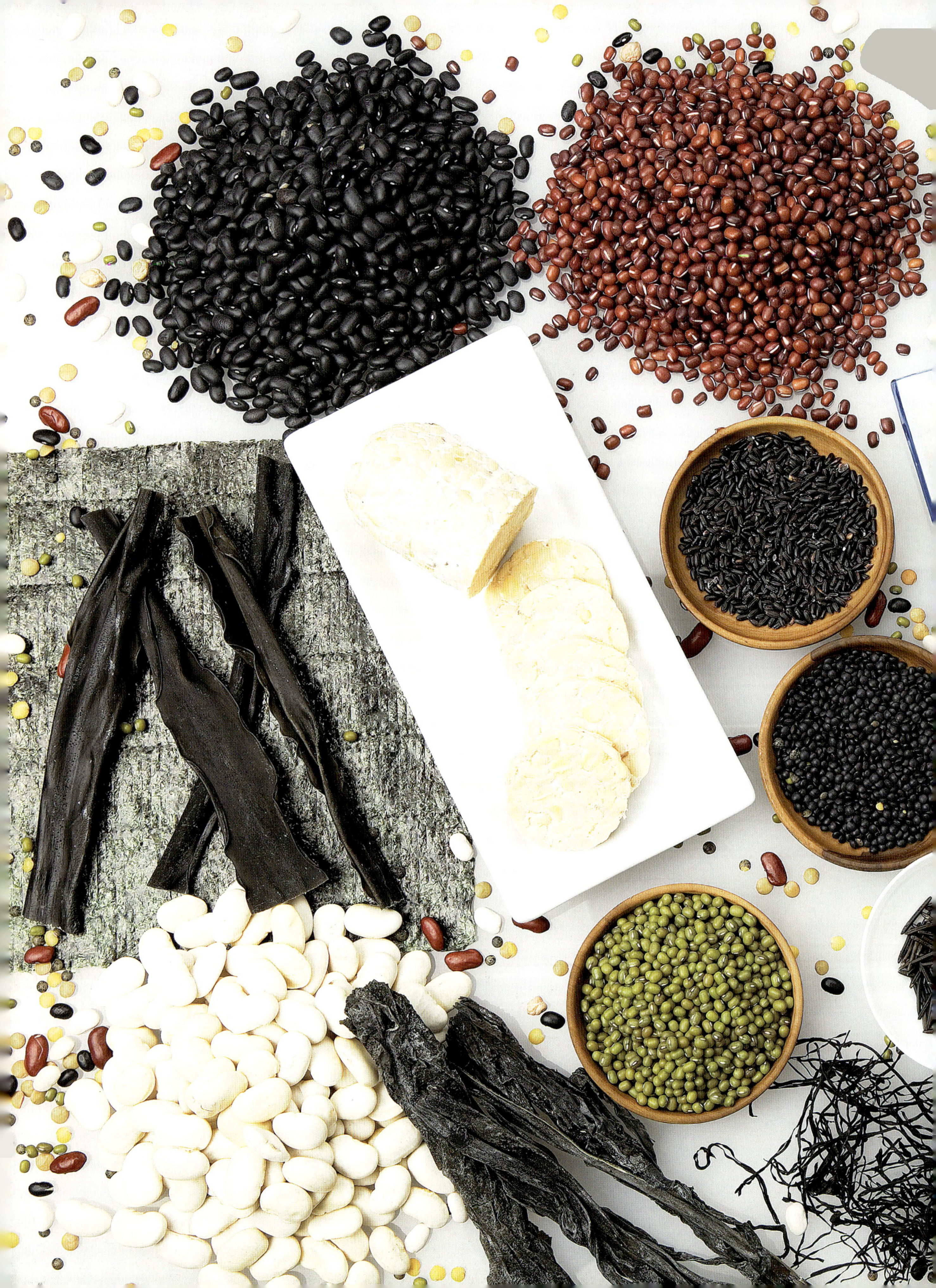

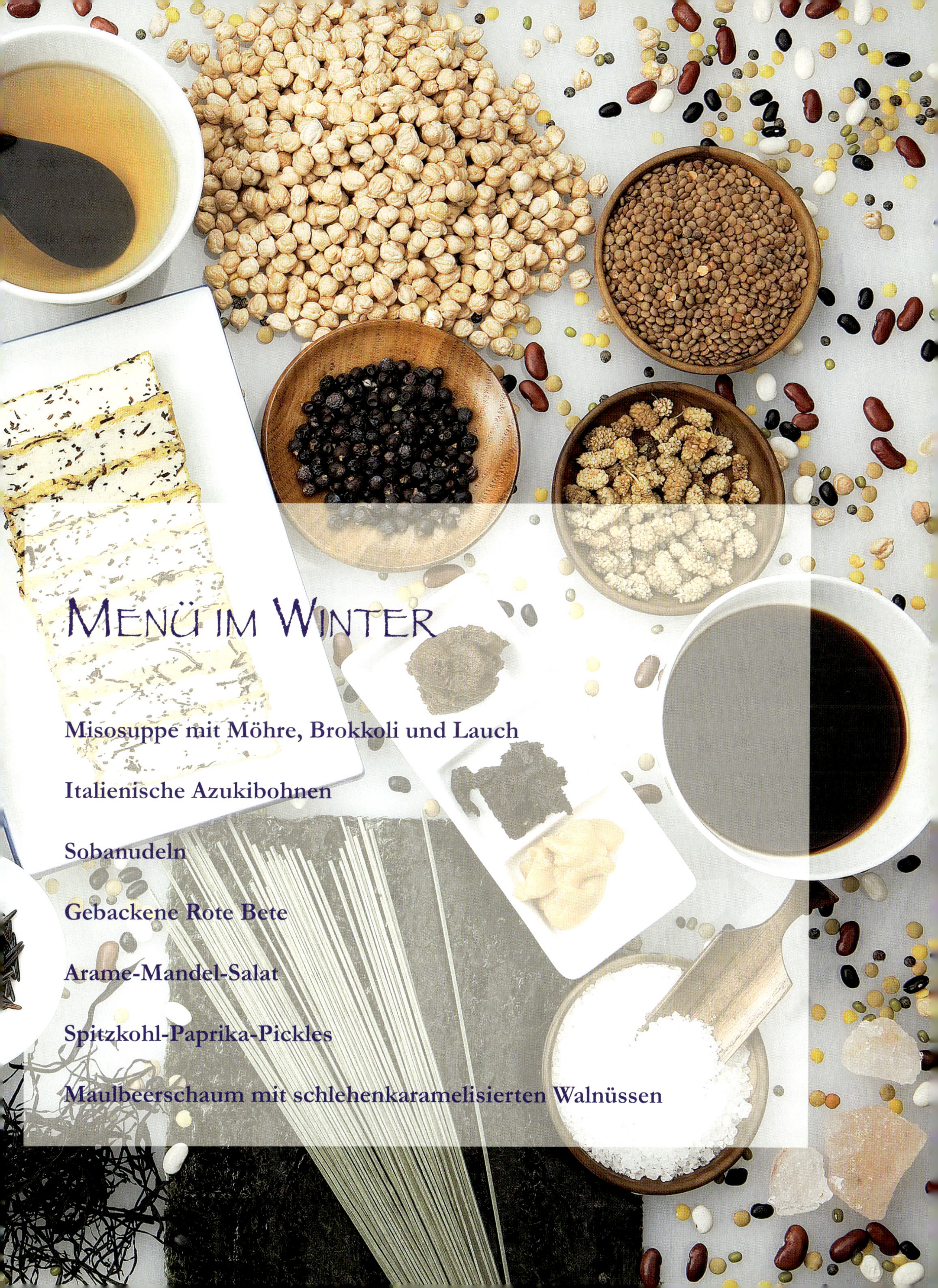

Menü im Winter

Misosuppe mit Möhre, Brokkoli und Lauch

Italienische Azukibohnen

Sobanudeln

Gebackene Rote Bete

Arame-Mandel-Salat

Spitzkohl-Paprika-Pickles

Maulbeerschaum mit schlehenkaramelisierten Walnüssen

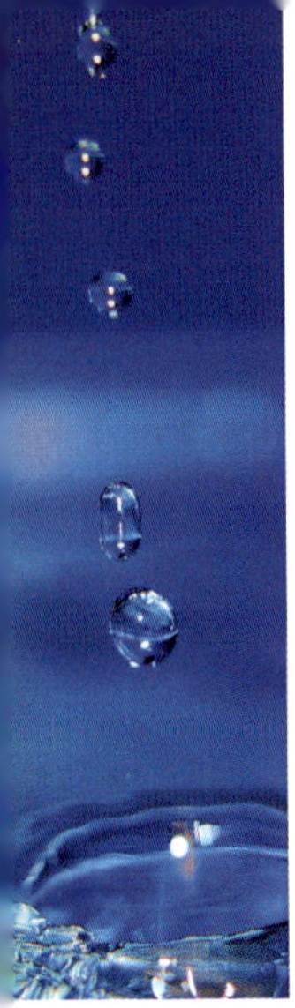

Kräutertees

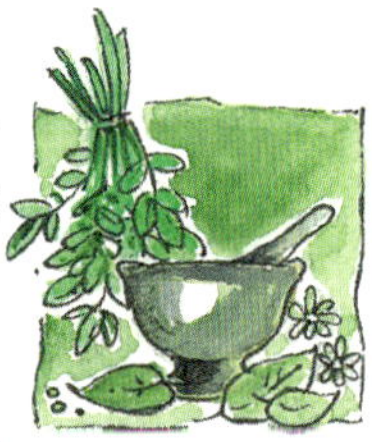

Anstelle einer Kräutertee-Rezeptur möchten wir hier eine Brühe empfehlen, die Kraft gibt und die Basisenergie stärkt:

Kraftbrühe: 1 Sellerieknolle, 3 Möhren, 1 Rote Bete, 1 weißer Rettich, 4 Shitakepilze, 3 Stangen Lauch, 1 Brokkoli, 1 El Bockshornkleesamen, 4-5 Lorbeerblätter, 3-4 Kombualgen, Petersilie.

Das ganze 3 Tage unter Aufsicht köcheln, immer wieder Wasser nachgießen, danach das ausgekochte Gemüse wegwerfen. Mindestens 3 Becher täglich trinken. Bei Bedarf können nach dem Erwärmen der Trinkmenge Umeboshi-Paste und Kuzu hinzugefügt werden. Nach 3 Stunden köcheln kann die erste Brühe getrunken werden.

* siehe Seite 31 unten

Kochen

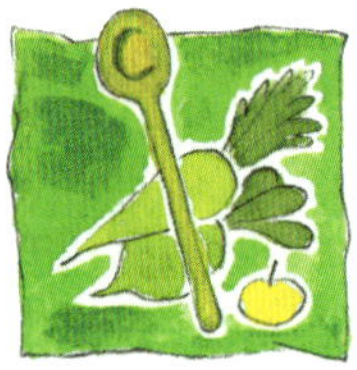

Im kalten Winter sind sehr lang gekochte Speisen eine wichtige Kochmethode, um den Körper zu wärmen und zu stärken. Sehr gut geeignet sind dafür stundenlang gekochte Kraftbrühen von Gemüse (siehe oben). Nach dem Kochen lässt sich die Brühe mit etwas Miso (fermentierte Sojabohnen) verfeinern.

Zum Wasser-Element gehört der **salzige Geschmack**. Salziges wirkt aufweichend und löst Schleimansammlungen auf und führt ab. Zuviel Salz bewirkt genau das Gegenteil. Salz in Verbindung mit Wasser wirkt auf Nieren und Blase, fördert die Harn- und Stuhlausscheidung und regt die Milz und die Feuchtigkeitsproduktion im Körper an.

Hülsenfrüchte (Bohnen, Linsen, Erbsen) sind besonders in Kombination mit Getreide hochwertige Eiweißlieferanten. Je dunkler die Farbe, desto „wässriger" sind sie, denn die Wasserfarben sind dunkelblau, -lila, -grün bis schwarz. So sehen auch Algen aus, von denen vor allem die Salzwasseralgen wegen ihres hohen Mineralgehaltes sehr empfehlenswert sind. Ihr Geschmack ist übrigens je nach Sorte verschieden, von fischig bis neutral. Regelmäßig kleine Mengen von Algen helfen, den Säure-Basen-Haushalt auszugleichen und haben eine stark reinigende und entgiftende Wirkung, sie binden Schwermetalle im Körper und leiten aus, wie beispielsweise Amalgamablagerungen.

Kochmethoden: Lange mit viel Wasser kochen; lang gekochte Consumées (Brühen) und Kraftsuppen wärmen den Körper und bauen Substanz auf. Die Haltbarkeit erhöht sich durch langes Kochen.

Zubereitungsarten: Alles Suppige, Flüssige; Eintöpfe; Einweichen, Wässern, im Wasserbad kochen; Salzpökeln.

Kraftsuppen aus vorher geröstetem und dann lange gekochtem Vollkorngetreide (Congees) sind ein hervorragender Brennstoff und Energiespender mit vielen wichtigen Nährstoffen für den Körper. Im Getreidekorn steckt die geballte Kraft der Pflanze. Auch aus wärmendem Gemüse kann man eine schmackhafte, kräftigende Suppe zubereiten. Angereichert werden können alle Kraftsuppen mit Algen, die seit Jahrtausenden von den Küstenvölkern als „Langlebensmedizin" geschätzt werden. Nicht zu vergessen sind Hülsenfrüchte, das Getreide des Wasser-Elements, mit ihrem hohen Anteil an Vitaminen und Mineralstoffen.

Menü im Winter

Misosuppe mit Möhre, Brokkoli und Lauch

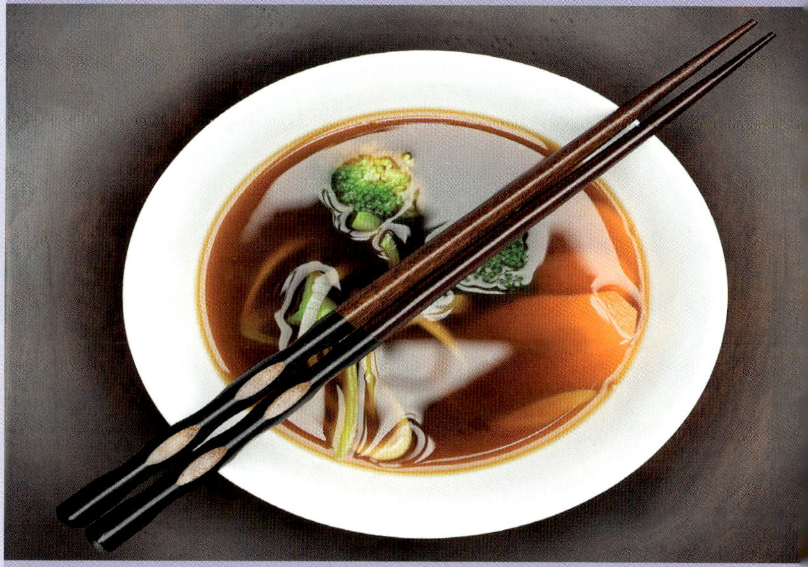

1 Möhre, 1 Brokkoli, 1 Stange Lauch
4 Tl Gerstenmiso
750 ml Wasser

Das Wasser zum Kochen bringen. Möhre schälen und in feine Scheiben schneiden, Brokkoli in Röschen schneiden, Lauch waschen und in Ringe schneiden. In das kochende Wasser geben und bei geschossenem Deckel ca. 5 min bei großer Hitze kochen, bis der Brokkoli leuchtet. Den Topf von der Flamme nehmen.
Die Misopaste mit etwas Wasser verrühren (damit sie sich besser in der Suppe löst) und in die nicht mehr kochende Suppe einrühren. Eventuell mit Salz abschmecken.

Italienische Azukibohnen

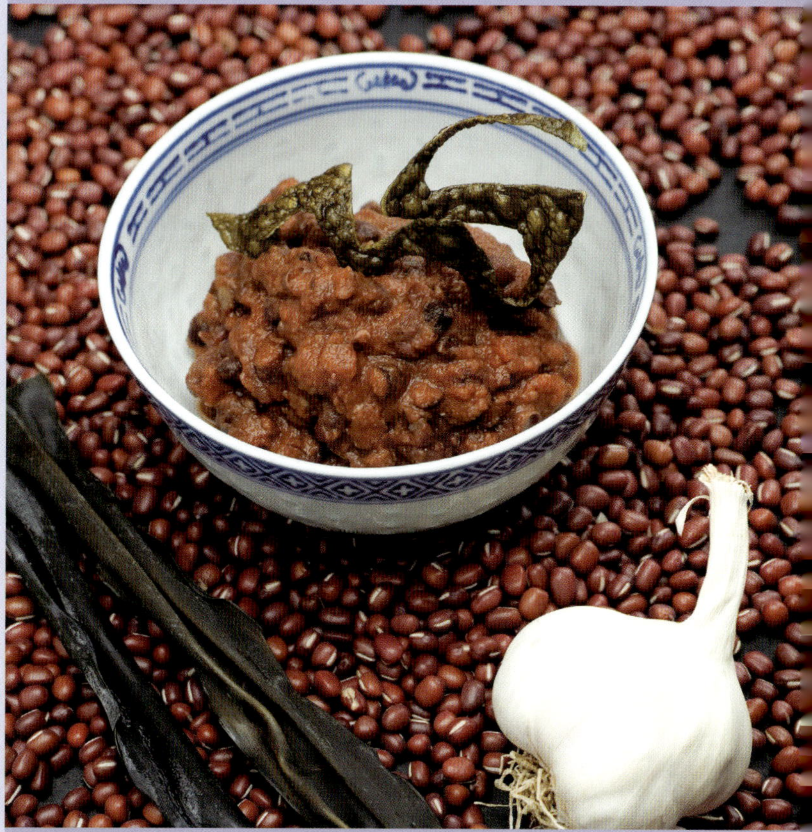

250 g Azukibohnen
1 Kombualge
1 Liter Wasser
2 Möhren, 1 Zwiebel, 1 Knoblauchzehe
4 El Tomatenmark
½ Tl getrockneten Oregano
½ Tl getrocknetes Basilikum
2 El Olivenöl, 1-2 Tl Salz

Die Azukibohnen mit der Kombualge und dem Wasser ca. 12 Stunden einweichen. Dann 2-3 Stunden köcheln bei geschlossenem Deckel, dabei darauf achten, dass immer etwas Wasser über den Bohnen steht. Nicht umrühren.
Die Möhren schälen und in große Stücke schneiden. Die Zwiebel schälen und in große Stücke schneiden. Beides in Olivenöl für 2-3 min anbraten. Tomatenmark, etwas Wasser und Basilikum, Oregano und die gepresste Knoblauchzehe hinzugeben. Bei geschlossenem Deckel ca. 45 min köcheln. Die Azukibohnen dazugeben, mit Salz abschmecken.

Menü im Winter

Sobanudeln

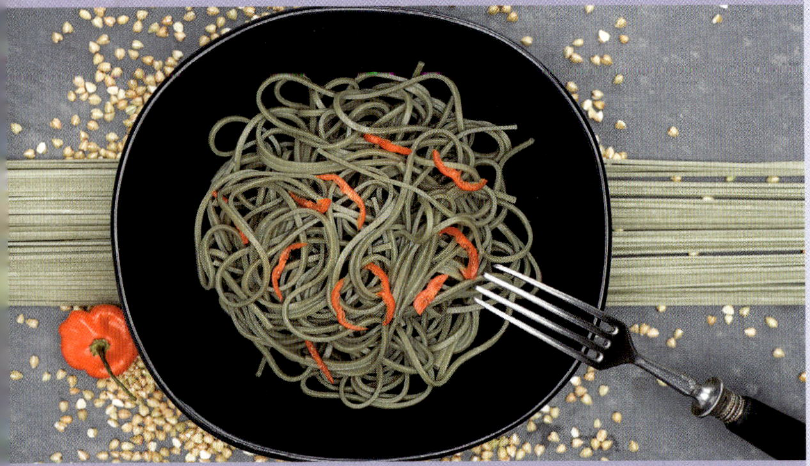

1 Paket Sobanudeln mit Beifuß
1 frische rote Peperoni
2 El Olivenöl

Die Sobanudeln nach Packungsanleitung kochen. Die Peperoni in Ringe schneiden und zusammen mit dem Olivenöl unter die gekochten Nudeln mischen.

Gebackene Rote Bete

6-8 rote Bete
2 El Rapskernöl

Die rote Bete schälen und vierteln oder achteln (je nach Größe). In eine feuerfeste Form geben, mit dem Öl vermischen und im Backofen bei 220° ca. 45 min backen. Zwischendurch einmal wenden.

Arame-Mandel-Salat

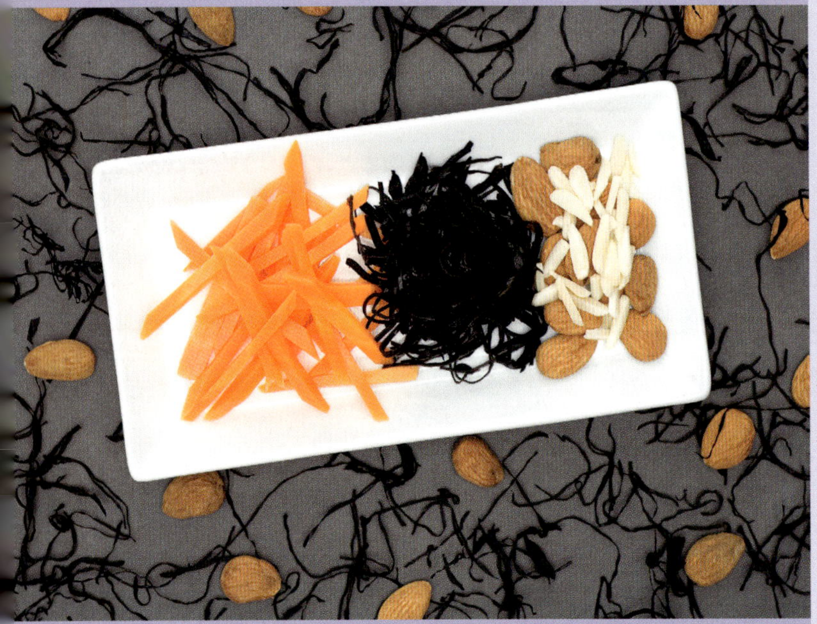

4 El Arame
1 Möhre
100 g Mandelstifte
1 El Zitronensaft
1 El Olivenöl
1 Knoblauchzehe
¼ Tl Salz

Arame mit etwas Wasser 10 min köcheln, durch ein Sieb abgießen und mit kaltem Wasser überspülen. Die Möhre schälen, in schräge dünne Scheiben schneiden, diese dann in dünne Streifen. Die Möhrenstifte in 50 ml Wasser 2 min kochen. Arame, Möhrenstreifen, Mandelstifte, Zitronensaft, gepresste Knoblauchzehe und Olivenöl vermischen, mit Salz abschmecken.

Menü im Winter

Spitzkohl-Paprika-Pickles

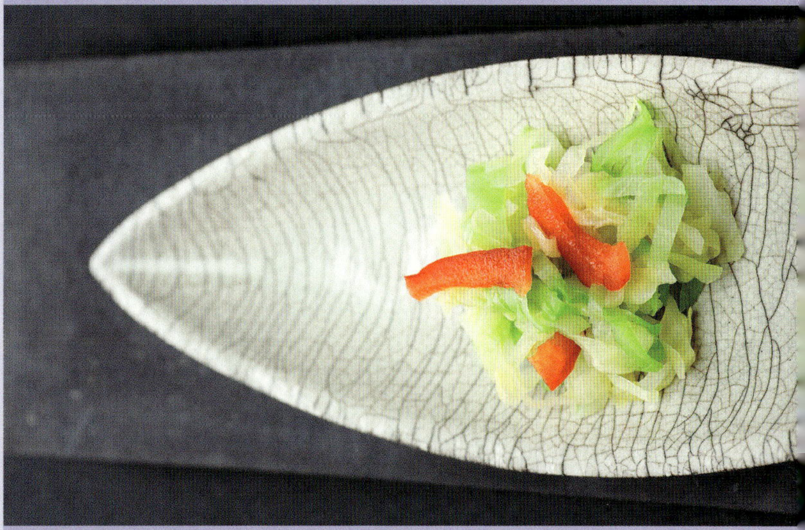

1 kleinen Spitzkohl
½ rote Paprika
1 Tl Salz
150 ml Reisessig

Den Spitzkohl vierteln und dann in feine Streifen schneiden. Mit dem Salz ca. 10 min verkneten, bis die Spitzkohlstreifen an den Rändern glasig sind. Die Paprika vierteln, entkernen und in feine Streifen schneiden. Zusammen mit dem Reisessig unterheben.

Maulbeerschaum mit schlehenkaramelisierten Walnüssen

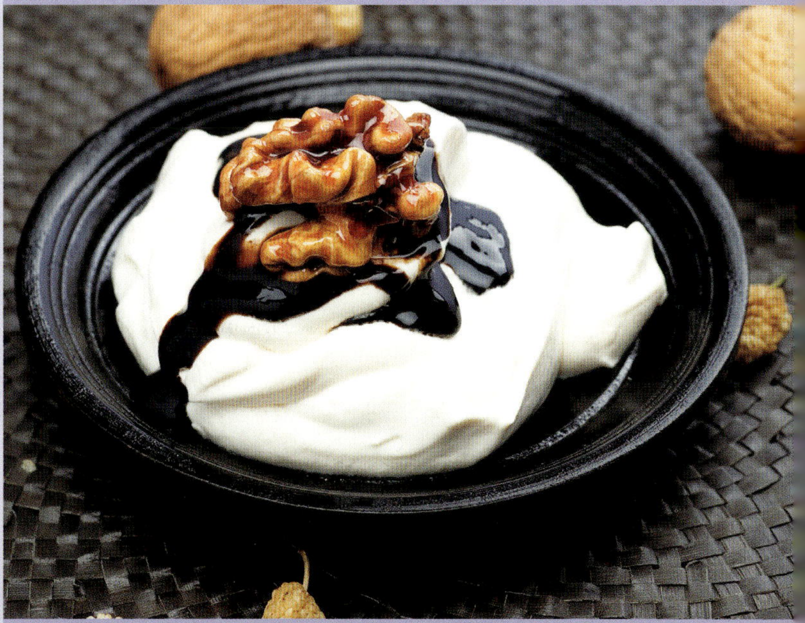

1 Paket Sojasahne Soyatoo
3 El Maulbeersirup (oder Apfel-Birnen-Kraut)
100 g Walnüsse
4 El Weleda Schlehenelexier

Sojasahne aufschlagen und dann den Maulbeersirup unterheben.
Die Walnüsse bei mittlerer Hitze ca. 5 min rösten, Schlehenelexier dazugeben und solange weiterrühren, bis das Elexier zwischen den Nüssen anfängt Fäden zu ziehen. Die heißen Walnüsse auf Backpapier legen. Wenn sie abgekühlt sind, auf dem Schaum verteilen.

Der ängstliche Bursche

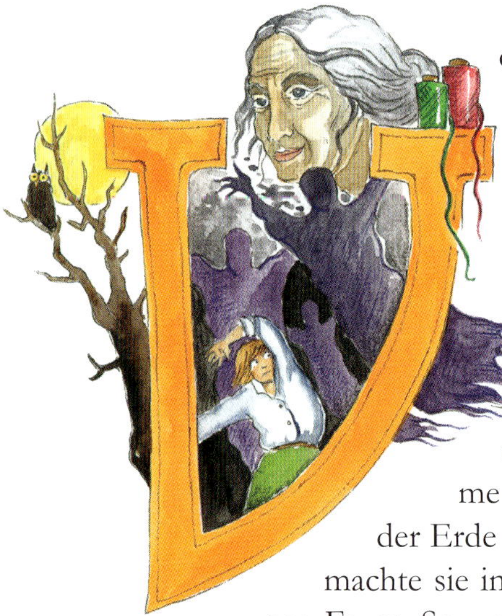

Vor langer, langer Zeit lebte in einem dunklen Wald eine alte Weberin allein in einem kleinen Häuschen. Im Winter, wenn die Sonne die Erde kaum erwärmte, die Tiere Winterschlaf hielten und die Kraft der Bäume und Pflanzen tief unter der Erde in ihren Wurzeln ruhte, machte sie in ihrem Kamin ein kleines Feuer. So war ihr Zuhause auch an diesen kalten Tagen behaglich und warm. Der Schnee verschluckte alle Geräusche und es war so ruhig wie zu keiner anderen Jahreszeit. Die alte Frau liebte die Stille des Winters. Am Abend, wenn alle Arbeit getan war, setzte sie sich in einen großen Sessel vor den Kamin und lauschte dem Prasseln des Feuers.

An einem jener frostig-kalten Winterabende klopfte es an ihrer Tür. Obwohl die Weberin niemanden erwartete, öffnete sie und erblickte einen jungen Burschen, der sich im Wald verirrt hatte. Schlotternd vor Kälte und Angst stand er da und bat um ein Nachtlager. Die Weberin ließ ihn ein, bot ihm einen Platz dicht am Kaminfeuer an und brachte ihm etwas zu essen. Während der junge Mann die heiße Suppe löffelte, erzählte er aufgeregt seine Geschichte. Er war von seinem Herren ausgeschickt worden, um eine wichtige Botschaft in das Land jenseits des großen, dunklen Waldes zu bringen. Aber schon am ersten Tag dieser langen Reise war ihm so viel Unheimliches, Beängstigendes, ja sogar Bedrohliches widerfahren, dass ihm eines klar wurde: Er war für so eine gefährliche Aufgabe nicht geschaffen! Am nächsten Morgen würde er unverrichteter Dinge heimkehren, um seinen Auftrag an einen Mutigeren abzugeben.

Die Weberin hörte ihm die ganze Zeit schweigend zu. Schließlich stand sie auf, ging zum Fenster und sah hinaus. Das milde Licht des vollen Mondes erleuchtete die Nacht. Dann richtete die alte Frau ein Nachtlager für den furchtsamen Wanderburschen und ging selbst zu Bett. Der junge Mann hatte sich inzwischen beruhigt. Hier im Haus fühlte er sich sicher und beschützt. Erschöpft von der Reise und den vielen Abenteuern, die er erlebt hatte, legte er sich hin und fiel sofort in einen tiefen Schlaf.

Es war noch nicht viel Zeit vergangen, da wachte er wieder auf. Es war mitten in der Nacht. Das Feuer im Kamin war erloschen und er fror. Ohne das Licht des Feuers war ihm die Umgebung doch recht unheimlich. Er meinte sogar, ein Flüstern zu hören, aber außer ihm war niemand im Raum. Sofort pochte sein Herz schneller. Es dauerte eine Weile, bis er begriff, dass diese Stimme ihm befahl aufzustehen. Ob er wollte oder nicht – er konnte diesem Befehl nicht widerstehen. Wie hypnotisiert folgte er dem Ruf nach draußen und stieg in den Brunnen vor dem Haus, so wie die Stimme es von ihm verlangte. Tiefer und tiefer kletterte er in den Brunnenschacht, ohne jedoch auf Wasser zu stoßen. Schließlich spürte er wieder richtigen Boden unter seinen Füßen.

Langsam gewöhnten sich seine Augen an die Dunkelheit, und er schaute sich um. Er war in einem großen, feuchtkalten Gewölbe mit schwach erleuchteten Gängen, die in verschiedene Richtungen führten. Die Stimmen sprachen jetzt nicht mehr zu ihm. Es war unheimlich still. Gerade wollte er sich wieder der Leiter zuwenden, um nach oben zu steigen, als er plötzlich erschauerte. Aus einem der Schächte kamen finstere Gestalten auf ihn zu. Der Bursche wurde ganz starr vor Angst. Wie gelähmt stand er eine Weile da, aber dann rappelte er sich auf und rannte in einen der Gänge hinein. Verzweifelt hörte er, dass die dunklen Wesen ihm folgten. Er lief schneller und schneller, doch er konnte seine Verfolger nicht abschütteln. Im Gegenteil – während er schon völlig außer Puste war, schienen sie ohne Anstrengung nachzukommen.

Schließlich wurde er langsamer und blieb stehen. Angstvoll, mit einem bis zum Halse klopfenden Herzen drückte er sich in eine Mauernische, schloss die Augen und erwartete ihren Angriff. Aber es blieb still. Als er nach einer Weile vorsichtig aufblickte, sah er die Schatten ganz in seiner Nähe. Reglos standen sie da und hatten all ihre Aufmerksamkeit auf ihn gerichtet.

Unsicher, mit dem Gesicht zu den Gestalten, ging er vorsichtig rückwärts weiter. Sie folgten ihm wieder. Bald merkte er, dass er so nicht weiter kam. Einer inneren Eingebung folgend, nahm er einen tiefen Atemzug, richtete sich auf und machte einen Schritt auf sie zu. Da wichen sie vor ihm zurück. Beflügelt von seinem eigenen Mut, sah er den finsteren Wesen fest in die Augen und ging beherzt in ihre Richtung. Da flüchteten die Schattenwesen und verschwanden in der Dunkelheit. In diesem Moment erwachte der Bursche. Es war ein kühler Wintermorgen. Die alte Frau hatte bereits aus dem Brunnen vor dem Haus Wasser geholt. Als sie den jungen Burschen sah, erkannte sie sofort, dass in der letzten Nacht eine Verwandlung in ihm vorgegangen war. Verwundert erzählte dieser der Weberin von seinem Traum.

Die weise alte Frau nickte und sagte: „Da bist du nun deiner Angst begegnet! Genau wie die finsteren Gestalten können Ängste uns verfolgen. Wenn wir blind vor ihnen wegrennen, werden sie stärker. Sie jagen uns so lange, bis wir den Mut haben, auf sie zuzugehen und ihnen ins Gesicht zu schauen. Dann haben sie keine Macht mehr über uns und lösen sich auf.“

Da dankte der junge Bursche der Frau und machte sich auf den Weg, um seine Aufgabe zu erfüllen. Die Erfahrung der letzten Nacht, seine Angst überwunden zu haben, machte ihn mutig. Entschlossen wollte er seinen Auftrag zu Ende bringen.

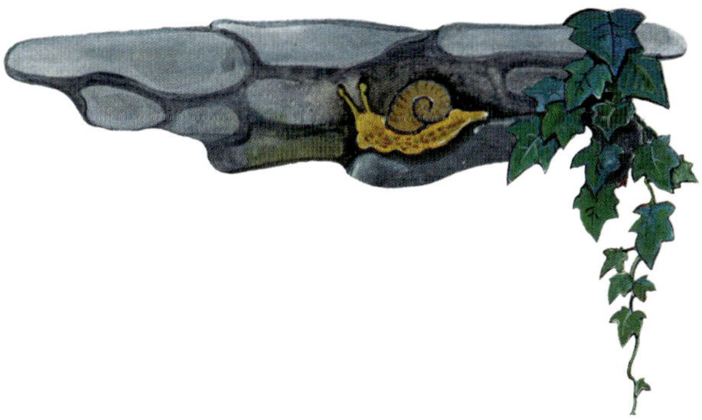

Die folgende Geschichte beschreibt die archetypischen Figuren der Elemente, ihr Verhalten in schwierigen Situationen und ihre besonderen Fähigkeiten.

Käpt'n Spirit	königliches Feuer, Herz
Felix Freudenreich	ergänzendes Feuer, Perikard
Harry Weitsicht	Holz, Leber
Hein Schleckermaul	Erde, Milz
Graf Dünneluft	Metall, Lunge
Herr Stillewasser	Wasser, Niere

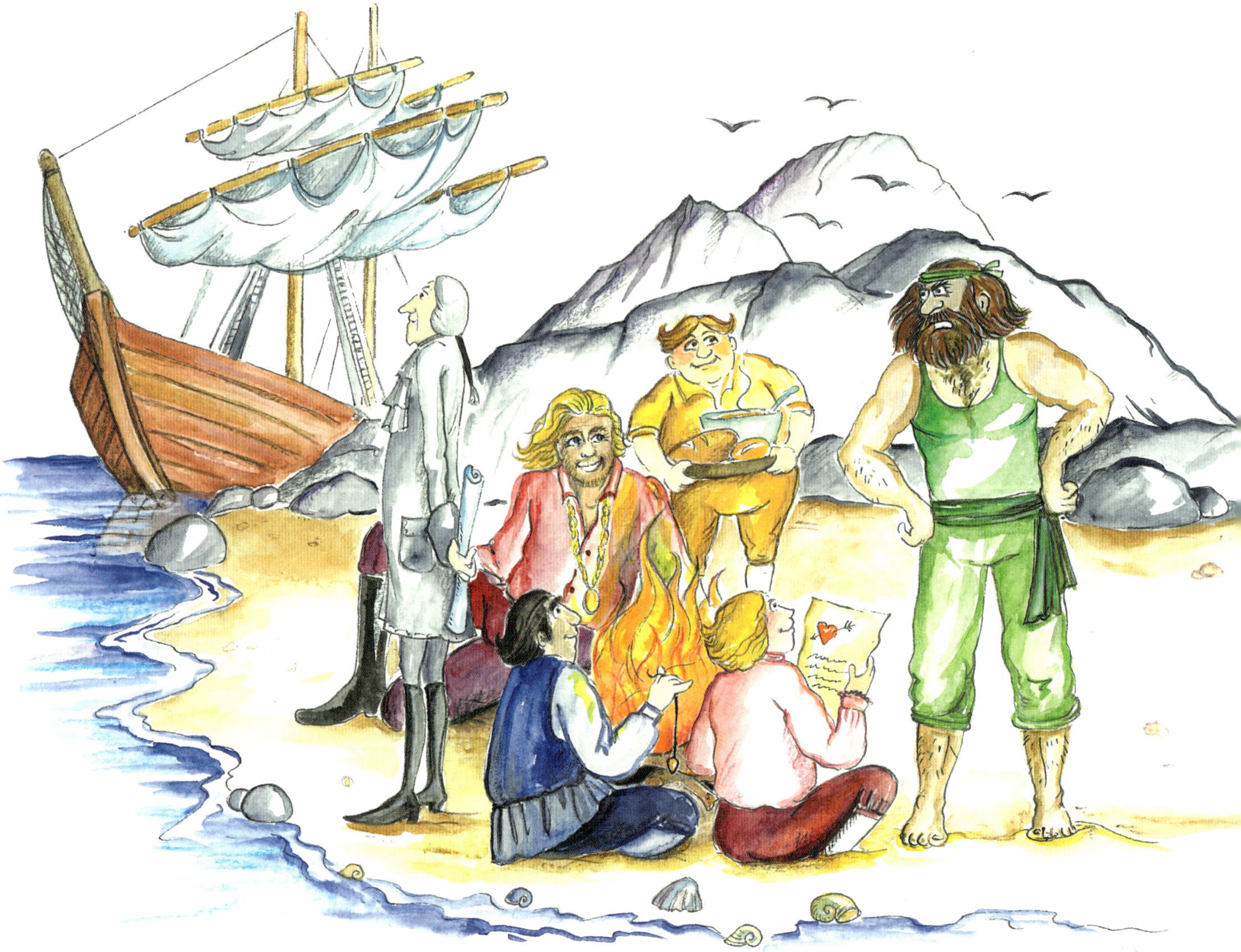

Käpt'n Spirit und seine Freunde

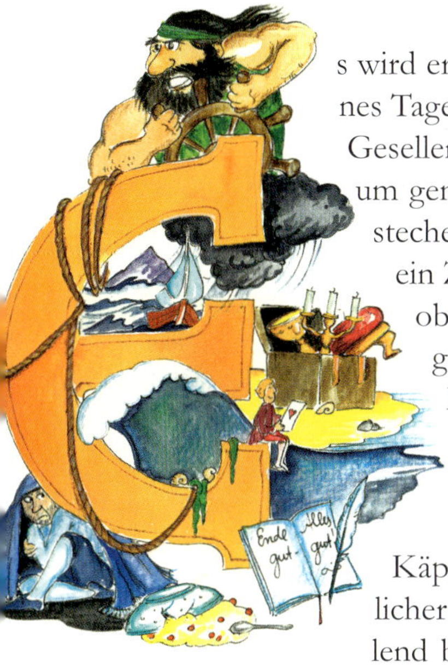

Es wird erzählt, dass sich eines Tages fünf sonderbare Gesellen im Hafen trafen, um gemeinsam in See zu stechen. Sie wollten alle ein Ziel erreichen, und obwohl ihre Ziele ganz unterschiedlich waren, stiegen sie doch zusammen in ein Boot.

Käpt'n Spirit, ein stattlicher Mann mit strahlend blauen Augen und sonnengebräuntem Gesicht, betrat als erster das Schiff. Ihm folgte der Steuermann Harry Weitsicht, ein Kerl von großer, athletischer Statur mit kräftigen Schultern und einem wilden Seemannsbart; dann der runde, gemütliche Smutje Hein Schleckermaul, der gleich in der Kombüse verschwand; nun Graf Dünneluft, ein vornehmer, zurückhaltender schlanker Herr. Er war der Kartograf, der auch das Logbuch schreiben sollte. Dann folgte der ruhige und etwas geheimnisvolle Herr Stillewasser, von dem niemand so recht wusste, weshalb er eigentlich an Bord war.

Sie wollten schon ablegen, als – ganz außer Atem – noch ein Jüngling angerannt kam. Felix Freudenreich hieß der schöne Bursche, der dem Kapitän zur Erziehung anvertraut worden war. Er hatte sich verspätet, weil er sich noch von seiner Liebsten verabschieden musste, und darüber hatte er ganz die Zeit vergessen. Nun war die Mannschaft komplett, der Steuermann rief „Leinen los!" und das Boot legte mit diesen sechs sehr unterschiedlichen Männern ab.

Am Anfang lief alles wie am Schnürchen, bis sich plötzlich am Himmel dunkle Wolken zusammenzogen und ein starker Wind aufkam, der rasch zu einem wütenden Sturm anschwoll. Das Schiff schaukelte bedenklich, die Gischt peitschte über die Reling und die Segel wurden hin- und hergeschlagen.

Der Steuermann, der schon viele Abenteuer auf See erlebt hatte, übernahm sofort das Kommando. Er rief nur kurz dem Kapitän zu: „Hab' alles unter Kontrolle!" und pfiff mit einem schrillen Ton die gesamte Mannschaft zusammen – das heißt, er wollte sie zusammentrommeln!

Graf Dünneluft räusperte sich mehrmals und verkrümelte sich dann in eine Ecke, wo ihn zunächst niemand bemerkte. Felix lief aufgeregt mit hochrotem Kopf an Deck auf und ab und rief: „Hilfe! Hilfe! Wir sinken!" Er beruhigte sich erst wieder, nachdem der Steuermann ihm eine schallende Ohrfeige erteilt hatte. Herr Stillewasser hatte sich in seine Koje verkrochen. Er saß zusammengekauert und vor Angst schlotternd in einer dunklen Nische, wo er sich eine Decke über den Kopf gezogen hatte. Unter ihm entstand eine kleine Pfütze. Vor lauter Bange hatte er sich in die Hosen gemacht. Die Kommandos und Rufe des Steuermanns kommentierte er mit der trüben Bemerkung: „Es hat ja sowieso alles keinen Sinn. Wir sinken ja doch."

Der Smutje saß jammernd in seiner Kombüse. Sein schmackhafter Kartoffeleintopf war verschüttet, die Schüssel mit der süßen Nachspeise vom Tisch gerutscht und am Boden zersprungen und er machte sich große Sorgen um seine Vorräte, da das Wasser schon bis zur Schiffsküche vorgedrungen war.

Käpt'n Spirit, der das Treiben seiner Mannschaft beobachtete, schien über all dies erhaben zu sein.

Er war der einzige lichte Punkt auf diesem Schiff, der allen anderen Orientierung geboten hätte, wenn sie offen dafür gewesen wären, anstatt sich in ihrer Angst, ihren Sorgen, ihrer Abkehr von den Notwendigkeiten, ihrer Hysterie und ihrem Ärger zu verlieren.

Harry Weitsicht war nämlich inzwischen sehr ärgerlich geworden, weil niemand ihm half, das Schiff wieder in den Griff zu bekommen. Doch dann holte er tief Luft, sammelte seine Kräfte und schrie jeden einzelnen an, was er zu tun hätte. Und ganz allmählich versammelten sich dann alle an Deck und halfen ihm. Graf Dünneluft kam zwar schnell außer Atem, Herr Stillewasser zitterte die ganze Zeit, dem Smutje wurde übel und Felix redete ununterbrochen, aber irgendwie schafften sie es doch, die Segel einzuholen, das Wasser abzupumpen, den Motor anzuschmeißen und damit das Boot wieder manövrierfähig zu machen.

So fanden sie schließlich ihren Weg aus dem Unwetter heraus. Nun waren sie allerdings mitten auf dem Ozean und hatten völlig die Orientierung verloren. Sie suchten alle den Horizont ab, um irgendwo Land zu erblicken. Harry hatte mit seinem geübten Blick als erster in der Ferne eine Insel ausgemacht, und so steuerten sie – es dämmerte schon – direkt darauf zu. In stockfinsterer Nacht lief ihr Schiff auf den Strand auf. Erleichtert, dass sie die drohende Gefahr heil überstanden hatten, gingen sie an Land. Sie waren hundemüde und fielen sofort in einen tiefen Schlaf. Als der Morgen anbrach und die ersten Sonnenstrahlen die Erde erwärmten, erhob sich der Steuermann von seinem Lager, um die Insel zu erkunden.

Schon bald stellte er fest, dass diese völlig karg, öde und unbewohnt war, ganz ohne Leben spendende Vegetation. Frustriert kehrte er zum Lager zurück. Dort hatten sich die anderen inzwischen in einer Runde versammelt und wurden von Hein Schleckermaul mit einem köstlichen Frühstück verwöhnt. Der junge Felix unterhielt sie mit lustigen Geschichten. Sie lachten gerade alle auf, als Harry Weitsicht dazu kam. Sichtlich verärgert berichtete Harry, was er ausgekundschaftet hatte. Er war ganz niedergeschlagen, dass ihm keine Idee kam, wie es nun weitergehen sollte. Wut und Angst hatten sich in ihm aufgestaut, und so trat er mit aller Wucht gegen die Bootsplanken.

Die anderen nahmen seine Nachricht relativ gelassen auf. Sie hatten ein großes Unwetter überlebt – nun würden sie auch eine Lösung für diese Situation finden. Der gutmütige Smutje legte versöhnlich einen Arm um die Schultern des Steuermanns und beschwichtigte ihn mit den Worten: „Nun iss man erst mal was, Rom ist auch nicht an einem Tag erbaut worden.“ „Das wär’ mir aber lieber so!“ knurrte Harry. Doch schließlich nahm er das Essen zu sich, dass Hein ihm hinschob, und beruhigte sich.

Nach dem Frühstück besprachen sie alle zusammen, wie sie das Schiff wieder flott machen könnten. Es steckte im Sand fest und war viel zu schwer, als dass sie es wieder ins Meer zurückbefördern konnten. Auch die Bärenkräfte des Steuermanns vermochten es keinen Deut zu bewegen. Da meldete sich Graf Dünneluft zu Wort: Er würde an Bord gehen und unnötigen Ballast auswählen, den sie auf der Insel lassen könnten, um das Schiff zu erleichtern.

Die Idee wurde angenommen und Harry Weitsicht erklärte sich sofort bereit, dem Grafen zu helfen, das überflüssige Zeug an Land zu schaffen. Graf Dünneluft selber hatte nichts Überflüssiges an Bord gebracht. So gingen sie von seiner Kabine gleich weiter zu der des Kapitäns und seines Schützlings. Hier konnten sie die Ärmel hochkrempeln. Es gab reichlich über Bord zu werfen: Kristall-Leuchter, Tafelsilber, samtbezogene Kissen, einen Mahagoni-Schreibtisch, einen großen Ohrensessel und noch viele andere kostbare Dinge.

Käpt'n Spirit nickte nur, als die Sachen an ihm vorbeigetragen wurden, und seine Augen glänzten in der Morgensonne.

Die kunstvoll verzierten Schachteln mit Liebesbriefen, die Felix gehörten, sollten auch an Land gebracht werden. Des Kapitäns Zögling machte jedoch solch ein Aufhebens, dass seine Schätze an Bord bleiben durften. Selig schloss er die Briefe in seine Arme, während der Graf und der Steuermann zum Smutje in die Kombüse weitergingen.

Das Wasser und die Essensvorräte, die in der Vorratskammer gelagert waren, blieben natürlich an Bord. In den Schränken und Regalen fanden sie aber noch massenhaft Süßigkeiten, die der Smutje gehamstert hatte. Diese warfen sie hinaus – außer einigen Stücken, die Hein Schleckermaul blitzschnell in seinen Mund stopfte. In seiner Kajüte wurden dann auch noch die dicken Fotoalben mit den Bildern von seiner Familie, die Schultüte von seinem Ältesten, der inzwischen schon eigene Kinder hatte, und der Goldene Kochlöffel aussortiert, der ihm vor 17 Jahren verliehen worden war. Dem Smutje fiel es sehr schwer, sich von all diesen Dingen zu trennen, da es aber ums Überleben ging, stimmte er nickend zu.

Im Schlafraum von Herrn Stillewasser fanden sie nur wirklich notwendige Sachen: eine Taschenlampe, eine Schwimmweste, ein Paket Schiffszwieback, eine Flasche Wasser und natürlich auch ein Pendel und ein Buch zur Weisheit des I Ging: Dies waren alles Dinge, die für ihn zum Überleben notwendig waren und so durfte er sie behalten.

Beim Steuermann sortierte der Graf mehrere Jagdtrophäen, eine Schrotflinte, ein ausgestopftes Krokodil und zahlreiche Abenteuer- und Science-Fiction-Romane aus. Harry grollte zunächst ein wenig, aber dann warf er das Zeug eigenhändig über die Reling. So hatten sie nach und nach das Schiff von einer Menge Ballast befreit, und endlich konnten sie es mit gemeinsamer Kraft ins tiefere Wasser zurückbefördern. Aber wohin nun? Der Steuermann wusste keinen Rat. Herr Stillewasser war schon den ganzen Vormittag schweigsam gewesen und hatte dem Meeresrauschen zugehört. Nun meldete er sich zu Wort und verkündete, er habe festgestellt, dass er am Klang des Meeres und dem Lauf seiner Wellen erkennen könne, wohin dessen Strömungen führten. Er hatte eine Strömung ausgemacht, die das Schiff – nach seiner Meinung – direkt zum sicheren Festland bringen müsste, wenn sie sich einfach darin treiben ließen.

Als die anderen ihn etwas ungläubig anblickten, sah er ihnen tief in die Augen und sagte: „Vertraut mir ..." Da ihnen allen nichts Besseres einfiel, taten sie das dann auch. Und wirklich: Es waren kaum drei Tage vergangen, da erreichten sie, wie von Herrn Stillewasser vorausgesehen, das sichere Festland.

Auf dieser Fahrt hatten sie viel voneinander erfahren. Sie hatten gelernt aufeinander zu hören und sich gegenseitig zu achten und so hatten sie alle ihr Ziel erreicht. Voll Dankbarkeit und Freude betraten sie wieder festen Boden. Auf Anregung von Felix bereiteten sie ein großes Fest, denn Feiern mochten sie alle gern, ein jeder auf seine Art. Nur Herr Stillewasser war an Bord geblieben, ließ sich von den leichten Wogen schaukeln und lauschte der Stille der Nacht. Das mochte er am liebsten.

Graf Dünneluft hatte zuvor ins Logbuch geschrieben. Dort stand in der ihm eigenen Klarheit und Kürze: „Ende gut – Alles gut."

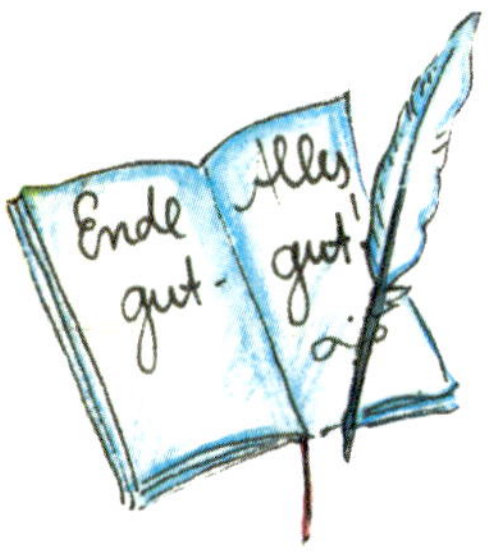

ShenDo Shiatsu in den Wandlungsphasen

… wo Entspannung die Seele berührt

Seit Tausenden von Jahren haben Menschen des fernen Ostens Heilung verstanden als ein Leben in Harmonie mit dem TAO – der Natur, dem Ganzen, der Existenz: Sie waren im Fluss mit den Jahreszeiten ihres Lebens, und ihre Lebensenergie wandelte sich mühelos von einer Form in die nächste, wodurch sie stets eins waren mit der Ordnung des Seins.

Ein reiches Leben entstand durch das Urvertrauen in Mutter Erde und durch die Tiefe, mit der das Wesen jeder Lebensphase, jedes Elementes erfahren wurde. Sie verstanden es, die Lebensenergie, das Qi, zu festigen: durch ein natürliches „Ja" zum Leben und ein „sich aufgehoben fühlen" in einem größeren Ganzen.

Wie viele Menschen tragen heute aber Rucksäcke voller Zweifel, Ängstlichkeit, Sorgen und unerfüllter Wünsche mit sich herum? Traurige Gesichter fühlen sich getrennt vom Leben, innerlich zerrissen, einsam und abgeschnitten. Wie konnte der Glanz der Lebensfreude in einst begeisterten Kinderaugen erlöschen?

An dieser Stelle könnte man die Fragen stellen, die jedem begegnen, dessen Lebensfeuer an Leuchtkraft verloren hat: Wer bist du eigentlich – hinter den Masken deiner Persönlichkeit? Was ist deine Aufgabe? Wo ist die Liebe, Wahrheit und Schönheit in dir? Ja mehr noch: Was ist Liebe, Wahrheit, Schönheit? Die Suche nach einer Antwort brachte mich und die anderen Gründungslehrer von ShenDo zwischen 1980 und 2000 fast jährlich nach Indien, wo wir im Energiefeld (Buddhafeld) eines spirituellen Meisters Shiatsu kennenlernen durften.

Ein Schüler von Tokujiro Namikoshi hat uns damals ein einfaches, westlich angehauchtes Shiatsu beigebracht. Wir waren begeistert und lernten es anzuwenden zur „Fitness for the witness", sprich: Die Schüler und Besucher des Meisters sollten für die Meditationskurse fitgehalten werden.

Shiatsu ist vor diesem Hintergrund für uns zu ShenDo Shiatsu geworden: aus einem Weg eine Vision, daraus schließlich unser Weg … Hier fanden wir die Grundlagen für eine wunderbare Methode der Körperarbeit, die Gesundheit als persönlichen Entwicklungsprozess versteht und Spiritualität nicht ausklammert. Durch die Inspiration vieler anderer Lehrer aus Amerika und Europa hat sich ShenDo weiterentwickelt, immer mit dem Ziel die Flamme des Shen, die Bewusstheit, zu nähren oder wieder zum Leuchten zu bringen.

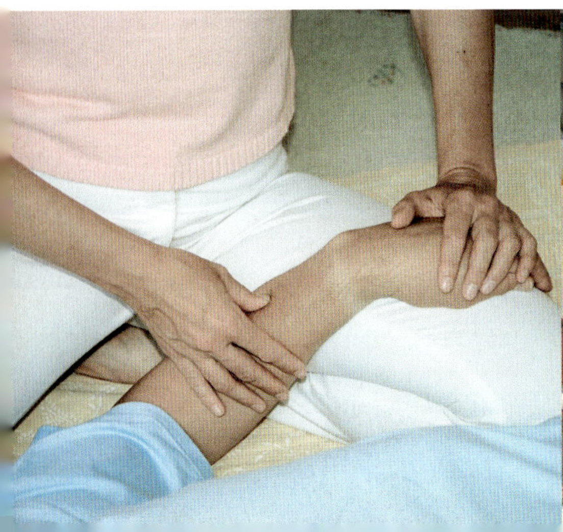

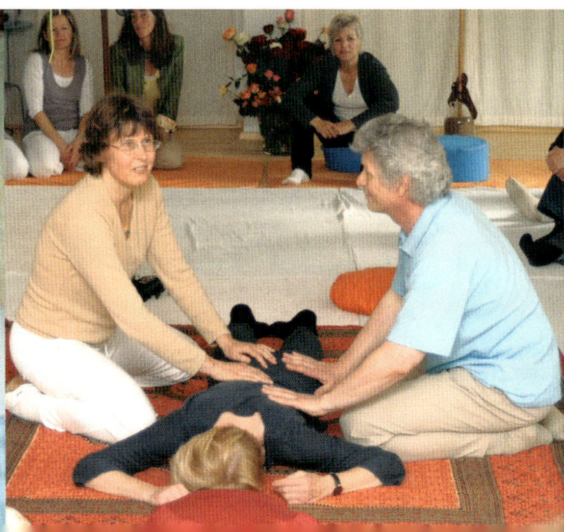

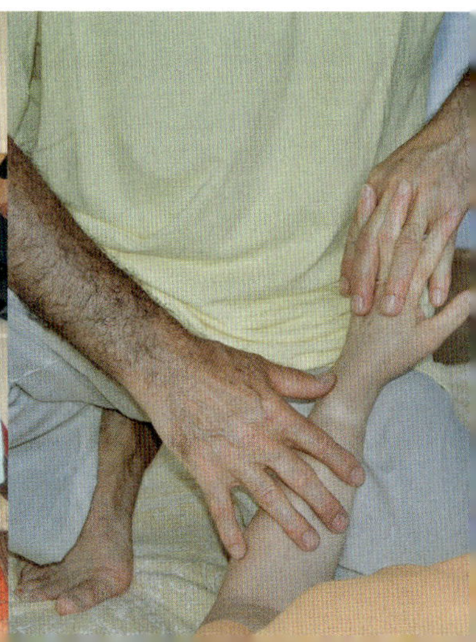

Damit dies geschehen kann, müssen die ShenDo Shiatsu Lehrerinnen und Lehrer den „Weg nach Innen" kennen und auch selbst gegangen sein: vom Kopf zum Bauch, vom Intellekt zur Intuition. Nur so kann die stille Kraft des Hara, der innersten Mitte, als mitfühlendes Bewusstsein im Herzen erfahren werden und als achtsame Berührung in die Behandlung einfließen.

Die Kunst des ShenDo Shiatsu Praktizierenden liegt dabei jenseits der (Shiatsu-)Technik, denn in seinen Händen kann alles mitschwingen, was die Selbstheilungskräfte des Klienten anregt: Verbundenheit und Weite, Freude und Gelassenheit, Diagnose und Behandlung, Beziehung und Freiheit, Mitgefühl und Liebe. So können sich in einer klassischen ShenDo Shiatsu Behandlungsserie „zur Unterstützung der Dynamik der Fünf-Elemente-Kräfte" körperliche wie seelische Prozesse in Gang setzen, in deren Verlauf sich krankmachende Gewohnheiten nachhaltig verändern und alte Muster lösen.

Die in diesem Buch genannten Anleitungen – für den Körper, den Geist und die Seele – sind bestens geeignet, diesen Prozess zu unterstützen und Sensibilität und Achtsamkeit gegenüber sich selbst (weiter) zu entwickeln.

Gayaka Backheuer
Leiter der Schule für ShenDo Shiatsu und inneres Wachstum, Süddeutschland; Erster Vorsitzender des Verbands für ShenDo Shiatsu in Deutschland e.V.
www.shendo-shiatsu.de

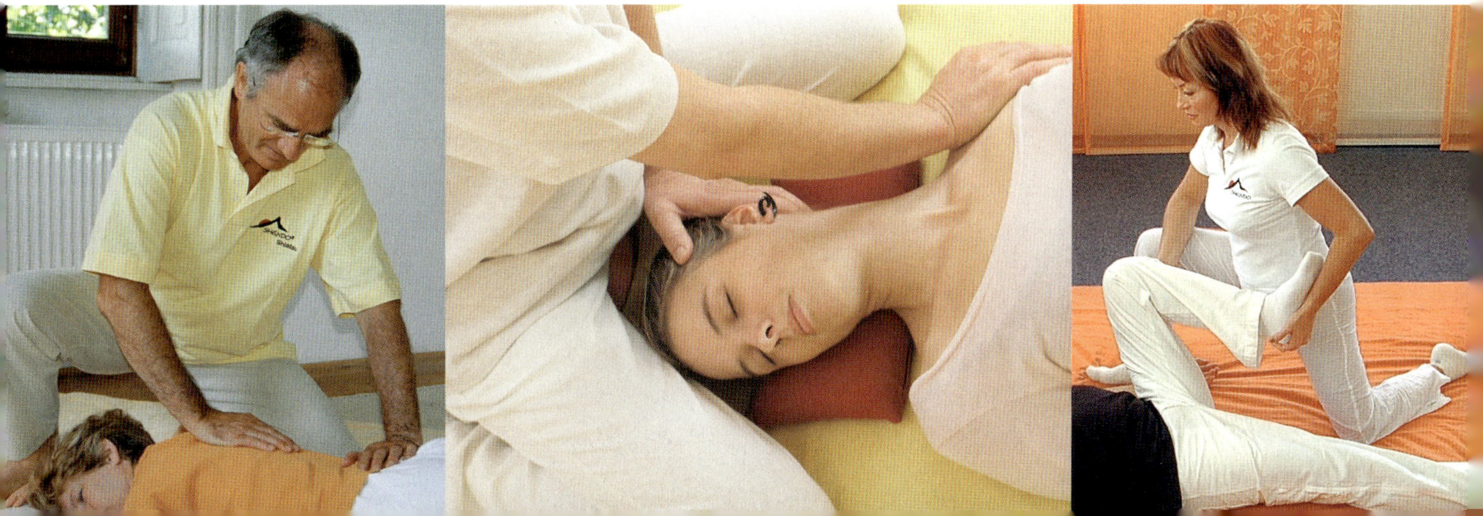

Seite 38: **Marcel Proust**, französischer Schriftsteller (1871-1922)
Seite 39: **Hermann Hesse**, deutscher Schriftsteller (1877-1962), Nobelpreis für Literatur 1946, Zit. aus: Brief an Wilhelm Gundert vom Sept. 1960, Gesammelte Briefe, Band 1-4, Frankfurt a.M.: Suhrkamp 2001, hier Band 4
Seite 40: **Lucius Annaeus Seneca**, römischer Philosoph (4 v. Chr.-65 n. Chr.), Zit. aus: Epistulae Mora les ad Lucilium, VIII, 71, 3
Seite 41: **Erich Kästner**, deutscher Schriftsteller, Drehbuchautor und Kabarettist (1899-1974)
Seite 42: **André Gide**, französischer Schriftsteller (1869-1951), Nobelpreisträger für Literatur 1947
Seite 43: **Antoine de Saint-Exupéry**, französischer Schriftsteller (1900-1944), Zit. aus: Der kleine Prinz, Zürich: Arche 1950; Bad Salzig: Rauch 1950
Seite 58: **Evangelium der Essener**. Gesamtausgabe Buch 1-4 übers. und hrsg. von Edmond B. Székely, Südergellesen: Bruna Martin 1994. (Die Essener waren eine religiöse Gruppierung innerhalb des Judentums in der Antike, 165 v. Chr.-70 n. Chr.)
Seite 60: **Hermann Hesse**, Das Glasperlenspiel, Zürich: Fretz & Wasmuth 1943
Seite 61: **Thich Nhat Hanh,** buddhistischer Mönch und Zenmeister (geb. 1926), Zit. aus: Ich pflanze ein Lächeln: Der Weg der Achtsamkeit, München: Goldmann Arkana 2008
Seite 62: **Pablo Neruda**, chilenischer Dichter und Schriftsteller (1904-1973), Nobelpreis für Literatur 1971
Seite 63: **Buddha, Siddartha Gautama** (ca. 563-483 v. Chr.), Begründer des Buddhismus
Seite 80: **Alter Indianerspruch**, Prophezeiung des kanadischen Indianerstamms der Cree
Seite 81: **Theresa von Avila**, christliche Mystikerin (1515-1582)
Seite 81: **Meister Eckhart**, christlicher Mystiker des Mittelalters (1260-1382)
Seite 82: **Eckhart Tolle**, spiritueller Lehrer und Autor (geb. 1948), Zit. aus: Stille spricht, München: Goldmann Arkana 2003
Seite 83: **Kalu Rinpoche**, buddhistischer Meditationsmeister und Gelehrter, tibetischer Meister (1905-1989)
Seite 98: **14. Dalai Lama, Tenzin Gyatso**, religiöses und weltliches Oberhaupt der Tibeter (geb. 1935)
Seite 100: **Shabkar,** tibetischer Yogi (1781-1851), Zit. aus: Tibetische Lieder, Bern, München, Wien: Barth 2002
Seite 102: **Jack Kornfield**, Lehrer des Theravada Buddhismus (geb. 1945), Zit. aus: Offen wie der Himmel, weit wie das Meer, München: Kösel 2003
Seite 103: **Thomas Mann**, deutscher Schriftsteller (1875-1955), Nobelpreis für Literatur 1929
Seite 118: **Rabindranath Tagore**, bengalischer Dichter und Philosoph (1861-1941), Nobelpreis für Literatur 1913
Seite 120: **Elisabeth Kübler-Ross**, Psychiaterin und Sterbeforscherin (1926-2004), Zit. aus: Jedes Ende ist ein strahlender Beginn, Güllesheim: Silberschnur 1992
Seite 121: **Friedrich Wilhelm Nietzsche**, Philosoph und Dichter (1844-1900)
Seite 122: **Osho, Bhagwan Shree Rajneesh, Chandra Mohan Jain** (1931-1990), indischer Philosophieprofessor und Begründer der Neo-Sannyas-Bewegung
Seite 122: **Tibetische Weisheit**

Nützliche Adressen:

Verband für ShenDo Shiatsu in Deutschland e.V.: www.shendo-verband.de
Shiatsu-Bedarf: www.shendo-shop.de
BioGourmetClub, Kochschule und Akademie: www.biogourmetclub.de
Dr. Ruediger Dahlke, Arzt, Psychotherapeut und Autor, Ganzheitliche Psychosomatik: www.dahlke.at
Deutsche Gesellschaft für Alternative Medizin, Berufsverband für GesundheitspraktikerInnen: www.dgam.de
Satyananda Jörg Andrees Elten, Institut für Kreativität und Meditation: www.hierjetzt.de
Gyde Callesen, Schriftstellerin: www.gydecallesen.de
Fotografien: www.fotografie-johannes-cawelius.de
Entspannung, Erholung und Gesundheit: Hotel Gutshaus Stellshagen und Tao Gesundheitszentrum: www.gutshaus-stellshagen.de
Urlaub in Italien: www.villamiramonte.eu
Musikauswahl: www.weisse-wolke.com

Danksagung

Wir danken von Herzen:

Michael, der sich geduldig durch einen Stapel von Manuskriptseiten durchgearbeitet und viele, viele Fehler und Widersprüche beseitigt hat. Auch seine unzähligen Anregungen für die Gestaltung dieses Buches waren immer hilfreich.

Allen ShenDo Freunden und Kollegen für unsere herzliche Verbundenheit und für die große Vision, die wir miteinander teilen. Ganz besonders Gayaka, Prabhati, Alipsa, Ramita, Vadano, Rüdiger, Petra, Rebha, Manuela, Marlies, Michael, Beni und Angela.

Unseren Schülerinnen und Schülern für ihre Begeisterung für die Fünf Elemente und ihre Bereitschaft, in diese Welt einzutauchen.

Noch einmal Gayaka, der genau die richtigen Worte fand in seinem Text über ShenDo Shiatsu.

Beni für ihren blitzartigen Einfall für unseren Buchtitel.

Mayoori für ihre leckeren Gerichte und ihre liebevolle und professionelle Unterstützung.

Abheeti Gundula Zeitz, die uns ihre Artikel über das Fünf-Elemente-Kochen zur Verfügung gestellt hat, welche uns dann als Grundlage für unsere Kocheinleitungen dienten.

Gyde Callesen für das wunderschöne Vorwort und ihre liebevolle Unterstützung.

Gerhard Tiemeyer, Ruediger Dahlke und Satyananda für den „Klappentext“.

Claude und Ina Diolosa für ihren hervorragenden Unterricht, den ich in meiner Ausbildung zum Ernährungsberater sehr genossen habe.

Regina, unserer Mutter und Schwiegermutter, für ihre aufmunternde Unterstützung.

Johannes Cawelius für seine hervorragenden Fotografien von Mayooris Fünf-Elemente-Menüs.

Aruna für ihre liebevoll gezeichneten Illustrationen und die wunderbare, unermüdliche Umsetzung unserer Ideen.

Osho, unserem spirituellen Lehrer, der uns die Augen geöffnet hat für die Schönheit dieses Lebens und durch den wir erfahren haben, was Meditation bedeutet. Er hat uns immer wieder ermutigt, unsere inneren Räume zu erkunden.

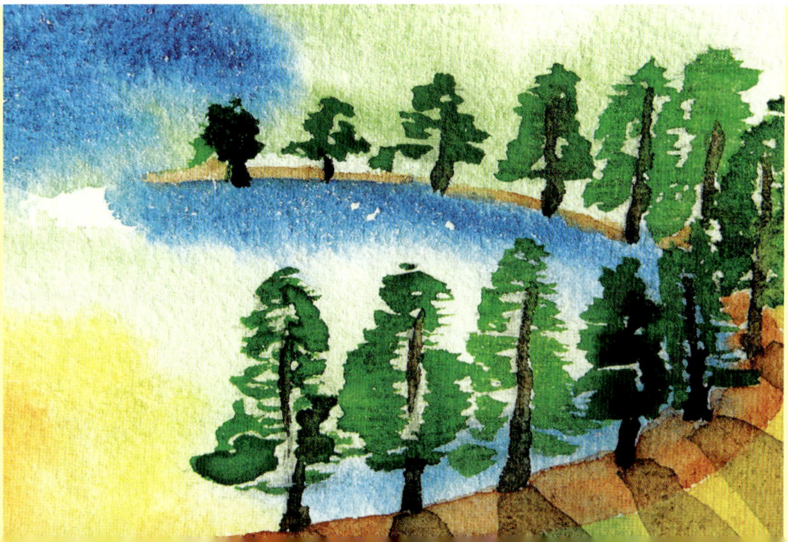

Über die Autoren

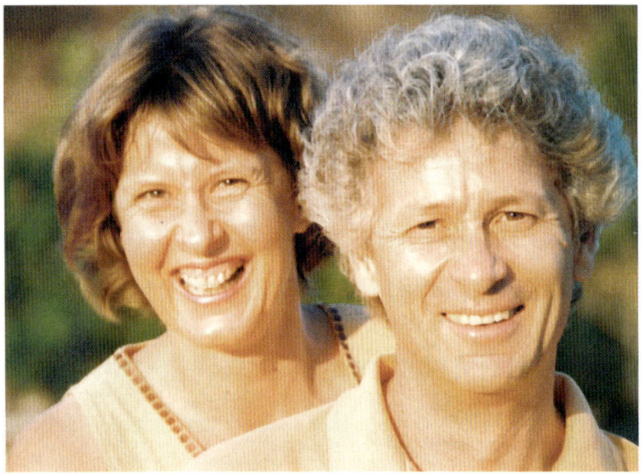

Sakina Kerstin Sievers, Nirgun Wolfgang Loh
Die Idee zu diesem Buch kam uns vor über zwanzig Jahren, als wir in unserer gemeinsamen Shiatsu-Ausbildung in Indien die Fünf Elemente kennenlernen durften. Dieses lebendige Erklärungsmodell der Welt fasziniert uns seither. Es begleitet uns im täglichen Leben, in der Erfahrung mit der Natur und im Zusammensein mit anderen Menschen. Es ist für uns wie eine Landkarte, die uns dabei geholfen hat, uns selbst und die Welt besser zu verstehen, und uns den Weg zu fünf ganz unterschiedlichen „Landschaften des Lebens" gezeigt hat. Beim Erkunden dieser inneren Räume haben wir herausgefunden, welche dieser Bereiche uns vertraut sind. Andere hatten wir vernachlässigt oder lange nicht betreten, so dass sie eingestaubt und leblos waren. Damit waren bestimmte Empfindungen und Gefühle aus unserem Leben ausgeklammert oder an den Rand geschoben. All die Empfehlungen, die wir hier im Buch nennen, um ein Element zu stärken, haben wir über die Jahre ausprobiert, um so die verschiedenen inneren Räume und Teile unseres Selbst wieder zu beleben. Diese mitunter schmerzhafte und oft sehr beglückende Reise dauert an ...

Sakina erhielt ihre erste Shiatsu-Ausbildung 1983/84 in Holland, als Shiatsu in Deutschland noch weitgehend unbekannt war. Seither ist Shiatsu ein wesentlicher Bestandteil ihres Lebens.

Nirgun hat während seiner langjährigen Aufenthalte in Indien östliche Heilmethoden studiert. Er arbeitet seit vielen Jahren als Heilpraktiker im TAO Gesundheitszentrum im Gutshaus Stellshagen mit Schwerpunkt Shiatsu und Chinesische Medizin sowie Ernährung nach den Fünf Elementen.

Gemeinsam leiten sie das ShenDo Institut Nord-Ost und unterrichten Shiatsu in Berlin, Hannover und Stellshagen. Die Fünf Wandlungsphasen sind ein bedeutender Bestandteil der Shiatsu-Ausbildung. Als Mitbegründer des Verbands für ShenDo® Shiatsu in Deutschland e.V. sind Sakina und Nirgun in die Entwicklung und die Aktivitäten von ShenDo aktiv eingebunden.

Unser Shiatsu-Ausbildungsprogramm und weitere Informationen sind erhältlich beim:

ShenDo Shiatsu Institut Nord-Ost
Nirgun Wolfgang Loh und
Sakina Kerstin Sievers
Dorfstraße 24 A
23948 Stellshagen
Tel.: (+49) (0)38825 – 210 10
Fax: (+49) (0)38825 – 211 77

Email: shendo-nord-ost@shendo.de
Internet: www.shendo-shiatsu.de

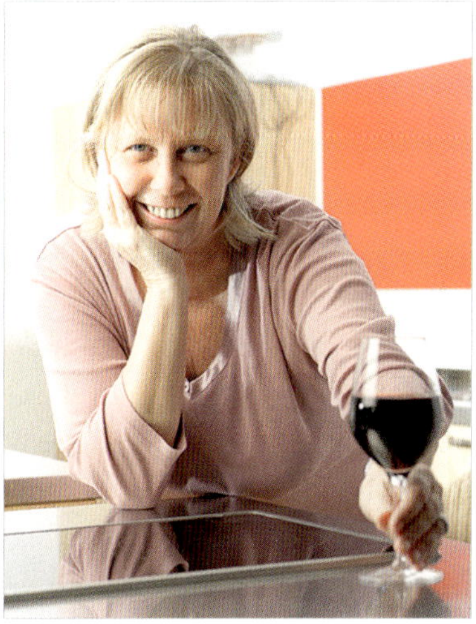

Mayoori Buchhalter ist Gründerin und Inhaberin des BioGourmetClubs. Sie steht mit ihrer 12-jährigen Erfahrung für die Kochrichtung der Fünf Elemente. Ihr profundes Wissen über den Zusammenhang von Ernährung, Gesundheit und Wohlbefinden fließen als Bereicherung in ihre Kurse ein. Seit 1996 hat sie über 1.300 Abendkochkurse, 240 Wochenend-Kochworkshops und 20 Semester Ausbildungskurse durchgeführt. Medial vertreten war sie in über zehn TV-Kochsendungen; außerdem hat sie an internationalen Kochwettbewerben teilgenommen. Ganz aktuell ist sie mit der Online-Kochshow „Alles Bio" im Internet zu sehen. Jeden Mittwoch präsentiert sie oder eine/r der Köche/Köchinnen des BioGourmetClubs leckere Gerichte zum einfachen Nachkochen.

So unterschiedlich die Kochkurs-Teilnehmer sind, so vielfältig ist auch das Angebot vom BioGourmetClub: Von spanischen Tapas über ayurvedische Gerichte oder lecker leichter Küche für Yogis bis zu asiatischen Fischspezialitäten und Kinderkochkursen reicht die Bandbreite. Allen gemeinsam ist, dass nur biologisch angebaute Lebensmittel verwendet werden. „Wir wollen den Menschen Spaß am Kochen vermitteln. Deshalb sind alle Gerichte, die unsere Köche lehren, einfach nachzukochen", so Mayoori Buchhalter. „Die Qualität unserer Nahrung hat einen entscheidenden Einfluss auf unser Wohlbefinden, und dieser Aspekt ist uns sehr wichtig beim Unterrichten", sagt Mayoori Buchhalter. Damit folgen die Kurse einem ganzheitlichen Ansatz, bei dem der Mensch mit all seinen Fähigkeiten im Mittelpunkt steht. Die BioGourmetClub Akademie bietet eine Reihe von Aus- und Weiterbildungsmöglichkeiten. Wer sich besonders für den Aspekt „gesundheitsunterstützende Ernährung" interessiert, kann entsprechende Basis- und Aufbaukurse, aber auch eine dreisemestrige Ausbildung bei Mayoori Buchhalter buchen. In der dreisemestrigen Ausbildung „Aufbruch in ein neues Leben" beispielsweise vermittelt sie den Studierenden intensiv die Grundzüge der Fünf Elemente Küche.

Neu im Angebot ist die Ausbildung zum Fachmann/zur Fachfrau für Bio-Gourmet-Ernährung. Diese von der IHK anerkannte und zertifizierte Ausbildung vermittelt praxisnah Kompetenzen u.a. rund um Qualität, Einkauf und Verarbeitung von biologisch angebauten Lebensmitteln.

Leckeres mit Lerneffekt – und alles Bio!
BioGourmetClub Kochschule und Akademie
Brabanter Straße 47
50672 Köln
Tel.: (+49) (0)221 – 95 29 96 22
Fax: (+49) (0)221 – 95 29 96 66

Email: info@biogourmetclub.de
Internet: www.biogourmetclub.de

SHENDO-VERLAG

ShenDo Verlag

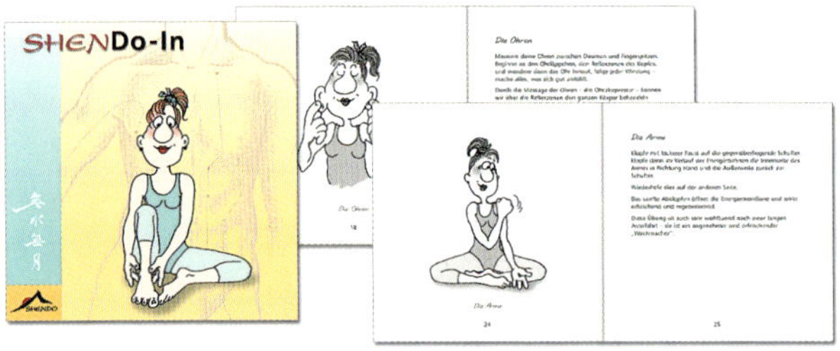

44 Seiten, broschiert, ISBN-13: 978-3-9811184-0-7

ShenDo-In – Shiatsu Selbstmassage
Unser Bestseller in der 3. Auflage!
Ein einfaches Übungsprogramm für mehr Lebenslust und Wohlbefinden. Die vorgestellten Übungen sind für jeden geeignet, leicht durchzuführen und sehr wirksam bei dauerhafter Anwendung.

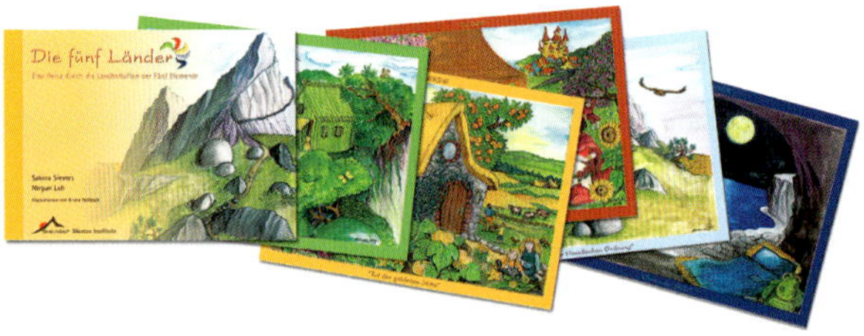

16 Seiten, broschiert, 5 einzelne farbige Bilder

Die fünf Länder – Eine Reise durch die Landschaften der Fünf Elemente
Diese Geschichte erzählt von einer Entdeckungsreise in die Fünf Elemente der taoistischen Philosophie: Holz, Feuer, Erde, Metall, Wasser. Mit der Reise durch diese fünf Landschaften können wir unsere inneren Räume erfahren.

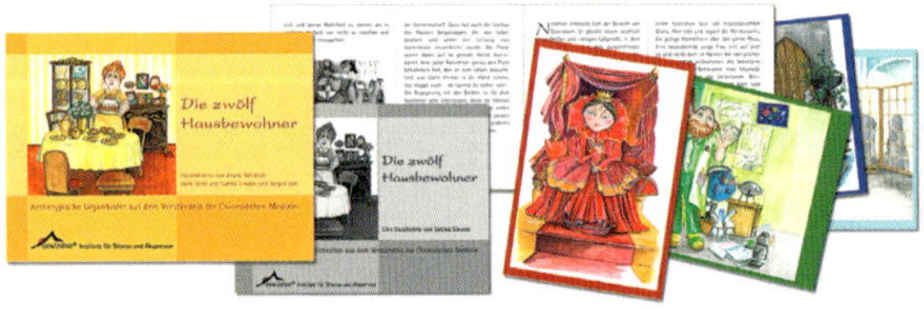

12 Seiten, broschiert, mit Postkartenset mit zwölf Postkarten

Die zwölf Hausbewohner
In dieser Bilder-Geschichte entsprechen die zwölf Hausbewohner den zwölf inneren Organen. Sie beschreibt die lebendige Wohngemeinschaft von Körper, Geist und Seele und handelt von ganz normalen Menschen, von Küche und Essen, Wohnstube und Schlafzimmer, kurz: vom Leben.

Vorschau 2009/2010

Die sieben Energiezentren und ihre Öffnungspunkte
Schaubild, erscheint 2009

Himmlische Punkte
Die energetische, seelische und körperliche Wirkung von Akupressurpunkten
Erscheint 2010

www.shendo-verlag.de

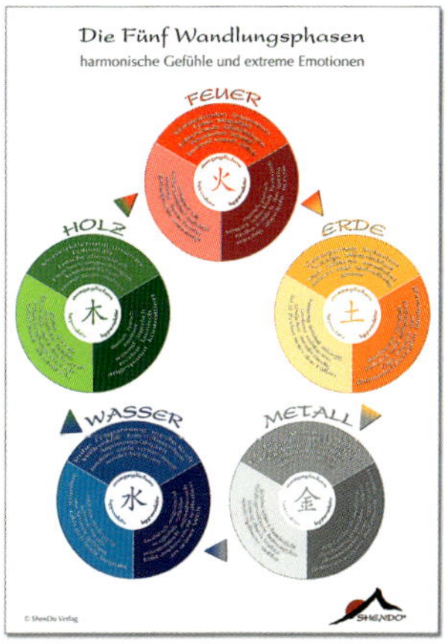

Schaubild, vierfarbig, 150 g Bilderdruck, seidenmatt, cellophaniert, in DIN A 3 oder DIN A 2

Die Fünf Wandlungsphasen – Harmonische Gefühle und extreme Emotionen

Dieses Schaubild zeigt die Gefühlswelt der Fünf Wandlungsphasen: die Gefühle im ausgeglichenen Zustand, die Emotionen in Leere (hypoaktiv) und in Fülle (hyperaktiv).

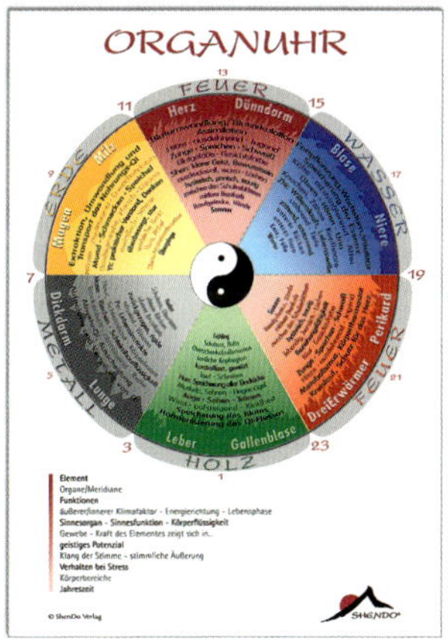

Schaubild, vierfarbig, 150 g Bilderdruck, seidenmatt, cellophaniert, in DIN A 3 oder DIN A 2

Organuhr

Diese dekorative und nach den Fünf Wandlungsphasen farblich abgestimmte Organuhr ist ein echter Hingucker. Die Fünf Elemente sind sehr übersichtlich gegliedert und beinhalten die wesentlichen Aspekte der taoistisch-chinesischen Funktionskreise Holz, Feuer, Erde, Metall und Wasser.

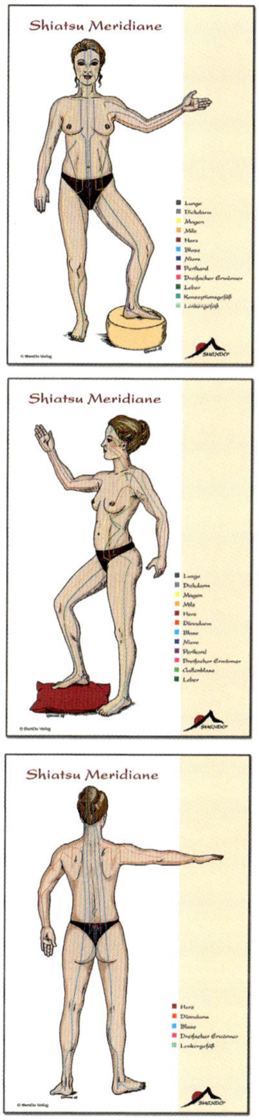

Drei Schaubilder, vierfarbig, 150 g Bilderdruck, seidenmatt, cellophaniert, in DIN A 3 oder DIN A 2

Shiatsu Meridiane

Diese Meridiantafeln wurden von erfahrenen Shiatsu-Praktikern entwickelt. Als attraktiver Blickfang zeigen sie anschaulich den Verlauf der klassischen Meridiane der traditionellen chinesischen Medizin in Seiten-, Rücken- und Bauchlage. Die Poster sind besonders geeignet für die Shiatsu-Praxis und den Unterricht.

Sehr übersichtlich sind alle Meridianverläufe auf drei großen Schaubildern dargestellt.